全国高等教育五年制临床医学专业教材精编速览

# 病 理 学

主 编 韩安家
副主编 彭挺生 石慧娟

中国健康传媒集团
中国医药科技出版社

## 内容提要

　　本书是全国高等教育五年制临床医学专业教材《病理学》的精编速览，分为 18 章。其紧扣教材知识点，精练教材重点、难点，有助于考生自我巩固所学知识和快速测试所学知识的掌握程度。本书可供全国高等教育五年制临床医学专业本科、专科学生和参加医学研究生入学考试的考生使用，也可直接作为医学生准备执业医师考试的模拟练习用书。

**图书在版编目（CIP）数据**

病理学 / 韩安家主编 . —北京 ：中国医药科技出版社，2018.12

全国高等教育五年制临床医学专业教材精编速览

ISBN 978 - 7 - 5214 - 0560 - 6

Ⅰ. ①病…　Ⅱ. ①韩…　Ⅲ. ①病理学—高等学校—教材　Ⅳ. ①R36

中国版本图书馆 CIP 数据核字（2018）第 256766 号

**美术编辑**　陈君杞
**版式设计**　诚达誉高

出版　**中国健康传媒集团**｜中国医药科技出版社
地址　北京市海淀区文慧园北路甲 22 号
邮编　100082
电话　发行：010 - 62227427　邮购：010 - 62236938
网址　www.cmstp.com
规格　889 × 1194mm ¹⁄₁₆
印张　13½
字数　341 千字
版次　2018 年 12 月第 1 版
印次　2018 年 12 月第 1 次印刷
印刷　大厂回族自治县彩虹印刷有限公司
经销　全国各地新华书店
书号　ISBN 978 - 7 - 5214 - 0560 - 6
定价　**49.00 元**

《全国高等教育五年制临床医学专业教材精编速览》
《全国高等教育五年制临床医学专业同步习题集》

# 出 版 说 明

为满足全国高等教育五年制临床医学专业学生学习与复习需要，帮助医学院校学生学习、理解和记忆教材的基本内容和要点，并进行自我测试，我们组织了国内一流医学院校有丰富一线教学经验的教授级教师，以全国统一制订的教学大纲为准则，围绕临床医学教育教材的主体内容，结合他们多年的教学实践编写了《全国高等教育五年制临床医学专业精编速览》与《全国高等教育五年制临床医学专业同步习题集》两套教材辅导用书。

本教材辅导用书满足学生对专业知识结构的需求，在把握教材内容难易程度上与相关教材相呼应，编写的章节顺序安排符合教学规律，按照教案形式归纳总结，内容简洁，方便学生记忆，使学生更易掌握教材内容，更易通过考试测试。在《精编速览》中引入"重点、难点、考点""速览导引图""临床病案分析"，使学生轻松快速学习、理解和记忆教材内容与要点；《同步习题集》是使学生对学习效果进行检测，题型以选择题［A 型题（最佳选择题）、B 型题（共用备选答案题）、X 型题（多项选择题）］、名词解释、填空题、简答题、病例分析题为主。每道题后附有答案与解析，可以自测自查，帮助学生了解命题规律与提高解题能力。

本书可供全国高等教育五年制临床医学专业本科、专科学生和参加医学研究生入学考试的考生使用，也可直接作为医学生准备执业医师考试的模拟练习用书。

中国医药科技出版社
2018 年 12 月

# 编 委 会

# 前　言

　　为方便医学生和相关专业学生更好地学习病理学知识、快速地掌握学习重点和难点、高效率地理解和把握核心知识，我们编写了全国高等教育五年制临床医学专业教材《病理学》精编速览以及全国高等教育五年制临床医学专业教材同步习题集。

　　《病理学》精编速览为全国高等教育五年制临床医学专业教材最新版《病理学》配套辅导用书。全书共分 18 章，系统阐述了基础病理学概述和临床各系统疾病的病因、发病机制、病理改变和转归。以全国医学院校教学大纲和执业医师考试大纲为依据，精炼教材内容，突出重点，减轻医学生学习负担，供五年制医学生课后复习和期末备考使用，也可作为医学生准备研究生入学考试和执业医师考试的参考用书。

　　本书由中山大学附属第一医院教学经验丰富的一线教师编写，编写力求符合现代医学教育的最新理念，帮助学生在较短的时间内掌握病理学的核心知识和基本方法。

　　由于时间仓促，书中可能存在一些疏漏和不足之处，恳请广大师生和读者批评指正。

编　者

2018 年 12 月

# 目　录

# 绪　论

病理学是研究疾病的病因与发病机制、病理变化、结局和转归的医学基础学科。病理学的学习目的是通过了解上述内容以认识和掌握疾病本质和发生发展的规律，为疾病的诊治和预防提供理论基础。

## 一、病理学的内容和任务

病理学分为总论和各论。总论研究和阐述的是各种不同疾病发生发展的共同规律。而各论则是在学习总论的基础上，研究和阐述各种不同疾病的特殊规律。除基本病理变化外，疾病的病因与发病机制、结局和转归等也是病理学研究的重要内容。

## 二、病理学在医学中的地位

（1）病理学是基础医学和临床医学的桥梁。

（2）病理学是科学研究中重要的研究领域。

（3）在医疗工作中，活体组织检查迄今仍是诊断疾病的最可靠方法。细胞学检查对早期肿瘤筛查等方面具有重要作用。尸体剖验对明确诊断和死因最为重要，也是提高临床诊断和医疗水平的最重要方法。

## 三、病理学的研究方法

### （一）人体病理学的诊断和研究方法

**1. 尸体剖检**

定义：尸体剖检简称尸检，是对死者的遗体进行病理解剖及后续的病理学检查，是病理学的基本研究方法之一。

意义：

（1）明确诊断，查明死因。可协助临床总结诊断和治疗过程中的经验及教训，提高诊治水平。

（2）发现和确诊某些新发生的疾病，为及时采取防治措施提供依据。

（3）积累各种疾病材料，为深入研究和防治这些疾病，也为病理学教学收集病变标本。

**2. 活体组织检查**

定义：活体组织检查简称活检，即通过局部切取、钳取、细针穿刺和搔刮等方法从活体内获取病变组织，以进行病理诊断。

意义：

（1）可及时、准确地对疾病做出病理诊断，为临床选择治疗方案和判断预后提供依据。

（2）必要时还可在术中做冷冻切片快速诊断，协助临床医生选择最佳的手术方式。

（3）在疾病治疗过程中，活检可了解病变的发展、判断疗效。

（4）还可采用一些辅助检测方法，如免疫组织化学、电镜观察和分子病理学技术等对疾病进行更深入的研究。

**3. 细胞学检查**

定义：细胞学检查是通过采集病变处的细胞，涂片染色后进行诊断。细胞的来源可以是自然脱落的细胞，也可以是分泌物、体液、排泄物中的细胞以及通过内镜引导或用细针直接穿刺病变部位采集的细胞，即细针穿刺细胞。

意义：对于早期筛查肿瘤有重要的作用。

**（二）实验病理学的研究方法**

包括动物实验、组织和细胞培养。

## 四、病理学的发展

病理学还有许多新的分支学科，如免疫病理学、分子病理学、遗传病理学和定量病理学等，逐步使得对疾病的研究不局限于器官、组织、细胞和亚细胞水平，而是深入到分子水平；并使形态学观察指标从定位、定性走向定量，增加了客观性、重复性和可比性。

（石慧娟）

# 第一章　细胞和组织的适应与损伤

## 第一节　细胞和组织的适应

| 重点 | 萎缩、肥大、增生及化生的定义及形态特征 |
|---|---|
| 难点 | 萎缩、肥大、增生及化生的类型及其机制<br>肥大与增生的区别和联系 |
| 考点 | 萎缩、肥大、增生及化生的常见疾病及形态特征 |

**速览导引图**

适应
- 萎缩
  - 营养不良性萎缩：全身性（恶病质），局部性（脑动脉粥样硬化后血管腔变窄引起的脑萎缩）
  - 压迫性萎缩：尿路梗阻时肾盂积水引起的肾萎缩
  - 失用性萎缩：久卧不动后的肌肉萎缩
  - 去神经性萎缩：脑或脊髓神经损伤所致的肌肉萎缩
  - 内分泌性萎缩：腺垂体肿瘤所致的肾上腺萎缩
- 肥大
  - 内分泌性肥大
    - 生理性：青春期性器官肥大
    - 病理性：垂体瘤肾上腺皮质细胞肥大
  - 代偿性肥大
    - 生理性：运动员的肌肉肥大
    - 病理性：原发性高血压时心肌细胞肥大
- 增生
  - 生理性增生
    - 激素；妊娠期子宫平滑肌的增生
    - 代偿：部分肝切除后肝细胞的增生
  - 病理性增生：过量雌激素刺激引起的子宫内膜增生
- 化生
  - 上皮细胞化生
    - 鳞状上皮化生：气管或支气管黏膜受到长期吸烟等慢性刺激后，假复层纤毛柱状上皮化生为复层鳞状上皮
    - 柱状上皮化生：Barrett 食管时，食管下段鳞状上皮化生为类似胃腺的柱状细胞
    - 肠上皮化生：慢性萎缩性胃炎，胃腺化生为类似于大肠腺或小肠腺的腺体
  - 间叶组织化生
    - 软骨化生
    - 骨化生：骨化性肌炎

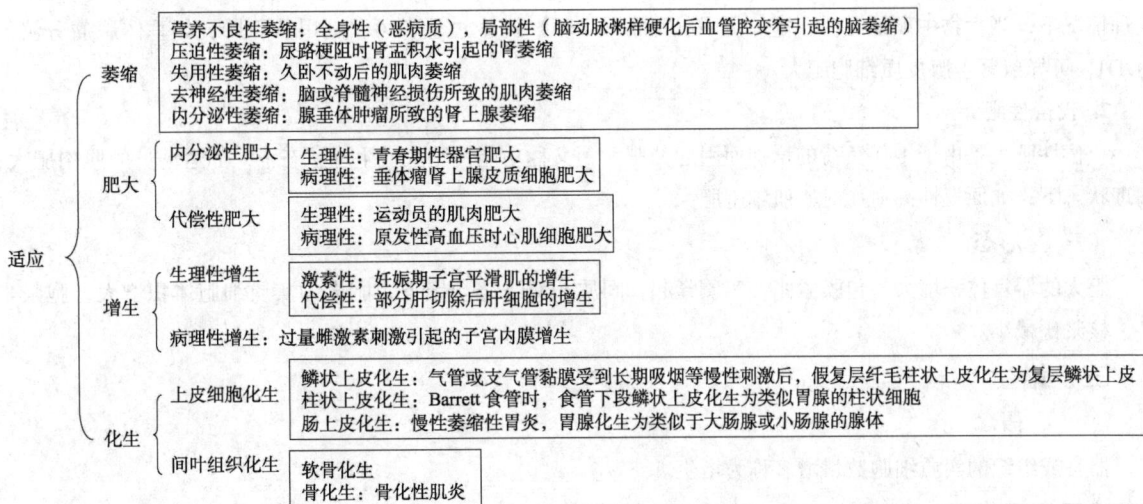

**概念：** 指细胞、组织、器官和机体对于持续性的内外刺激做出的非损伤性的应答反应。

## 一、萎缩

### （一）概念

萎缩是指已发育正常的细胞、组织或器官的体积缩小，常伴功能降低和能量需求减少。

### （二）分类

**1. 营养不良性萎缩**

全身性萎缩，如结核病、糖尿病、恶性肿瘤时，蛋白质等营养物质摄入不足或消耗过度，可引起全身营养不良性萎缩，称恶病质。局部性萎缩，如脑动脉粥样硬化后血管腔变窄引起的脑萎缩。

**2. 压迫性萎缩**

因组织与器官长期受压产生，如尿路梗阻时肾盂积水引起的肾萎缩。

**3. 失用性萎缩**

因器官组织长期功能和代谢低下所致，如久卧不动后的肌肉萎缩和骨质疏松。

**4. 去神经性萎缩**

因运动神经元或轴突损害引起的效应器萎缩，如脑或脊髓神经损伤所致的肌肉萎缩。

**5. 内分泌性萎缩**

由于内分泌腺功能下降引起靶器官细胞萎缩，如因腺垂体肿瘤或缺血坏死等引起促肾上腺激素释放减少所致的肾上腺萎缩。

### （三）形态

萎缩的器官体积减小，重量减轻，色泽变深。镜下，萎缩的实质细胞体积缩小，可伴细胞数目减少，胞质内常见脂褐素颗粒。

## 二、肥大

### （一）概念

由于功能增加、合成代谢旺盛，使细胞、组织或器官体积增大称为肥大。

### （二）分类

**1. 内分泌性肥大**

激素刺激而引起的肥大，故又称激素性肥大。生理状态下，如青春期性器官和第二性征相关器官的肥大。病理情况下，当食物中碘缺乏时，垂体促甲状腺素（TSH）产生过量，可引起甲状腺肿；如垂体腺瘤分泌的ACTH，可导致肾上腺皮质细胞肥大。

**2. 代偿性肥大**

代偿性肥大是由于工作负荷的增加而引起的肥大，又称功能性肥大。生理状态下，如运动员的肌肉肥大；病理状态下，如原发性高血压时心肌细胞肥大。

### （三）形态

肥大的器官体积增大，包膜紧张，实质隆起，间质相对下陷。镜下，肥大的实质细胞体积增大，胞浆丰富，核浆比减小。

## 三、增生

### （一）概念

器官或组织的实质细胞数目增多称为增生。

### （二）分类

**1. 生理性增生**

激素性增生，如妊娠期子宫平滑肌的增生；代偿性增生，如部分肝切除后肝细胞的增生。

**2. 病理性增生**

例如，过量雌激素刺激引起的子宫内膜增生（激素性增生）。

### （三）形态

增生的器官弥漫性增大，或者在组织、器官中形成单发或多发增生性结节。

## 四、化生

### （一）概念

化生是一种分化成熟的细胞为另一种分化成熟的细胞所替代的过程。

## （二）分类

**1. 上皮细胞化生**

鳞状上皮化生（如气管或支气管黏膜受到长期吸烟等慢性刺激后，假复层纤毛柱状上皮化生为复层鳞状上皮）、柱状上皮化生（Barrett 食管时，食管下段鳞状上皮被类似胃腺的柱状细胞取代）、肠上皮化生（慢性萎缩性胃炎时，胃腺可被类似于大肠腺或小肠腺的腺体所取代）。

**2. 间叶组织化生**

软骨化生，骨化生（骨化性肌炎等一些局部受损的软组织）。

# 第二节　细胞和组织的损伤

| | |
|---|---|
| **重点** | 脂肪变性、玻璃样变、病理性钙化的定义、常见疾病及形态特征<br>坏死的定义、形态特征及类型<br>凋亡的定义及特征<br>坏死与凋亡的区别 |
| **难点** | 各种类型变性的机制<br>凋亡的机制及特征 |
| **考点** | 脂肪变性的常见疾病及形态特征<br>玻璃样变的类型及常见疾病<br>淀粉样变的类型<br>营养不良性钙化及转移性的钙化的定义、常见疾病及二者区别<br>各种坏死类型的常见部位及形态特征<br>坏死的结局与后果<br>坏死与凋亡的区别 |

**速览导引图**

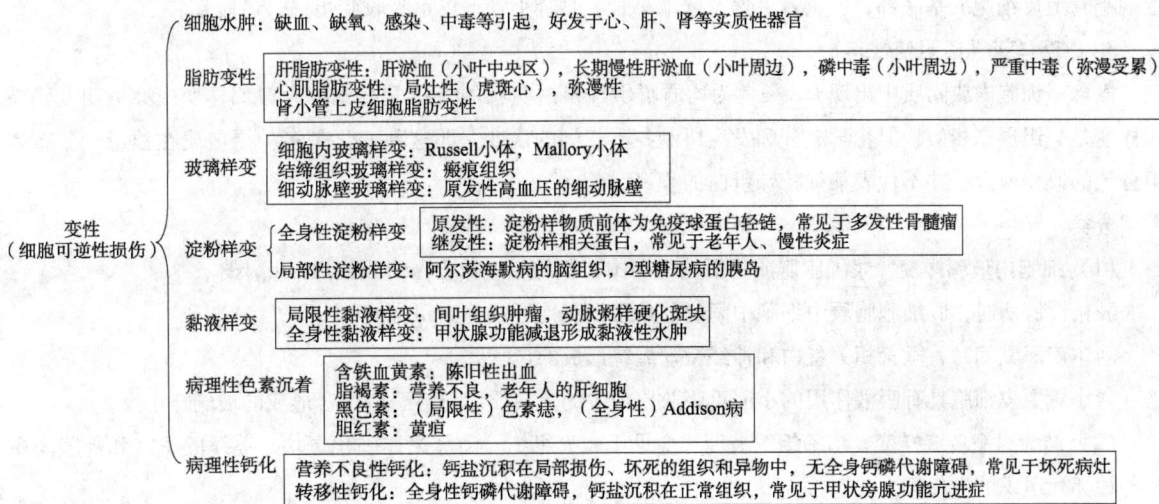

## 一、细胞可逆性损伤

变性（degeneration）是指细胞内和（或）细胞间质中出现异常物质或正常物质过度蓄积的现象，常伴有细胞、组织或器官的功能降低，现在多称为可逆性损伤。

**1. 细胞水肿**

**概念：** 细胞水肿，又称水样变性，是细胞损伤中最早出现的改变，可由缺血、缺氧、感染、中毒等引起，好发于心、肝、肾等实质性器官。

**机制：** 主要是能量依赖性钠泵（$Na^+/K^+-ATP$ 酶）功能下降和 ATP 不足，细胞膜对离子的主动转运功能障碍，造成细胞内高渗环境，细胞外的水分子进入细胞，即可导致细胞水肿。

**形态：** 器官体积增大，质量增加，包膜紧张，切面隆起，颜色变淡。镜下，水肿的细胞体积增大，胞质疏松、淡染，可见嗜伊红小颗粒，甚至出现空泡。

**2. 脂肪变**

**概念：** 脂肪细胞以外的实质细胞内中性脂肪（主要是三酰甘油）的异常蓄积称为脂肪变。

**病因：** 与感染、酗酒、中毒、缺氧、营养不良、糖尿病及肥胖有关。

**形态：** HE 切片中，发生脂肪变的细胞质内可见大小不等的空泡。

（1）肝脂肪变 肝脂肪变最为常见，多见于慢性肝淤血、严重的中毒和传染病等疾病。肝细胞脂肪变的机制包括肝细胞质内脂肪酸增多，三酰甘油合成过多，脂蛋白、载脂蛋白减少。肉眼观，中、重度肝脂肪变时肝体积增大，边缘钝圆，淡黄色，柔软，有油腻感。镜下，脂肪空泡通常首先出现在核周区域，随病变进展，小的脂肪空泡融合变大，并将细胞核挤至细胞一侧，酷似脂肪细胞。

脂肪变性在肝小叶内分布与病因有关。肝淤血时，脂肪变性首先发生在小叶中央区；长期慢性肝淤血，小叶中央区肝细胞萎缩消失，小叶周边区肝细胞也因缺氧而发生脂肪变。磷中毒时，常为小叶周边带肝细胞受累；而严重的中毒和传染病时，肝细胞弥漫受累。

（2）心肌脂肪变 常见于中毒、缺氧、贫血和严重感染时，可呈局灶性或弥漫性。局灶性心肌脂肪变多见于左心室，主要累及心内膜下心肌和乳头肌。受累心肌呈黄色条纹，与暗红色的正常心肌形成黄红相间、状似虎皮的斑纹，称为虎斑心。弥漫性心肌脂肪变常见于中毒和严重缺氧，心肌呈弥漫性淡黄色。镜下，脂滴细小，呈串珠状排列，多位于细胞核附近。

（3）肾小管上皮细胞脂肪变 肉眼观，肾体积稍大，切面皮质增厚，色淡黄。镜下可见脂滴主要位于肾近端小管上皮细胞的基底部，严重者可累及远端小管，系肾小管上皮重吸收脂蛋白过量所致。

**3. 玻璃样变（透明变性）**

**概念：** 细胞内或间质中出现 HE 染色为均质嗜伊红半透明状的蛋白质蓄积称为玻璃样变或称透明变。玻璃样变是一组形态相似，但化学成分和发生机制各不相同的病变，即这种变化是多种蛋白质在数量、分布和组分上的改变所致，并不代表某种特殊蛋白的积聚。

**分类：**

（1）细胞内玻璃样变 浆细胞胞质粗面内质网中蓄积的免疫球蛋白形成的 Rusell 小体。

酒精性肝病时，肝细胞胞质中细胞中间丝前角蛋白变性形成的 Mallory 小体。

阿尔茨海默病时，微管相关蛋白和神经微丝缠绕形成的包涵体。

肾小管上皮细胞具有吸液作用的小泡重吸收原尿中的蛋白质，与溶酶体融合形成的玻璃样小滴。

（2）结缔组织玻璃样变 结缔组织玻璃样变见于瘢痕组织、动脉粥样硬化斑块、萎缩的子宫和乳腺间质及各种坏死组织的机化等。

（3）细动脉壁玻璃样变 细动脉壁玻璃样变又称细动脉硬化，常见于高血压和糖尿病的肾、脑、脾等脏器的细动脉壁。因有血浆蛋白质渗入而使管壁增厚、管腔狭窄。

**4. 淀粉样变**

**概念**：细胞间质内出现淀粉样物质的蓄积，称为淀粉样变。淀粉样物质是一类形态学和特殊染色性质相近，但化学结构和产生机制并不完全相同的一组病变。

**形态**：镜下淀粉样物质主要蓄积于细胞间、小血管基膜下或沿网状纤维支架分布，呈淡红染色、均质状。刚果红染色淀粉样物质可被染成橘红色，在偏光显微镜下呈绿色双折光。电镜下，其主要形态为非分支的原纤维构成的网。

**分类**

（1）全身性淀粉样变分为原发性和继发性两类，原发者淀粉样物质的前体为免疫球蛋白轻链，常见于多发性骨髓瘤，累及肝、肾、脾、心等多个器官；继发性全身性淀粉样变的淀粉样物质为肝合成的非免疫球蛋白的蛋白质（淀粉样相关蛋白），见于老年人、慢性结核病、慢性化脓性骨髓炎等慢性炎症以及某些肿瘤。

（2）局部性淀粉样变发生于皮肤、结膜、舌、喉、肺等处，也可见于阿尔茨海默病的脑组织、2型糖尿病的胰岛及甲状腺髓样癌的间质等。

**5. 黏液样变**

**概念**：黏液样变是指细胞间质内黏多糖（透明质酸等）和蛋白质的蓄积。

**形态**：镜下特点是在疏松的间质内，有多突起的星芒状纤维细胞散在于灰蓝色黏液基质中。

**分类**

（1）局限性黏液样变见于间叶组织肿瘤、动脉粥样硬化斑块、风湿病和营养不良患者的骨髓和脂肪组织等。

（2）全身性黏液样变表现为黏液样物质和水分在全身皮肤与皮下组织中蓄积。例如甲状腺功能减退症时，形成黏液性水肿。

**6. 病理性色素沉着**

**概念**：病理状态下，某些色素在细胞内、外异常蓄积，称为病理性色素沉着。色素可以是体内自身合成的（内源性色素），如含铁血黄素、脂褐素、黑色素及胆红素等；也可来源于体外（外源性色素），如纹身色素、炭尘等。

**分类**

（1）含铁血黄素　含铁血黄素是血红蛋白降解所产生的衍生物。镜下为金黄色、黄棕色粗大的含铁血黄素颗粒，具有折光性。病理情况下，含铁血黄素主要出现在陈旧性出血和溶血性疾病时的肝、脾、淋巴结和骨髓等组织中。全身性含铁血黄素沉积见于铁摄入过多或利用障碍及溶血性贫血的患者。

（2）脂褐素　脂褐素是细胞自噬溶酶体中的细胞器碎片不能被酶消化而形成的不溶性残体，常常位于核周或核的两端，为黄褐色的细颗粒。脂褐素可见于正常细胞，如某些神经细胞、附睾上皮细胞和睾丸间质细胞。病理条件下，可在营养不良、慢性消耗性疾病及老年人的肝细胞、心肌细胞和神经细胞中见到许多脂褐素。

（3）黑色素　黑色素是黑色素细胞合成的一种棕黑色内源性色素。黑色素存在于正常的虹膜、脉络膜、软脑膜、卵巢、肾上腺髓质、脑黑质等处。局限性黑色素增多见于炎症局部、色素痣、黑色素瘤或基底细胞癌；全身性黑色素增多可由肾上腺皮质功能低下（如Addison病）所致，也可发生于慢性肝病。

（4）胆红素　胆红素是正常胆汁中主要的色素，也来源于血红蛋白，在胞质中蓄积时表现为粗糙、金黄色、颗粒状。

**7. 病理性钙化**

**概念**：骨、牙之外的组织中有固态钙盐沉积称为病理性钙化。其主要成分是磷酸钙和碳酸钙及少量铁、镁等物质。肉眼观，病理性钙化灶为细小、白色颗粒或团块，触之常有沙粒感或硬石感。镜下，钙化物为嗜碱性、无定形的颗粒或团块，HE 染色呈蓝色。

**分类**

（1）营养不良性钙化　钙盐沉积在局部损伤、坏死的组织和异物中，其血清钙水平正常，没有全身钙、磷代谢紊乱。见于凝固性坏死和脂肪坏死病灶、结核病灶、血栓、受损的心瓣膜、动脉粥样硬化斑块，也见于死亡的寄生虫虫体、虫卵及其他异物等。

（2）转移性钙化　转移性钙化是指全身性钙、磷代谢障碍时，血钙、血磷升高导致某些正常组织中异常钙盐沉积。转移性钙化多见于甲状旁腺功能亢进症、维生素 D 摄入过多、骨肿瘤造成的骨组织广泛破坏及肾衰竭。

## 二、细胞不可逆性损伤

**速览导引图**

基本改变
细胞核的变化：核固缩，核碎裂，核溶解
细胞质的变化：胞质嗜酸性明显增强
间质的变化：间质崩解

坏死 — 类型

凝固性坏死
坏死组织蛋白质变性凝固且溶酶体酶水解作用较弱
常见于心、肝、肾、脾等器官
肉眼：灰白色、干燥、质实变硬
镜下：细胞细微结构消失，但组织结构轮廓可保存

液化性坏死
坏死组织富含水分和磷脂，可凝固的蛋白质少，释放大量水解酶
常见于脑软化、脂肪坏死、胰腺坏死、阿米巴脓肿、脓肿
肉眼：组织坏死、液化，可呈糊状或形成囊腔
镜下：受累组织快速溶解

纤维素样坏死
结缔组织及小血管壁常见的坏死类型
病变部位组织结构消失，形成细丝状、颗粒状深红染的无结构物质
常见于变态反应性疾病、急进型高血压等

干酪样坏死
常见于结核病
肉眼：坏死区淡黄色、松脆、奶酪样形态
镜下：坏死区表现为无定形、粉染的颗粒状碎屑

坏疽
干性坏疽
常见于脚趾、手指
受累组织常呈黑色，干燥皱缩，与邻近正常组织之间常出现明显的分界线

湿性坏疽
常见于肺、肠、子宫、胆囊和阑尾等
坏死组织肿胀呈蓝绿色或污黑色，与周围正常组织分界不清

气性坏疽
多在深达肌肉的开放性创伤基础上，合并产气荚膜杆菌感染
病灶明显肿胀，触之有捻发感

凋亡
多基因参与调控的单个细胞的主动死亡
规律性DNA降解
凋亡小体是判断细胞凋亡的重要形态学标志

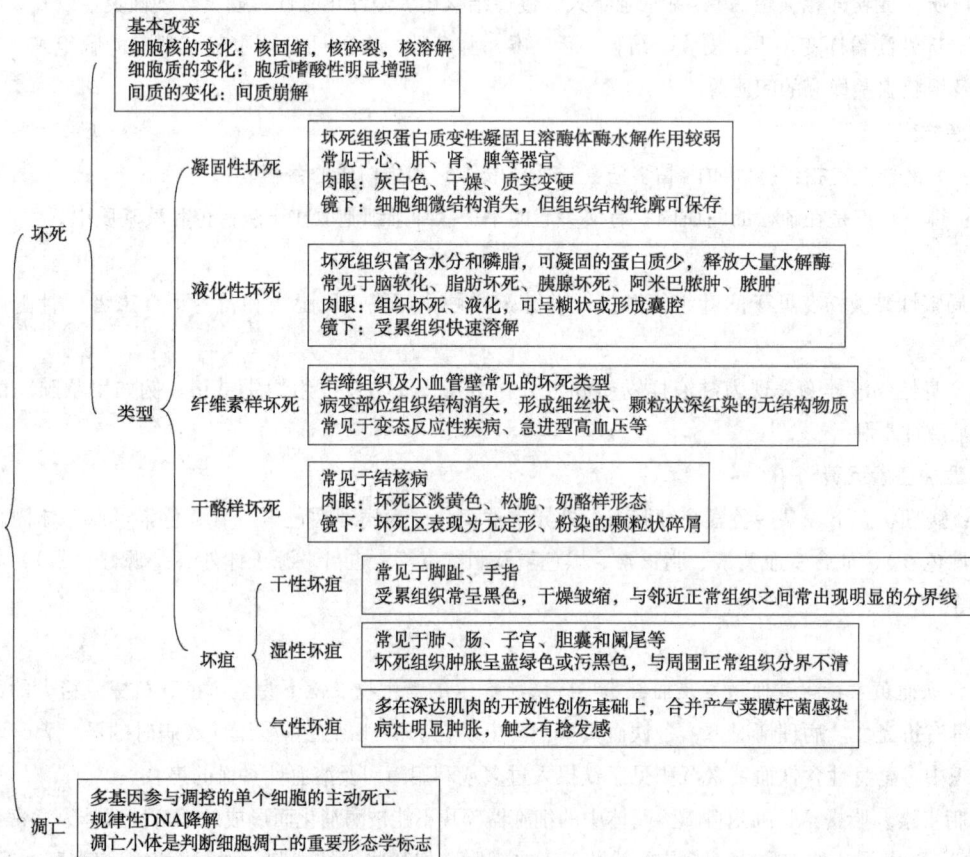

细胞受到严重损伤时，出现代谢停止、结构破坏、功能丧失等不可逆性损伤，即细胞死亡。细胞死亡是机体最重要的病理变化之一，有两种类型：坏死和凋亡。

### （一）坏死

**1. 概念**

坏死是以酶溶性变化为特点的活体内局部组织细胞的死亡。

**2. 坏死的基本病变**

（1）细胞核的变化　核固缩：细胞核染色质 DNA 浓聚、皱缩，使核体积减小，嗜碱性增加，提示 DNA 转录停止。

核碎裂：细胞核由于核染色质崩解和核膜破裂而发生碎裂，可由核固缩裂解成碎片而来。

核溶解：由非特异性 DNA 酶和蛋白酶激活分解核 DNA 和核蛋白所致，核染色质嗜碱性下降，死亡细胞核在 1~2 天内将会完全消失。

（2）细胞质的变化　细胞坏死后，胞质嗜酸性明显增强。

（3）间质的变化　间质的基质也逐渐崩解，胶原纤维肿胀、断裂、崩解、液化，最后融合成片状模糊、无结构的红染物质。

**3. 坏死的类型**

（1）凝固性坏死

①概念：蛋白质变性凝固且溶酶体酶水解作用较弱时，坏死区呈灰黄、干燥、质实状态，称为凝固性坏死。

②多见于心、肝、肾、脾等器官，常因缺血、缺氧、细菌毒素、化学腐蚀剂作用引起。

③形态：肉眼，早期坏死组织肿胀，随后坏死区呈灰黄色或灰白色、干燥、质实变硬，坏死灶周围常出现一暗红色的炎性充血出血带，与正常组织界限清楚。镜下，坏死组织的细胞细微结构消失，但组织结构轮廓可保存。

（2）液化性坏死

①由于坏死组织中可凝固的蛋白质少，或坏死细胞自身及浸润的中性粒细胞等释放大量水解酶，或组织富含水分和磷脂，则细胞组织易发生溶解液化，称为液化性坏死。

②常见于含脂质多和含蛋白酶多的组织，如脑软化、脂肪坏死、胰腺坏死、阿米巴脓肿、脓肿等。

③形态：肉眼观，组织坏死、液化，可呈糊状或形成囊腔。镜下，受累组织快速溶解。

（3）纤维素样坏死

①纤维素样坏死是结缔组织及小血管壁常见的坏死类型，病变部位组织结构消失，形成细丝状、颗粒状或小条块状、深红染的无结构物质，因其染色性质与纤维素相似，故名纤维素样坏死。

②常见于急性风湿病、结节性多动脉炎、系统性红斑狼疮、肾小球肾炎等变态反应性疾病以及急进性高血压、胃溃疡底部小血管等。

（4）干酪样坏死

①干酪样坏死是凝固性坏死的一种特殊表现形式，常见于结核病。

②形态：肉眼，坏死区淡黄色、松脆、奶酪样形态。镜下，坏死区表现为无定形、粉染的颗粒状碎屑，结构完全消失，不见任何组织和细胞的原有形态轮廓。

③干酪样坏死发生的原因在于引起结核病的结核分枝杆菌死亡崩解，释放出较多的脂质于坏死组织中。由于坏死灶内含有多量抑制水解酶活性的物质，故干酪样坏死物可较长期保存而不发生自溶，也不易被吸收，但有时可发生液化。

（5）脂肪坏死

①概念：脂肪坏死是液化性坏死的一种特殊类型，有酶解性脂肪坏死和创伤性脂肪坏死两种。酶解性脂肪坏死多见于急性胰腺炎；创伤性脂肪坏死多见于乳腺创伤。

②形态：肉眼可见的灰白色钙皂。镜下，坏死组织细胞有时尚可见模糊轮廓，组织中常有嗜碱细颗粒状的钙盐沉积。

（6）坏疽　指继发有腐败菌感染的大块组织坏死，常发生在肢体或与外界相通的内脏。

①干性坏疽：干性坏疽常见于动脉闭塞而静脉回流通畅的四肢末端，如脚趾、手指等。由于降解血红蛋白后形成的硫化亚铁的沉积，受累组织常呈黑色。因水分丢失较多，局部坏疽的肢体干燥皱缩，与邻近正常组织之间常出现明显的分界线。干性坏疽常见于动脉粥样硬化、血栓闭塞性脉管炎和冻伤等疾病。

②湿性坏疽：湿性坏疽多因局部血流动力学紊乱（如动脉闭塞和严重静脉淤血）所致。此类型坏疽多发生在与外界相通的内脏，如肺、肠、子宫、胆囊和阑尾等，也可见于动脉阻塞又有静脉淤血水肿的肢体。湿性坏疽组织含水较多，腐败菌感染严重。坏死组织腐败分解产生的毒性产物及细菌毒素被吸收，可引起全身中毒症状，甚至感染性休克。坏死组织肿胀呈蓝绿色或污黑色，与周围正常组织分界不清。腐败菌分解蛋白质产生吲哚、粪臭素等，引起恶臭。

③气性坏疽：气性坏疽多在深达肌肉的开放性创伤基础上，合并产气荚膜杆菌感染。肌肉组织发生凝固性坏死，部分为液化性坏死。细菌分解坏死组织时产生大量气体，使病灶明显肿胀，触之有捻发感，可伴奇臭并有较重全身症状，常最终导致机体中毒而死亡。

**4. 坏死的结局**

（1）溶解吸收　大多数坏死细胞及其碎片首先由坏死组织及周围中性粒细胞等释放的水解酶进行消化溶解，然后通过淋巴管和血管被吸收，不能吸收者可被吞噬细胞吞噬消化。坏死范围较大不易完全吸收时，可形成囊腔。

（2）分离排出　病变组织与健康存活组织解离并排出。坏死区较大且位于体表或与外界相通的器官，不易完全溶解吸收，其周围渗出的中性粒细胞释放水解酶，加速坏死灶周边组织的溶解，使坏死灶与健康组织分离，形成组织缺损。

（3）机化包裹　机化是新生肉芽组织长入并取代坏死组织、血栓及异物的过程。若坏死灶太大，肉芽组织难以向中心部位完全长入，则由周围增生的肉芽组织将其环绕，称为包裹。机化和包裹的肉芽组织最终都可形成瘢痕组织。

（4）钙化　如果坏死细胞和细胞碎片未被迅速清除，它们易吸引钙盐及其他矿物质，并沉积于坏死区域，继发营养不良性钙化。

**5. 坏死的后果**

（1）坏死细胞的生理重要性，例如心、脑组织的坏死后果严重。

（2）坏死细胞的数量，如广泛的肝细胞坏死可致机体死亡。

（3）坏死细胞周围同类细胞的再生情况，如肝、皮肤等易于再生的细胞，坏死组织的结构功能容易恢复。

（4）坏死器官的储备代偿能力，如肾、肺等成对器官，储备代谢能力较强。

**（二）凋亡**

**1. 概念**

凋亡是能量依赖性的主动细胞死亡过程，是体内外因素触发细胞内预存的死亡程序表达的结果，属于程序性细胞死亡。凋亡小体是判断细胞凋亡的重要形态学标志。

**2. 形态**

电镜：核染色质凝集、边集；细胞皱缩；凋亡小体；邻近细胞吞噬凋亡小体；凋亡细胞膜及细胞器膜完整。

光镜：凋亡细胞多为单个细胞，与周围细胞脱离，细胞体积缩小，核染色质致密、边集，胞质高度嗜酸性。

**3. 凋亡与坏死的比较**

| 特征 | 坏死 | 凋亡 |
| --- | --- | --- |
| 诱因 | 病理性刺激 | 生理性或弱的病理性刺激 |
| 机制 | 酶解性的被动细胞死亡 | 多基因参与调控的主动细胞死亡 |

| 特征 | 坏死 | 凋亡 |
|------|------|------|
| 形态学 | 细胞肿胀，核固缩、碎裂、溶解，质膜完整性丧失 | 细胞皱缩，嗜酸性增强，核染色质凝集、边集，形成凋亡小体，质膜完整 |
| 范围 | 成群细胞 | 单个细胞 |
| 周围反应 | 伴炎症反应 | 无炎症和再生 |
| 生物化学 | 不耗能，溶酶体酶非特异性降解核酸、蛋白质等，无新蛋白合成 | 耗能，规律性 DNA 降解，有新蛋白合成 |

（叶子茵）

# 第二章 损伤的修复

**速览导引图**

不稳定细胞 · 稳定细胞 · 永久性细胞 → 不同类型细胞的再生潜能

上皮组织的再生 · 纤维组织的再生 · 软骨组织和骨组织的再生 · 血管的再生 · 肌组织的再生 · 神经组织的再生 → 各种组织的再生

细胞外基质的作用 · 生长因子 · 抑素与接触抑制 → 细胞再生的影响因素

以上三项 → 第一节 再生

肉芽组织的成分及形态：由大量新生薄壁的毛细血管以及增生的成纤维细胞构成，并伴有炎性细胞浸润，肉眼表现为鲜红色，颗粒状，柔软湿润，形似鲜嫩的肉芽

肉芽组织的作用：
· 抗感染、保护创面。
· 填补创口及其他组织缺损
· 机化或包裹坏死组织、血栓、炎性渗出物及其他异物

以上 → 肉芽组织的形态及作用

瘢痕组织的成分及形态：灰白色、质坚韧并缺乏弹性的组织由大量平行或交错排列的胶原纤维束组成

瘢痕组织的形成对机体有利的一面：
· 填补并连接创口或其他缺损，使组织器官保持完整性
· 含大量胶原纤维，可保持组织器官的坚固性
瘢痕组织的形成对机体不利的一面：
· 瘢痕收缩
· 瘢痕性粘连
· 瘢痕组织增生过度

以上 → 瘢痕组织的形态及作用

以上两项 → 第二节 纤维性修复

第一节 + 第二节 → 第二章 损伤的修复

第三节 创伤愈合：

皮肤创伤愈合：
- 创伤愈合的基本过程 → · 伤口的早期变化 · 伤口收缩 · 肉芽组织增生和瘢痕形成 · 表皮及其他组织再生
- 创伤愈合的类型 → 一期愈合 / 二期愈合

骨折愈合：
骨折愈合的几个阶段：
血肿形成
纤维性骨痂形成
骨性骨痂形成
骨痂改建或再塑

影响创伤愈合的因素：
- 全身因素 → · 年龄 · 营养
- 局部因素 → · 感染与异物 · 局部血液循环 · 神经支配 · 电离辐射
- 影响骨折愈合的因素 → 除全身和局部因素外，还包括：骨折断端及时、正确的复位 骨折断端及时、牢靠的固定 早日进行全身和局部功能锻炼 保持局部良好血液供应

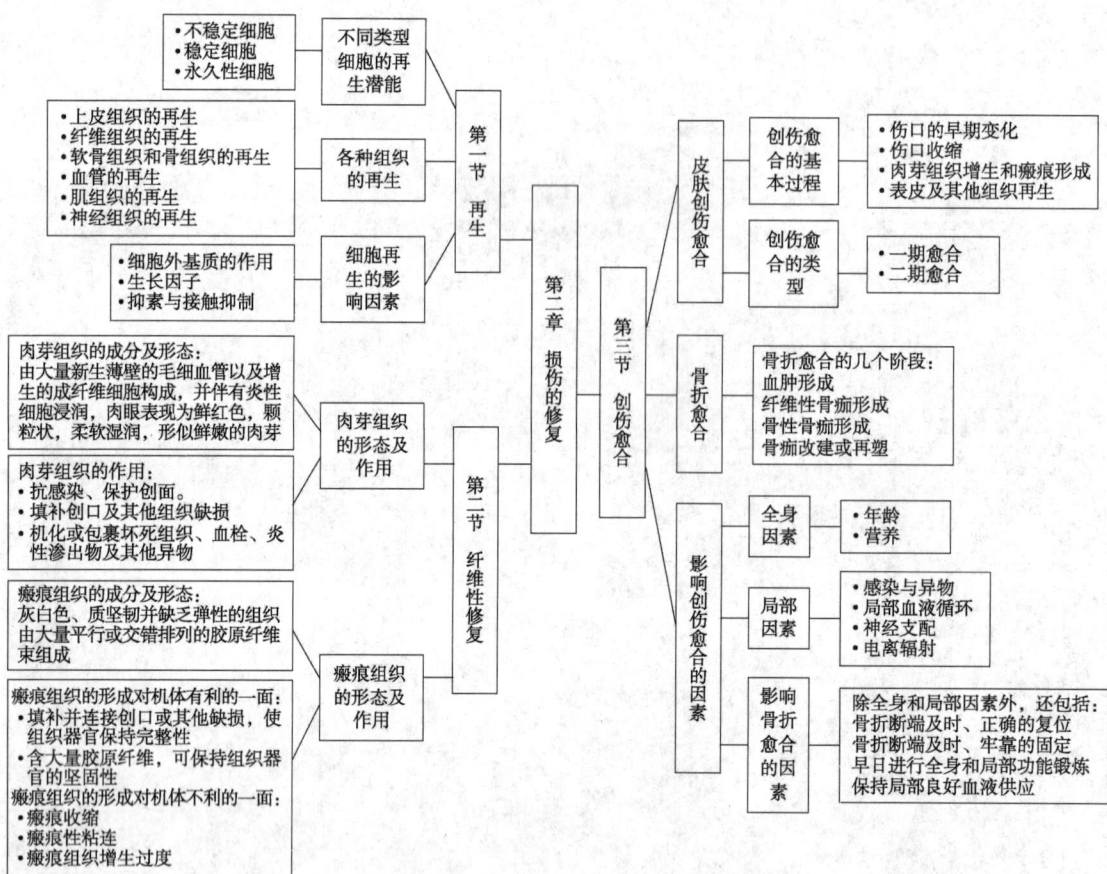

机体对局部细胞和组织损伤形成的缺损进行修补恢复的过程称为修复。

修复过程可分为两种类型：①由周围同种细胞的分裂增殖进行修复，称为再生。②由损伤局部间质新生的肉芽组织溶解吸收异物、对损伤组织进行修复，称为纤维性修复，以后肉芽组织逐渐形成瘢痕，故也称瘢痕修复。

# 第一节 再 生

| 重点 | 修复、再生的概念和病理改变 |
|---|---|
| 难点 | 组织的再生过程 |
| 考点 | 细胞的再生能力 |

## 一、不同类型细胞的再生潜能

根据人体细胞再生能力的强弱，可分为三类。

**1. 不稳定细胞**

又称持续分裂细胞，再生能力最强。包括表皮细胞、呼吸道和消化道黏膜被覆细胞、生殖器官管腔的被覆细胞、淋巴细胞、造血细胞及间皮细胞等这类细胞在生理情况下不断地增殖替代衰亡或破坏的同种细胞。

**2. 稳定细胞**

又称静止细胞。包括各种腺体或腺样器官的实质细胞，如肝、胰腺、涎腺、内分泌腺、皮脂腺、汗腺和肾小管的上皮细胞等以及成纤维细胞、血管内皮细胞、骨、软骨、脂肪细胞等间叶成分。这类细胞在生理情况下增殖不明显，当受到组织损伤的刺激时，可表现出较强的再生能力。

**3. 永久性细胞**

又称非分裂细胞。包括神经元、骨骼肌细胞及心肌细胞。

## 二、各种组织的再生

**1. 上皮组织的再生**

（1）被覆上皮再生 鳞状上皮缺损时，由创缘或底部存留的细胞分裂增生修补。黏膜上皮缺损后同样也由邻近的基底层细胞分裂增生来修补。

（2）腺上皮再生 腺上皮虽有较强的再生能力，但再生的情况依损伤的程度而异。若仅腺上皮细胞缺损而腺体的基底膜未被破坏，可由残存的细胞分裂增生，完全恢复原来腺体结构；如腺体结构（包括基底膜）破坏，则难以再生修复，需通过纤维性修复。

**2. 纤维组织的再生**

静止状态的纤维细胞或未分化的间叶细胞可转化为成纤维细胞。在损伤的刺激下，受损处的成纤维细胞发生分裂、增生。当其停止分裂后，开始合成并分泌前胶原蛋白，在细胞周围形成胶原纤维，细胞逐渐成熟，变成纤维细胞。

**3. 软骨组织和骨组织的再生**

软骨再生起始于软骨膜的增生，增生的幼稚细胞逐渐变为软骨母细胞，并形成软骨基质，细胞埋在软骨陷窝内变为静止的软骨细胞。软骨细胞再生能力弱，软骨组织缺损较大时由纤维组织参与修复。骨组织再生能力强，骨折后可完全修复。

**4. 血管的再生**

（1）毛细血管再生 又称血管形成，是以芽生方式来完成的。

（2）大血管的修复 大血管离断后需行手术吻合，吻合处两侧内皮细胞分裂增生，互相连接，恢复原来的内膜结构。但离断的肌层不易完全再生，需由结缔组织增生，形成瘢痕修复。

**5. 肌组织的再生**

肌组织的再生能力很弱。横纹肌的再生依肌膜是否存在以及肌纤维是否完全断裂而异。小血管壁平滑肌损伤后可再生修复，大血管壁或胃肠等管壁平滑肌损伤后，往往需要通过瘢痕性修复修补缺损。心肌几乎无再生能力，破坏后均形成瘢痕修复。

**6. 神经组织的再生**

脑及脊髓内的神经细胞损伤后不能再生，由周围神经胶质细胞及其纤维增生修复，形成胶质瘢痕。外周神经受损时，若与其相连的神经细胞仍然存活，则可完全再生。但如果离断的神经纤维两端相隔太远（超过2.5cm），或者两断端被增生的瘢痕等组织阻隔，或因截肢失去远端，则再生的轴突无法到达远端，而与增生的纤维组织混杂、卷曲成团，形成创伤性神经瘤，可引起顽固性疼痛。

### 三、细胞再生的影响因素

**1. 细胞外基质在细胞再生过程中的作用**

细胞外基质的主要作用是将细胞连接在一起，借以支撑和维持组织的生理结构和功能。再生的细胞能否重建为正常组织结构需依赖细胞外基质的调控。包括胶原蛋白、弹力蛋白、纤维连接蛋白、层粘连蛋白、整合素、基质细胞蛋白、蛋白多糖和透明质酸素等。

**2. 生长因子**

当细胞受到损伤因素的刺激后，可释放一些生长因子，刺激同类细胞或同一胚层发育来的细胞增生，以促进修复。如血小板源性生长因子、成纤维细胞生长因子、表皮生长因子、转化生长因子、血管内皮生长因子、白介素-1和肿瘤坏死因子等。

**3. 抑素与接触抑制**

（1）抑素具有组织特异性，似乎任何组织均可产生一种抑素抑制本身的增殖。

（2）皮肤创伤，缺损部周围上皮细胞分裂增生迁移，将创面覆盖而相互接触或部分切除后的肝脏，当肝细胞增生达到原有大小时，细胞停止生长，不至堆积起来。这种现象称为接触抑制。

# 第二节　纤维性修复

| 重点 | 肉芽组织的成分及作用 |
|---|---|
| 难点 | 肉芽组织的形成过程及机制 |
| 考点 | 肉芽组织的成分、形态和作用、瘢痕组织的形态和作用 |

当组织损伤范围较大，不能由周围同种细胞再生完全修复时，即由损伤局部组织间质内肉芽组织溶解吸收坏死组织、并增生填补组织缺损，最后转变为瘢痕组织，称为纤维性修复。

### 一、肉芽组织的形态及作用

**1. 肉芽组织的成分及形态**

肉芽组织由大量新生薄壁的毛细血管以及增生的成纤维细胞构成，并伴有炎性细胞浸润，肉眼表现为鲜红色，颗粒状，柔软湿润，形似鲜嫩的肉芽，故称为肉芽组织。镜下可见大量由内皮细胞增生形成的实性细胞索及扩张充血的毛细血管，向创面垂直生长，并以小动脉为轴心，在周围形成袢状弯曲的毛细血管网。

肉芽组织中一些成纤维细胞的胞质中含有肌丝，此种细胞除有成纤维细胞的功能外，尚有平滑肌细胞的收缩功能，因此应称其为肌成纤维细胞，与肉芽组织和瘢痕收缩有密切关系。

**2. 肉芽组织的作用**

（1）抗感染、保护创面。

（2）填补创口及其他组织缺损。

（3）机化或包裹坏死组织、血栓、炎性渗出物及其他异物。

## 二、瘢痕组织的形态及作用

瘢痕组织是指肉芽组织经改建成熟形成的纤维结缔组织。肉眼呈灰白色、质坚韧并缺乏弹性的组织。镜下，瘢痕组织由大量平行或交错排列的胶原纤维束组成。胶原纤维束常呈均质红染（玻璃样变性）。

**1. 瘢痕组织的形成对机体有利的一面**

（1）填补并连接损伤的创口或其他缺损，使组织器官保持完整性。

（2）瘢痕组织含大量胶原纤维，故使填补及连接处很牢固，保持组织器官的坚固性。

**2. 瘢痕组织的形成对机体不利或有害的一面**

（1）瘢痕收缩。

（2）瘢痕性粘连。

（3）瘢痕组织增生过度，又称肥大性瘢痕。

## 三、肉芽组织和瘢痕组织的形成过程及机制

### （一）血管生成的过程

血管生成包括一系列步骤：①原有血管基底膜降解并引起毛细血管芽的形成和细胞迁移；②内皮细胞向刺激方向迁移；③位于迁移细胞后面的内皮细胞增殖和发育成熟。

所有这些步骤均由生长因子、细胞和细胞外基质间的相互作用所调控。

**1. 生长因子和受体**

多数实验结果表明，VEGF 和血管生成素在血管形成中发挥特殊作用。

**2. 细胞外基质**

血管生成的关键环节是内皮细胞的运动和直接迁移。这些过程由：①整合素；②基质－细胞蛋白包括血栓粘合素－1、SPAR C 和细胞粘合素 C；③蛋白水解酶等几类蛋白调控。

### （二）纤维化

在富含新生血管和疏松的细胞外基质构成的肉芽组织内发生纤维化的过程是：①损伤部位的成纤维细胞迁移和增殖；②细胞外基质的积聚。

### （三）组织重构

肉芽组织转变为瘢痕组织的过程也包括细胞外基质的结构改变过程。一些能刺激胶原和其他结缔组织分子合成的生长因子，还有调节金属蛋白酶的合成与激活的作用，而后者是降解细胞外基质成分的关键酶。细胞外基质合成与降解的最终结果不仅导致了结缔组织的重构，还是慢性炎症和创伤愈合的重要特征。

# 第三节 创 伤 愈 合

| 重点 | 创伤愈合的基本过程 |
| --- | --- |
| 难点 | 骨折愈合的过程 |
| 考点 | 皮肤创伤愈合的类型、创伤愈合的影响因素 |

创伤愈合是指机体遭受外力作用，皮肤等组织出现缺损或离断后的愈复过程，包括各种组织的再生、肉芽组织增生和瘢痕形成等，表现出一系列过程的协同作用。

## 一、皮肤创伤愈合

### （一）创伤愈合的基本过程

**1. 伤口的早期变化**

伤口局部首先出现血管断裂出血并不同程度的组织坏死，数小时内便出现炎症反应，局部红肿。

**2. 伤口收缩**

2~3 日后，伤口边缘的整层皮肤及皮下组织向中心移动，伤口迅速缩小，直到 14 天左右停止。伤口收缩的意义在于缩小创面。

**3. 肉芽组织增生和瘢痕形成**

大约从第 3 天开始，伤口底部及边缘长出肉芽组织填平伤口。第 5~6 天起成纤维细胞产生胶原纤维，随着胶原纤维越来越多，出现瘢痕形成过程，大约在伤后 1 个月瘢痕完全形成。

**4. 表皮及其他组织再生**

创伤发生 24 小时内，伤口边缘的表皮基底细胞即开始增生，并在血凝块下面向伤口中心迁移，形成单层上皮，覆盖于肉芽组织的表面。当这些细胞彼此相遇时，则停止迁移，并增生、分化成为鳞状上皮。皮肤附属器（毛囊、汗腺及皮脂腺）如遭完全破坏，需由纤维性修复取代。如致肌腱断裂，初期也是瘢痕修复，但随着功能锻炼而不断改建，胶原纤维可按原来肌腱纤维方向排列。

### （二）创伤愈合的类型

**1. 一期愈合**

见于组织缺损少、创缘整齐、无感染、经黏合或缝合后创面对合严密的伤口。这种伤口只有少量血凝块，炎症反应轻，表皮再生在 24~48 小时内便可将伤口覆盖。肉芽组织在第 3 天就可从伤口边缘长出并很快将伤口填满。5~7 天伤口两侧出现胶原纤维连接，此时切口已可拆线，切口达临床愈合标准。

**2. 二期愈合**

见于组织缺损较大、创缘不整、移位、无法整齐对合，或伴有感染的伤口。这种伤口的愈合和一期愈合比较有以下不同。

（1）坏死组织多或由于感染，继续引起局部组织变性、坏死，炎症反应明显。首先需要控制感染，清除坏死组织与异物之后，再生才能开始。

（2）伤口较大，伤口收缩明显，从伤口底部及边缘长出多量肉芽组织逐渐填补缺损。

（3）愈合的时间较长，形成的瘢痕较大。

## 二、骨折愈合的几个阶段

**1. 血肿形成**

骨组织和骨髓都有丰富的血管，在骨折断端及其周围伴有大量出血，形成血肿，数小时后血肿发生血液凝固。

**2. 纤维性骨痂形成**

骨折 2～3 天后，血肿开始由肉芽组织取代而机化，继而发生纤维化，形成纤维性骨痂，肉眼及 X 线检查见局部呈梭形肿胀。约 1 周左右，增生的肉芽组织及纤维组织可进一步分化，形成透明软骨。

**3. 骨性骨痂形成**

纤维性骨痂逐渐分化出成软骨细胞和成骨细胞，并形成类骨组织和软骨组织，以后出现钙盐沉积，类骨组织转变为编织骨，软骨组织也经软骨化骨过程演变为骨组织，形成骨性骨痂。

**4. 骨痂改建或再塑**

为了适应活动时所受应力，编织骨还需进一步改建成为成熟的板层骨，皮质骨和骨髓腔的正常关系以及骨小梁正常的排列方向也重新恢复。改建是在破骨细胞的骨质吸收及成骨细胞的新骨质形成的协调作用下完成的。

## 三、影响创伤愈合的因素

**1. 全身因素**

（1）年龄　青少年的组织再生能力强、愈合快。老年人则相反，组织再生力差，愈合慢。

（2）营养　蛋白质、维生素（尤其维生素 C）、微量元素锌对创伤愈合有重要作用，能促进愈合的形成。

**2. 局部因素**

（1）感染与异物。

（2）局部血液循环。

（3）神经支配。

（4）电离辐射。

**3. 影响骨折愈合的因素**

凡影响创伤愈合的全身及局部因素对骨折愈合都起作用。此外需要强调以下三点。

（1）骨折断端及时、正确的复位。

（2）骨折断端及时、牢靠的固定。

（3）早日进行全身和局部功能锻炼，保持局部良好的血液供应。

（石慧娟）

# 第三章　局部血液循环障碍

**速览导引图**

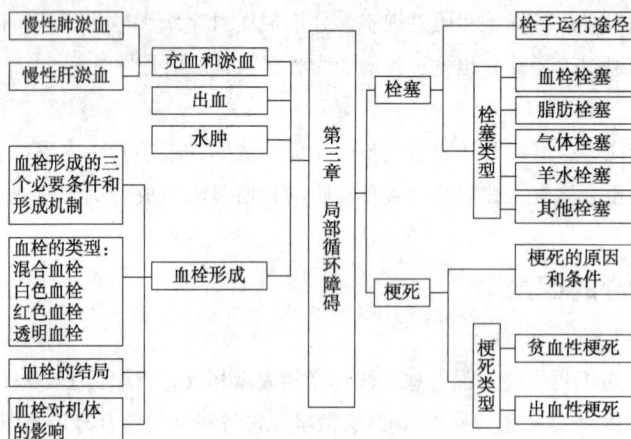

|     |                                                                                                                                                                    |
| --- | ------------------------------------------------------------------------------------------------------------------------------------------------------------------ |
| **重点** | 1. 淤血的概念；肺淤血、肝淤血的成因和病理形态学特点<br>2. 血栓形成的概念、条件、机制；血栓的类型；各种类型血栓的形态学特点；血栓的结局和对机体的影响<br>3. 栓塞的概念；栓子运行途径；栓塞的类型：血栓栓塞、气体栓塞、脂肪栓塞等<br>4. 梗死形成的原因和条件；梗死的形态学特点；梗死的类型；贫血性梗死和出血性梗死的区别要点 |
| **难点** | 1. 肺出血性梗死形成的必要条件<br>2. 肠出血性梗死形成的必要条件                                                                                                                                    |
| **考点** | 同以上重点和难点                                                                                                                                                                 |

局部血液循环障碍表现如下。

**1. 血管内成分逸出血管外**

水分在组织间隙中增加时称水肿；在体腔内积聚称积液；红细胞逸出血管称出血。

**2. 局部组织血管内血液含量异常**

动脉血量增加称充血；静脉血量增加称淤血；血管内血量减少称缺血。

**3. 血液内出现异常物质**

包括血液凝固形成的血栓以及血管内出现的空气、脂滴、羊水等异常物质阻塞局部血管，可造成血管栓塞和组织梗死。

# 第一节　充血和淤血

## 一、充 血

### （一）概念

器官或组织因动脉输入血量的增多而发生的充血，称动脉性充血，是一主动过程，表现为局部组织或器官小动脉和毛细血管扩张，血液输入量增加。

### （二）常见类型

**1. 生理性充血**

为适应器官和组织生理需要和代谢增强需要而发生的充血，称生理性充血，如进食后的胃肠道黏膜充血及运动时的骨骼肌充血和妊娠时的子宫充血等。

**2. 病理性充血**

（1）炎症性充血是较为常见的病理性充血。

（2）局部器官或组织长期受压，当压力突然解除时，细动脉发生反射性扩张引起的充血，称减压后充血。

### （三）病变及后果

动脉性充血的器官和组织，由于微循环内血液灌注量增多，使体积轻度增大。充血若发生于体表时，由于局部微循环内氧合血红蛋白增多，局部组织颜色鲜红，因代谢增强使局部温度增高，镜下见局部细动脉及毛细血管扩张充血。

动脉性充血是短暂的血管反应，原因消除后，局部血量恢复正常，通常对机体无不良后果。但在有高血压或动脉粥样硬化等疾病的基础上，由于情绪激动等原因可造成脑血管（如大脑中动脉）充血、破裂，后果严重。

## 二、淤 血

器官或局部组织静脉血液回流受阻，血液淤积于小静脉和毛细血管内，称淤血，又称静脉性充血。淤血是一被动过程，可发生于局部或全身。

### （一）原因

**1. 静脉受压**

静脉受外部各种原因压迫，静脉管腔发生狭窄或闭塞，血液回流障碍，导致器官或组织淤血。常见有肿瘤压迫局部静脉引起相应组织淤血；妊娠时增大的子宫压迫髂总静脉引起下肢淤血水肿；肠疝嵌顿、肠套叠、肠扭转压迫肠系膜静脉引起局部肠段淤血；肝硬化时，假小叶内纤维组织增生和假小叶的形成，常压迫肝窦和小叶下静脉，使静脉回流受阻，门静脉压升高，导致胃肠道和脾脏淤血。

**2. 静脉腔阻塞**

静脉血栓形成或侵入静脉内的肿瘤细胞形成瘤栓，可阻塞静脉血液回流，局部出现淤血。由于组织内静脉有较多的分支，相互吻合，静脉淤血不易发生，只有在侧支循环不能有效地建立的情况下，静脉腔的阻塞才会出现淤血。

**3. 心力衰竭**

心力衰竭时心脏不能排出正常容量的血液进入动脉，心腔内血液滞留，压力增高，阻碍了静脉的回流，造成淤血。二尖瓣或主动脉瓣狭窄和关闭不全、高血压后期或心肌梗死等可引起左心衰竭，肺静脉压增高，造成肺淤血。

### （二）病变和后果

**1. 淤血**

发生于体表时，由于微循环的灌注量减少，血液内氧合血红蛋白含量减少而还原血红蛋白含量增加，局部皮肤呈紫蓝色，称发绀。

**2. 左心衰**

肺循环回流至左心房阻力增加——肺淤血。

**3. 右心衰**

体循环回流至右心房阻力增加——体循环淤血。

### （三）重要器官的淤血

**1. 肺淤血**

（1）由左心衰竭引起，左心腔内压力升高，阻碍肺静脉回流，造成肺淤血。

（2）肺淤血时肺体积增大，暗红色，切面流出粉红色泡沫状液体。

（3）镜下肺泡壁毛细血管扩张充血，慢性肺淤血时肺泡壁变厚和纤维化，可伴肺泡间隔水肿，肺泡腔除有水肿液及出血外，还可见大量含有含铁血黄素颗粒的吞噬细胞，称为心衰细胞（特指出现在左心衰时）。

（4）临床上肺淤血患者出现明显气促、缺氧、发绀，咳出大量浆液性粉红色泡沫痰等症状。

**2. 肝淤血**

（1）常由右心衰竭引起，由于心腔内压力增高，肝静脉回流下腔静脉受阻，血液淤积在肝小叶循环的静脉端，致使肝小叶中央静脉及肝窦扩张淤血。急性肝淤血时，肝脏体积增大，呈暗红色。

（2）镜下小叶中央静脉和肝窦扩张，充满红细胞，严重时可有小叶中央肝细胞坏死。小叶外围汇管区附近的肝细胞由于靠近肝小动脉，缺氧程度较轻，可仅出现肝脂肪变性。

（3）慢性肝淤血时，肝小叶中央区因严重淤血呈暗红色，两个或多个肝小叶中央淤血区可相连，而肝小叶周边部肝细胞则因脂肪变性呈黄色，致使在肝的切面上出现红（淤血区）黄（肝脂肪变区）相间的状似槟榔切面的条纹，称为槟榔肝。

# 第二节 出 血

血液从血管或心腔逸出，称为出血。毛细血管出血常常发生于慢性淤血；大动脉、大静脉的破裂性出血则常由于血管外伤引起，或由于炎症和肿瘤侵蚀血管壁所引起。根据发生部位不同，出血可分为内出血（指血液逸入体腔或组织内）和外出血（指血液流出体外）。

## 一、病因与发病机制

出血有生理性出血和病理性出血。生理性出血如正常月经的子宫内膜出血；病理性出血多由创伤、血管病变及出血性疾病等引起。

### （一）破裂性出血

**1. 血管机械性损伤**

如割伤、刺伤、弹伤等。

**2. 血管壁或心脏病变**

如心肌梗死后形成的室壁瘤、主动脉瘤或动脉粥样硬化破裂等。

**3. 血管壁周围病变侵蚀**

如恶性肿瘤侵及其周围的血管；结核性病变侵蚀肺空洞壁的血管；消化性溃疡侵蚀溃疡底部的血管等。

**4. 静脉破裂**

常见于肝硬化时食管下段静脉曲张，破裂出血。

**5. 毛细血管破裂**

此类出血多发生于局部软组织的损伤。

**（二）漏出性出血**

**1. 血管壁的损害**

血管壁的损害是很常见的出血原因，常由于缺氧、感染、中毒等因素的损害引起。

**2. 血小板减少或功能障碍**

如再生障碍性贫血、白血病、骨髓内广泛性肿瘤转移等均可使血小板生成减少；原发性或继发性血小板减少性紫癜、弥漫性血管内凝血 DIC 使血小板破坏或消耗过多；细菌的内毒素及外毒素也有破坏血小板的作用。在血小板数少于 $5 \times 10^9/L$ 时，即有出血倾向。

**3. 凝血因子缺乏**

如凝血因子Ⅷ（血友病 A）、Ⅸ（血友病 B）以及纤维蛋白原、凝血酶原、Ⅳ、Ⅴ、Ⅷ、Ⅹ、Ⅺ等因子的先天性缺乏；肝实质疾患如肝炎、肝硬化、肝癌时，凝血因子Ⅶ、Ⅸ、Ⅹ合成减少；DIC 时凝血因子消耗过多等。

## 二、病理变化

**1. 内出血**

可见于体内任何部位，血液积聚于体腔内称体腔积血，如心包积血、胸腔积血、腹腔积血和关节腔积血。在组织内局限性的大量出血，称为血肿（hematoma），如脑硬膜下血肿、皮下血肿、腹膜后血肿等。

**2. 外出血**

（1）鼻黏膜出血排出体外称<u>鼻出血</u>。

（2）肺结核空洞或支气管扩张出血经口排出到体外称为<u>咯血</u>。

（3）消化性溃疡或食管静脉曲张出血经口排出到体外称为<u>呕血</u>。

（4）结肠、胃出血经肛门排出称<u>血便</u>。

（5）泌尿道出血经尿排出称为<u>尿血</u>。

（6）微小的出血进入皮肤、黏膜、浆膜面形成较小的出血点称为<u>瘀点</u>。

（7）稍微大的出血称为<u>紫癜</u>。

（8）<u>直径超过 1~2cm</u> 的皮下出血灶称为<u>瘀斑</u>。

**3. 后果**

人体具有<u>止血</u>的功能，缓慢少量的出血，多可自行止血，主要由于局部受损血管发生反射性收缩或血管受损处血小板黏集经凝血过程形成血凝块，阻止继续出血。局部组织或体腔内的血液，可通过吸收或机化消除，较大的血肿吸收不完全则可机化或纤维包裹。

# 第三节　血栓形成

<u>在活体的心脏和血管内，血液发生凝固或血液中某些有形成分凝集形成固体质块的过程，称为血栓形成。所形成的固体质块称为血栓。</u>

## 一、血栓形成的条件和机制

### （一）心血管内皮细胞的损伤

心血管内膜的内皮细胞具有抗凝和促凝的两种特性，在生理情况下，以抗凝作用为主，从而使心血管内血液保持流体状态。

**1. 内皮细胞的抗凝作用**

（1）屏障。

（2）抗血小板黏集。

（3）抗凝血酶或凝血因子。

（4）促进纤维蛋白溶解。

**2. 内皮细胞促凝作用**

（1）激活外源性凝血过程。

（2）辅助血小板黏附。

（3）抑制纤维蛋白溶解。

心血管内膜的损伤，是血栓形成的最重要和最常见的原因。内皮细胞损伤后，暴露出内皮下的胶原，激活血小板和凝血因子XII，启动了内源性凝血过程。与此同时，损伤的内皮细胞释放组织因子，激活凝血因子VII，启动外源性凝血过程。在凝血过程启动中，血小板的活化极为重要，主要表现为三种连续的反应：① 黏附反应；②释放反应；③黏集反应。

### （二）血流状态的改变

1. 血流状态改变主要指血流减慢和血流产生漩涡等改变，有利于血栓的形成。

2. 血流缓慢是静脉血栓形成的主要原因；血液涡流是动脉和心脏血栓形成的主要原因。

3. 静脉比动脉发生血栓的机会多4倍，其原因如下。

（1）静脉内有静脉瓣，静脉瓣膜处的血流不但缓慢，而且出现漩涡，因而静脉血栓形成常以瓣膜处为起始点。

（2）静脉没有搏动，血流有时出现短暂的停搏。

（3）静脉壁较薄，容易受压。

（4）血流通过毛细血管到达静脉后，血液的黏性增加。

### （三）血液凝固性增加

血液凝固性增加是指血液中血小板和凝血因子增多或纤维蛋白溶解系统活性降低，导致血液的高凝状态。

## 二、血栓的类型和形态

（1）动脉或心腔内的血栓常发生在内皮损伤或血流漩涡处；静脉血栓主要发生于血流缓慢的部位。

（2）动脉血栓朝着血流的相反方向延伸，而静脉血栓则顺着血流的方向发展。

（3）血栓的类型

白色血栓——构成静脉血栓的头部或动脉血栓。

混合血栓——构成静脉血栓的体部或心腔或动脉腔内的附壁血栓。

红色血栓——构成静脉血栓的尾部。

透明血栓——见于DIC，出现在肾小球等微循环内的血栓。

（4）血栓的形态

白色血栓——呈串珠样、灰白色、粟粒状，主要由血小板小梁和纤维素组成。

混合血栓——灰黄色和暗红色相间呈层状，由血小板小梁、纤维素和大量红细胞组成。

红色血栓——由血凝块组成。

透明血栓——由纤维素组成。

（5）动脉血栓常引起血管阻塞，最常见的部位顺序为冠状动脉、脑动脉、股动脉。

（6）静脉血栓最常见的部位为下肢静脉，占静脉血栓的90%，其次为上肢静脉、前列腺周围的静脉丛、卵巢和子宫静脉。

## 三、血栓的结局

### 1. 软化、溶解、吸收

新近形成的血栓，由于血栓内的纤维蛋白溶解酶的激活和白细胞崩解释放的溶蛋白酶，可使血栓软化并逐渐被溶解。血栓的溶解快慢取决于血栓的大小和新旧程度。小的新鲜的血栓可被快速完全溶解；大的血栓多为部分软化，若被血液冲击可形成碎片状或整个脱落，随血流运行到组织器官中，在与血栓大小相应的血管中停留，造成血栓栓塞。

### 2. 机化、再通

由肉芽组织逐渐取代血栓的过程，称为血栓机化。较大的血栓约2周便可完全机化，此时血栓与血管壁紧密黏着不再脱落。在血栓机化过程中，由于水分被吸收，血栓干燥收缩或部分溶解而出现裂隙，周围新生的血管内皮细胞长入并被覆于裂隙表面形成新的血管，并相互吻合沟通，使被阻塞的血管部分地重建血流。这一过程称为再通。

### 3. 钙化

若血栓未能软化又未完全机化，可发生钙盐沉着，称为钙化。血栓钙化后成为静脉石或动脉石。机化的血栓，在纤维组织玻璃样变的基础上也可发生钙化。

## 四、血栓对机体的影响

### 1. 阻塞血管

动脉血管管腔未完全阻塞时，可引起局部器官或组织缺血，实质细胞萎缩。若完全阻塞而又无有效的侧支循环时，则引起局部器官或组织缺血性坏死（梗死）。如脑动脉血栓引起脑梗死；心冠状动脉血栓引起心肌梗死；血栓闭塞性脉管炎时引起患肢的梗死，合并腐败菌感染而成为坏疽等。静脉血栓形成，若未能建立有效的侧支循环，则引起局部淤血、水肿、出血，甚至坏死，如肠系膜静脉血栓可引起肠的出血性梗死。

### 2. 栓塞

当血栓与血管壁黏着不牢固或在血栓软化、碎裂过程中，血栓的整体或部分脱落成为栓子，随血流运行，引起栓塞。深部静脉形成的血栓或在心室、心瓣膜上形成的血栓最容易脱落成为栓子。若栓子内含有细菌，可引起栓塞组织的败血性梗死或脓肿形成。

### 3. 心瓣膜变形

风湿性心内膜炎和感染性心内膜炎时，心瓣膜上反复形成的血栓发生机化，可使瓣膜增厚变硬、瓣叶之间粘连，造成瓣膜口狭窄；瓣膜增厚、卷缩，腱索增粗缩短，则引起瓣膜关闭不全。

### 4. 广泛性出血

见于弥漫性血管内凝血（DIC），微循环内广泛性纤维素性血栓形成。

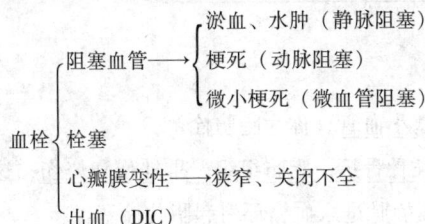

```
                              ┌── 淤血、水肿（静脉阻塞）
              阻塞血管 ──────┤── 梗死（动脉阻塞）
              │               └── 微小梗死（微血管阻塞）
   血栓 ──────┤ 栓塞
              │ 心瓣膜变性 ──── 狭窄、关闭不全
              └ 出血（DIC）
```

# 第四节 栓 塞

## 一、概念

在循环血液中出现的不溶于血液的异常物质，随血流运行阻塞血管腔的现象称为栓塞。阻塞血管的异常物质称为栓子。栓子可以是固体、液体或气体。最常见的栓子是脱落的血栓碎片或节段。罕见的为脂肪滴、空气、羊水和肿瘤细胞团。

## 二、栓子的运行途径

### 1. 静脉系统及右心栓子

来自体静脉系统及右心的栓子，随血流进入肺动脉主干及其分支，引起肺栓塞。某些体积小而又富于弹性的栓子（如脂肪栓子）可通过肺泡壁毛细血管回流入左心，再进入体动脉系统，阻塞动脉小分支。

### 2. 主动脉系统及左心栓子

来自主动脉系统及左心栓子，随动脉血流运行，阻塞于各器官的小动脉内，常见于脑、脾、肾及四肢的指、趾部等。

### 3. 门静脉系统栓子

来自肠系膜静脉等门静脉系统的栓子，可引起肝内门静脉分支的栓塞。

### 4. 交叉性栓塞

交叉性栓塞又称反常性栓塞，偶见来自右心或腔静脉系统的栓子，在右心压力升高的情况下通过先天性房（室）间隔缺损到达左心，再进入人体循环系统引起栓塞。罕见有静脉脱落的小血栓经肺动脉未闭的动脉导管进入人体循环而引起栓塞。

### 5. 逆行性栓塞

极罕见，下腔静脉内血栓在胸、腹压突然升高（如咳嗽或深呼吸）时，使血栓一时性逆流至肝、肾、髂静脉分支并引起栓塞。

## 三、栓塞类型

各栓塞类型见表3-1所示。

### （一）血栓栓塞

（1）由血栓或血栓的一部分脱落引起的栓塞称为血栓栓塞。血栓栓塞是栓塞最常见的原因，占所有栓塞的99%以上。

（2）类型

①肺动脉栓塞：造成肺动脉栓塞的栓子95%以上来自下肢膝以上的深部静脉，特别是腘静脉、股静脉和髂静脉。

②体循环动脉栓塞：栓子80%来自左心，常见有亚急性感染性心内膜炎时心瓣膜上的赘生物、二尖瓣狭窄时左心房附壁血栓、心肌梗死区心内膜上的附壁血栓，其余见于动脉粥样硬化溃疡或动脉瘤的附壁血栓。

### （二）脂肪栓塞

（1）循环血流中出现脂肪滴阻塞小血管，称为脂肪栓塞。

（2）脂肪栓塞的栓子常来源于长骨骨折、脂肪组织严重挫伤和烧伤，这些损伤可导致脂肪细胞破裂和释出脂滴，由破裂的骨髓血管窦状隙或静脉进入血循环引起脂肪栓塞。

**（三）气体栓塞**

**1. 空气栓塞**

多由于静脉损伤破裂，外界空气由缺损处进入血流所致。

**2. 减压病**

（1）又称沉箱病和潜水员病，是气体栓塞的一种。

（2）人体从高气压环境迅速进入常压或低气压环境，原来溶于血液、组织液和脂肪组织的气体包括氧气、二氧化碳和氮气迅速游离形成气泡。氧和二氧化碳可再溶于体液内被吸收，但氮气在体液内溶解迟缓，致在血液和组织内形成很多微气泡或融合成大气泡，可引起气体栓塞，又称为氮气栓塞。

**（四）羊水栓塞**

羊水栓塞的证据是在显微镜下观察到肺小动脉和毛细血管内有羊水的成分，包括角化鳞状上皮、胎毛、胎脂、胎粪和黏液。

羊水栓塞引起猝死的发病机制为：①羊水中胎儿代谢产物入血引起过敏性休克；②羊水栓子阻塞肺动脉及羊水内含有血管活性物质引起反射性血管痉挛；③羊水具有凝血致活酶的作用引起 DIC。

表 3－1　栓塞类型

| 类型 | 栓子来源 | 栓塞部位 | 影响 |
|---|---|---|---|
| 血栓栓塞 | 下肢静脉血栓（90％见于大手术、分娩、长期卧床、心功能衰竭）<br>左心（常见于感染性心内膜炎赘生物、附壁血栓）<br>各动脉分支（少见于动脉粥样硬化、动脉瘤） | 肺动脉主干或分支<br>体循环动脉分支 | 猝死，肺梗死<br><br>脾、肾、脑贫血性梗死，肠段湿性坏疽<br><br>下肢末端干性坏疽 |
| 气体栓塞空气栓塞 | 空气经颈胸部破裂的大静脉、分娩破裂的子宫静脉进入血液 | 右心和肺动脉，体循环动脉 | 量少无严重后果，一次 > 100ml 导致猝死 |
| 氮气栓塞（减压病） | 人体从高压迅速进入低压状态，从血液中游离出的氮气进入血液 | 肺动脉，体循环动脉 | 少量：相应局部症状；大量：严重循环障碍，甚至死亡 |
| 羊水栓塞 | 分娩时羊水进入破裂的子宫壁静脉窦 | 肺动脉分支，少见于体循环动脉分支 | 肺动脉栓塞，DIC，过敏性休克 |

# 第五节　梗　死

## 一、梗死形成的原因和条件

### （一）梗死形成的原因

**1. 血栓形成**

是梗死最常见的原因。

主要见于冠状动脉、脑动脉粥样硬化合并血栓形成时引起的心肌梗死和脑组织梗死。伴有血栓形成的足背动脉闭塞性脉管炎可引起足部梗死。静脉内血栓形成一般只引起淤血、水肿，但肠系膜静脉血栓形成可引起所属静脉引流肠段的梗死。

**2. 动脉栓塞**

多为血栓栓塞，亦可为气体、羊水、脂肪栓塞，常引起脾、肾、肺和脑的梗死。

**3. 动脉痉挛**

在严重的冠状动脉粥样硬化或合并硬化灶内出血的基础上，冠状动脉可发生强烈和持续的痉挛，引起心肌梗死。

**4. 血管受压闭塞**

如位于血管外的肿瘤压迫血管；肠扭转、肠套叠和嵌顿疝时，肠系膜静脉和动脉受压或血流中断；卵巢囊肿扭转及睾丸扭转致血流供应中断等引起的坏死。

**（二）梗死形成的条件**

**1. 供血血管的类型**

有双重血液循环的器官，其中一条动脉阻塞，因有另一条动脉可以维持供血，通常不易引起梗死，如肺、肝、上肢、手等。

**2. 局部组织对缺血的敏感程度**

大脑的神经细胞的耐受性最低，3~4分钟的缺血即引起梗死。心肌细胞对缺血也很敏感，缺血20~30分钟就会死亡。

## 二、梗死的病变及类型

**（一）梗死的形态特征**

梗死的形状是由血管走行决定的。

（1）脾、肾、肺的梗死灶呈锥形，切面呈三角形。

（2）心肌的梗死灶呈地图状。

（3）肠的梗死灶呈节段形。

**（二）梗死类型**

**1. 贫血性梗死**

（1）发生于组织结构较致密侧支循环不充分的实质器官，如脾、肾、心和脑组织。

（2）当动脉分支阻塞时，局部组织缺血缺氧，使其所属微血管通透性增高，病灶边缘侧支血管内的血液通过通透性增高的血管漏出至病灶周围，在肉眼或在显微镜下呈现为梗死灶周围交界处的呈灰红色充血出血带。

**2. 出血性梗死**

（1）发生条件

①梗死前出现严重淤血，当器官原有严重淤血时，血管阻塞引起的梗死为出血性梗死，如肺淤血。

②组织疏松：肠和肺的组织较疏松，梗死初期疏松的组织间隙内可容纳多量漏出的血液，当组织坏死吸收水分而膨胀时，也不能把漏出的血液挤出梗死灶外，因而梗死灶为出血性。若肺有炎症而实变时，所发生的肺梗死一般为贫血性梗死。

（2）常见类型

①肺出血性梗死：肺出血性梗死常位于肺下叶，尤好发于肋膈缘，常多发，病灶大小不等，呈锥形（楔形），尖端朝向肺门，底部紧靠肺膜，肺膜表面有纤维素性渗出物。梗死灶质实，因弥漫性出血呈暗红色，略

向表面隆起，时间久后由于红细胞崩解颜色变浅，肉芽组织长入逐渐机化，梗死灶变成灰白色。由于瘢痕组织收缩使病灶表面局部下陷。

②肠出血性梗死：肠出血性梗死多见于肠系膜动脉栓塞和静脉血栓形成或在肠套叠、肠扭转、嵌顿疝、肿瘤压迫等情况下引起出血性梗死。肠梗死灶呈节段性，暗红色，肠壁因淤血、水肿和出血呈明显增厚，随之肠壁坏死，质脆易破裂，肠浆膜面可有纤维素性脓性渗出物被覆。

### 3. 败血性梗死

由含有细菌的栓子阻塞血管引起。常见于急性感染性心内膜炎，含细菌的栓子从心内膜脱落，顺血流运行而引起相应组织器官动脉栓塞所致。

## 三、梗死对机体的影响和结局

### 1. 梗死对机体的影响

取决于发生梗死的器官、梗死灶的大小和部位以及有无细菌感染等因素。梗死发生在重要器官，如心肌梗死可影响心功能，范围大者可导致心功能不全。脑梗死灶大者也可导致死亡。梗死若发生在脾、肾，则对机体影响不大，仅引起局部症状。如肾梗死可出现腰痛和血尿，不影响肾功能。肺梗死有胸痛和咯血。肠梗死常出现剧烈腹痛、血便和腹膜炎症状。肺、肠、四肢的梗死，若继发腐败菌感染，可引起坏疽，后果严重。败血性梗死，如急性感染性心内膜炎含化脓性细菌栓子的脱落引起的栓塞，梗死灶内可出现脓肿。

### 2. 梗死的结局

梗死→肉芽组织→瘢痕。

# 第六节　水　　肿

## 一、发病机制

### 1. 静脉流体静压的增高

局部静脉流体静压的升高可由静脉回流障碍引起，如下肢深部静脉血栓形成使受影响的下肢，导致压力升高，进入组织间的液体增加，最终出现水肿。

### 2. 血浆胶体渗透压的降低

血浆胶体渗透压主要由血浆白蛋白维持，当血浆白蛋白合成减少或大量丧失时，血浆胶体渗透压下降，平均实际滤过压相应增大，组织液的生成增加。

### 3. 淋巴回流障碍

当淋巴道堵塞时，淋巴回流受阻或不能代偿地加强回流时，含蛋白的水肿液在组织间隙聚积，可形成淋巴性水肿。如乳腺癌治疗时将乳腺或腋下淋巴结手术切除或用放射治疗，由于淋巴回流受阻，可引起患侧上肢的严重水肿。乳腺癌时，由于癌细胞浸润阻塞乳腺皮肤表浅淋巴管，导致皮下组织水肿，临床出现所谓"橘皮"样外观，小凹陷是由皮肤的毛囊牵拉引起。

### 4. 毛细血管壁通透性增加

正常时毛细血管壁是一层半透膜，血液中的蛋白质由于分子量较大而不易通过。感染、烧伤、冻伤、化学伤和昆虫咬伤等可直接损伤毛细血管壁后通过炎症介质如组胺、激肽等的作用使毛细血管壁通透性增高而引起水肿。

### 5. 水钠潴留

正常时肾通过肾小球的滤过和肾小管的重吸收功能维持体内水、钠的动态平衡。当肾的这些功能紊乱时，可使水、钠在体内过多的潴留而形成水肿。

## 二、病理变化

### 1. 皮下水肿

右心心力衰竭性水肿是典型的体位性水肿,长期站靠时下肢水肿,而卧床时骶部水肿。由肾功能不全或肾病综合征引起的水肿影响全身各部位,但早期时首先影响疏松结缔组织,如眼睑水肿。皮肤水肿时表面紧张、苍白,用手指压时留一小凹陷,称为凹陷性水肿。

### 2. 肺水肿

引起肺水肿的最常见原因是左心力衰竭,其次为肾衰竭、成人呼吸窘迫综合征、肺部感染和过敏反应。水肿液积聚于肺泡腔内,使肺肿胀有弹性,质变实,重量比正常增加 2~3 倍,切面有淡红色泡沫状液体流出。

### 3. 脑水肿

脑水肿可以位于局部受损伤的脑组织如脓肿、肿瘤灶的周围。如脑炎、高血压危象和脑静脉流出通道阻塞,也可发生全脑性水肿。

(彭挺生)

# 第四章 炎 症

**速览导引图**

炎症的概念

炎症的原因
物理性因子，化学性因子
生物性因子，异物
组织坏死变态反应
异常免疫反应

炎症的基本病理变化
变质，渗出，增生

炎症的局部表现
红、肿、热、痛、功能障碍
炎症的全身反应
发热、末梢血白细胞数目的改变

炎症的分类
按炎症累及的器官进行分类
按炎症病变的程度分类
按炎症的基本病变进行分类
变质性炎、渗出性炎和增生性炎
按炎症持续的时间进行分类
急性炎症和慢性炎症

概述

第四章 炎症

急性炎症

急性炎症过程中的血管反应
血流动力学改变
血管通透性增加

急性炎症的病理学类型

浆液性炎
浆液性卡他
水疱
炎性积液
炎性水肿

纤维素性炎
假膜性炎
"绒毛心"

化脓性炎
表面化脓和积脓
蜂窝织炎
脓肿

急性炎症的结局

痊愈
完全痊愈
不完全痊愈

蔓延扩散
菌血症
毒血症
败血症
脓毒败血症

迁延为慢性炎症

炎症介质在炎症过程的作用

慢性炎症

一般慢性炎症的病理变化特点
炎性息肉，炎性假瘤

肉芽肿性炎

感染性肉芽肿
结核病，麻风
梅毒，隐球菌
和血吸虫感染

异物性肉芽肿
手术缝线、
石棉、滑石粉

原因不明
结节病

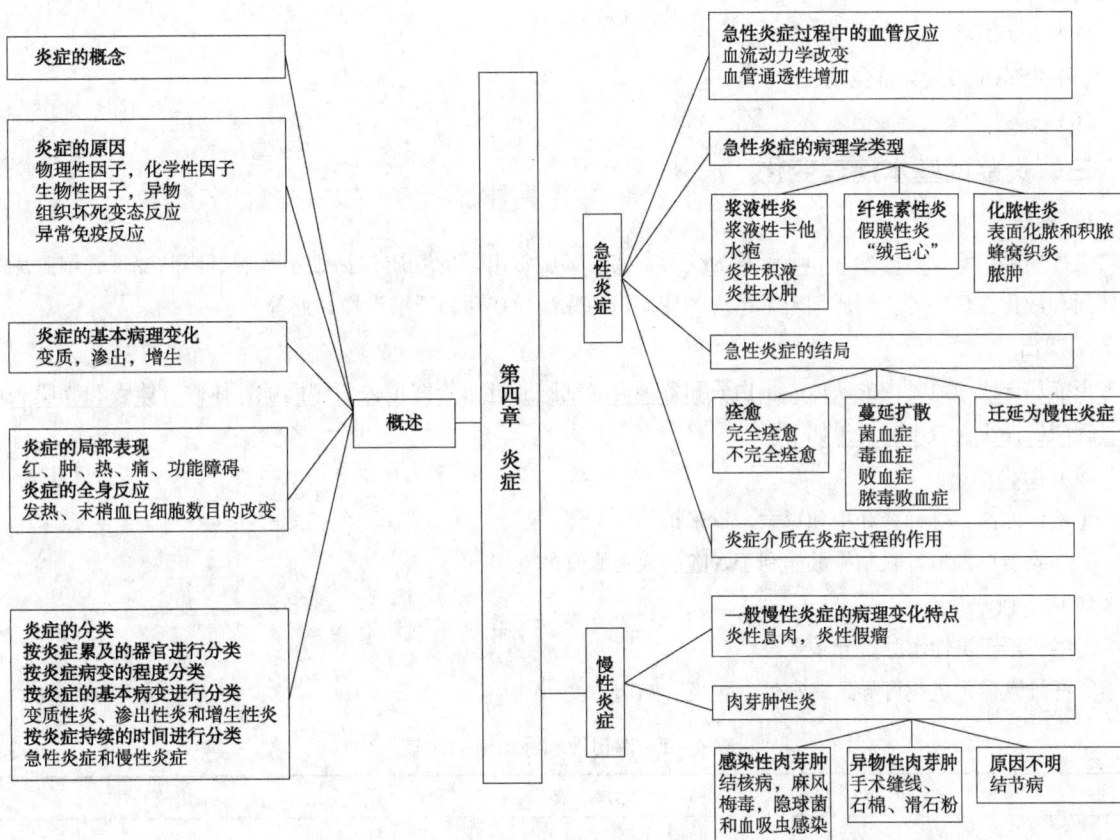

# 第一节 炎症的概述

| 重点 | 炎症的概念，炎症的基本病理变化，急性炎症，慢性炎症 |
| --- | --- |
| 难点 | 渗出液和漏出液的比较，渗出的后果，炎症的局部表现和全身反应 |
| 考点 | 炎症的概念，变质，渗出，增生，急性炎症，慢性炎症，炎症的局部表现和全身反应 |

## 一、炎症的概念

炎症（inflammation）是指具有血管系统的活体组织对各种损伤因子的刺激所发生的以防御反应为主的病理过程。

## 二、炎症的原因

（1）物理性因子　高温、低温、机械性创伤、紫外线等。

（2）化学性因子　强酸、强碱、强氧化剂。

（3）生物性因子　病原微生物包括病毒、细菌、立克次体、原虫、真菌、螺旋体和寄生虫等，为炎症最常见的原因。

（4）组织坏死。

（5）变态反应或异常免疫反应。

（6）异物。

## 三、炎症的基本病理变化

**1. 变质**

炎症局部组织发生的变性和坏死称为变质。实质细胞常出现的变质包括细胞水肿、脂肪变性、细胞凝固性坏死和液化性坏死等。间质细胞常出现的变质包括黏液样变性和纤维素样坏死等。

**2. 渗出**

炎症局部组织血管内的液体、蛋白质和各种炎症细胞通过血管壁进入组织间隙、体腔、体表和黏膜表面的过程叫做渗出。渗出的后果如下。

（1）防御作用

①液体的渗出可稀释和中和毒素，带来抗体、补体。

②纤维蛋白渗出可限制扩散、利于吞噬、成为修复的支架。

（2）不利方面

①喉头严重炎性水肿可导致窒息。

②纤维素渗出机化可导致缩窄性心包炎、肺肉质变。

表 4 -1　渗出液和漏出液的比较

|  | 渗出液 | 漏出液 |
|---|---|---|
| 透明度 | 浑浊 | 澄清 |
| 比重 | 1.018 以上 | 1.018 以下 |
| 蛋白量 | >30g/L 以上 | <30g/L |
| 细胞数 | $>5 \times 10^8/L$ | $<5 \times 10^8/L$ |
| 凝固性 | 易自凝 | 不自凝 |
| 血管通透性 | 升高 | 正常 |

**3. 增生**

（1）实质细胞的增生如黏膜上皮细胞和腺体的增生。

（2）间质细胞的增生包括巨噬细胞、内皮细胞和成纤维细胞。

## 四、炎症的局部表现和全身反应

**1. 炎症的局部表现**

包括红、肿、热、痛和功能障碍。

**2. 炎症的全身反应**

炎症的全身反应包括发热、末梢血白细胞数目的改变。

大多数化脓菌感染，中性粒细胞数目增多；病毒感染淋巴细胞数目增多；寄生虫感染和过敏性疾病引起嗜酸粒细胞数目增多。

## 五、炎症的分类

**1. 根据炎症累及的器官进行分类**

在病变器官后加"炎"字，如胃炎、阑尾炎、肺炎等。

**2. 根据炎症病变的程度进行分类**

分为轻度、中度、重度炎症。

**3. 根据炎症的基本病变性质进行分类**

分为变质性炎、渗出性炎和增生性炎。

**4. 根据炎症持续的时间进行分类**

分为急性炎症和慢性炎症。急性炎症起病急，持续时间短，一般不超过1个月，以渗出性病变为主，浸润的炎症细胞主要是中性粒细胞；有时也可以表现为变质性病变（如急性重型肝炎）或增生性病变（如伤寒）。慢性炎症起病缓慢，持续时间较长，通常数月到数年，病变以增生性病变为主，其浸润的炎症细胞主要是淋巴细胞、浆细胞和单核细胞。

# 第二节　急性炎症

| | |
|---|---|
| **重点** | 趋化作用，趋化因子，调理素，纤维素性炎，假膜性炎，"绒毛心"，化脓性炎，表面化脓和积脓，蜂窝织炎，脓肿，出血性炎，菌血症，毒血症，败血症，脓毒败血症 |
| **难点** | 血流动力学改变，血管通透性增加的机制，主要炎症介质的作用 |
| **考点** | 趋化作用，趋化因子，调理素，纤维素性炎，假膜性炎，"绒毛心"，化脓性炎，表面化脓和积脓，蜂窝织炎，脓肿，出血性炎，菌血症，毒血症，败血症，脓毒败血症，主要炎症介质的作用 |

## 一、急性炎症过程中的血管反应

**1. 血流动力学改变**

（1）细动脉短暂收缩。

（2）血管扩张和血流加速。

（3）血流速度缓慢　血管通透性增高导致富含蛋白质的液体外渗到血管外，导致血管内红细胞浓集和血液黏稠度增加，血流速度减慢，甚至血流停滞。

**2. 血管通透性增加**

（1）内皮细胞收缩　组胺、缓激肽、白三烯等作用于内皮细胞受体，使内皮细胞迅速发生收缩，血管通透性增加（速发短暂反应）。

（2）内皮细胞骨架重构　TNF和IL-1可引起内皮细胞骨架重构，内皮细胞发生收缩。

（3）内皮细胞损伤

①直接损伤内皮细胞：烧伤和化脓菌感染等严重损伤刺激可直接损伤内皮细胞，使之坏死脱落，迅速发生血管通透性增加，并在高水平上持续几小时到几天，直至血栓形成或内皮细胞再生修复为止（速发持续反应）。微循环的细动脉、毛细血管和细静脉均可受累。

中度热损伤、紫外线等引起血管内皮损伤，血管通透性增加发生较晚，常在损伤后 2～12 小时发生，可持续数小时到数天（迟发持续反应），累及毛细血管和细静脉。

②白细胞介导的内皮细胞损伤：白细胞黏附于内皮细胞，白细胞被激活，释放具有活性的氧代谢产物和蛋白水解酶，引起内皮细胞损伤，使血管通透性增加。

（4）内皮细胞穿胞作用增强：在接近内皮细胞之间的连接处存在着相互连接的囊泡所构成的囊泡体，形成穿胞通道。富含蛋白质的液体通过穿胞通道穿越内皮细胞的现象称为穿胞作用，血管内皮生长因子（VEGF）可引起穿胞作用增强，导致血管通透性增加。

（5）新生毛细血管高通透性：在炎症修复过程中形成的新生毛细血管，其内皮细胞连接不健全，具有高通透性。

## 二、急性炎症过程中的白细胞反应

**1. 白细胞渗出**

（1）白细胞边集和滚动。

（2）白细胞黏附。

（3）白细胞游出。

（4）趋化作用 趋化作用是指白细胞沿化学物质浓度梯度向着化学刺激物做定向移动。吸引白细胞定向移动的化学刺激物称为趋化因子。

**2. 白细胞的激活**

（1）吞噬作用

①识别和黏着：调理素：一类能增强吞噬细胞吞噬功能的蛋白质（IgG、C3b）。

②吞入。

③杀伤和降解。

（2）免疫作用 淋巴细胞，浆细胞。

①白细胞介导的组织损伤作用。

②白细胞功能缺陷：黏附缺陷；吞噬溶酶体形成障碍；杀菌活性障碍；骨髓白细胞生成障碍。

## 三、炎症介质在炎症过程中的作用

**1. 细胞释放的炎症介质**

（1）血管活性胺。

（2）花生四烯酸代谢产物。

（3）血小板激活因子。

（4）细胞因子。

（5）活性氧和一氧化氮。

（6）白细胞溶酶体酶。

（7）神经肽。

**2. 血浆中的炎症介质**

（1）激肽系统。

（2）补体系统。

（3）凝血系统/纤维蛋白溶解系统。

主要炎症介质的作用见表4-2所示。

表4-2 主要炎症介质的作用

| 功能 | 炎症介质 |
| --- | --- |
| 血管扩张 | 组胺、5-HT、缓激肽、PG |
| 血管通透性增高 | 组胺、5-HT、缓激肽、C3a、C5a、LTC4 |
| 趋化作用 | C3a、C5a、LTB4、细菌产物、中性粒细胞阳离子蛋白、IL1、TNF |
| 发热 | PG、IL1、TNF |
| 疼痛 | PG、缓激肽、P物质 |
| 组织损伤 | 氧自由基、溶酶体酶、NO |

## 四、急性炎症的病理学类型

### （一）浆液性炎

（1）浆液性炎以浆液渗出为其特征。

（2）浆液性炎常发生于黏膜、浆膜和疏松结缔组织。黏膜的浆液性炎又称浆液性卡他；浆液性渗出物积聚在表皮内和表皮下形成水疱；浆液性渗出物积聚浆膜腔称炎性积液；浆液性渗出物弥漫浸润疏松结缔组织，出现炎性水肿。

### （二）纤维素性炎

（1）纤维素性炎以纤维蛋白原渗出为主，继而形成纤维蛋白（即纤维素）。

（2）纤维蛋白原大量渗出说明血管壁损伤严重，通透性明显增加。

（3）纤维素性炎常发生于黏膜、浆膜和肺组织。

（4）黏膜发生的纤维素性炎，渗出的纤维素、中性粒细胞和坏死组织以及病原菌在黏膜表面形成一层灰白色膜状物（假膜），又称假膜性炎。例如，白喉、细菌性痢疾。

（5）心包的纤维素性炎，渗出的纤维素在心脏的搏动下，形成絮状、绒毛状外观，又称"绒毛心"。

（6）纤维素性炎可发生在肺（大叶性肺炎）。

### （三）化脓性炎

化脓性炎以中性粒细胞渗出为主，伴有不同程度的组织坏死和脓液形成为特点。

**1. 表面化脓和积脓**

表面化脓是指发生在黏膜和浆膜表面的化脓性炎。黏膜的化脓性炎又称脓性卡他性炎，此时中性粒细胞向黏膜表面渗出，深部组织的中性粒细胞浸润不明显。当化脓性炎发生于浆膜、胆囊和输卵管时，脓液在浆膜腔、胆囊和输卵管腔内积存，称为积脓。

**2. 蜂窝织炎**

（1）是指疏松结缔组织的弥漫性化脓性炎，没有明显的组织坏死，常发生于皮肤、肌肉和阑尾。

（2）主要由溶血性链球菌引起，可分泌透明质酸酶和链激酶，溶解透明质酸和纤维素。

**3. 脓肿**

（1）脓肿为局限性化脓性炎症，其主要特征是组织发生溶解坏死，形成充满脓液的脓腔。

（2）主要由金黄色葡萄球菌引起，可产生凝血酶，使纤维蛋白原转变成纤维素，以致病变局限。

**4. 疖**

毛囊、皮脂腺及其周围组织的脓肿。

**5. 痈**

多个疖的融合，沟通形成的脓肿。

**（四）出血性炎**

是指炎症病灶的血管损伤严重，渗出物中含有大量红细胞。常见于流行性出血热、钩端螺旋体病和鼠疫等。

## 五、急性炎症的结局

（1）痊愈　分为痊愈和不完全痊愈。

（2）迁延为慢性炎症。

**3. 蔓延扩散**

（1）局部蔓延。

（2）淋巴道蔓延。

（3）血行蔓延

①菌血症：细菌由局部病灶入血，全身无中毒症状，但从血液中可查到细菌，称为菌血症。

②毒血症：细菌的毒性产物或毒素被吸收入血称为毒血症。临床上出现高热和寒战等中毒症状，同时伴有心、肝、肾等实质细胞的变性或坏死，严重时出现中毒性休克，但血培养查不到病原菌。

③败血症：细菌由局部病灶入血后，大量繁殖并产生毒素，引起全身中毒症状和病理变化，称为败血症。败血症除有毒血症的临床表现外，还常出现皮肤和黏膜的多发性出血斑点以及脾脏和淋巴结肿大等，血培养可培养出病原菌。

④脓毒败血症：化脓菌所引起的败血症称为脓毒败血症。除有败血症的表现外，可在全身一些脏器中出现多发性栓塞性脓肿或转移性脓肿。显微镜下小脓肿中央的小血管或毛细血管中可见细菌菌落，周围大量中性粒细胞局限性浸润伴局部组织的化脓性溶解破坏。

# 第三节　慢性炎症

| | |
|---|---|
| **重点** | 一般慢性炎症的病理特点，炎性息肉，炎性假瘤，肉芽肿，肉芽肿性炎 |
| **难点** | 慢性炎症的原因，慢性肉芽肿性炎的常见类型，肉芽肿的组成成分 |
| **考点** | 一般慢性炎症的病理特点，炎性息肉，炎性假瘤，肉芽肿，肉芽肿性炎，肉芽肿的组成成分 |

## 一、慢性炎症的原因

急性炎症迁延不愈；病原微生物的持续存在，例如，结核、麻风、梅毒；长期接触不降解的毒性物质，例如，硅沉着病、石棉沉着病；持续的自身免疫反应，例如，类风湿关节炎，系统性红斑狼疮。

## 二、一般慢性炎症的病理变化特点

1. 炎症灶内浸润细胞主要为淋巴细胞、浆细胞。

2. 组织破坏。

3. 增生明显　明显的纤维结缔组织、血管以及上皮细胞、腺体和实质细胞的增生，以替代和修复损伤的组织。

（1）炎性息肉　黏膜上皮和腺体及间质成分/肉芽组织增生而形成的突出黏膜表面的肿块。常见部位：子宫颈、胃肠道、鼻腔。

（2）炎性假瘤　组织的炎性增生而形成的境界清楚的瘤样肿块，常见于肺、眼眶。

### 三、肉芽肿性炎

#### （一）肉芽肿性炎的概念

肉芽肿性炎：以炎症局部巨噬细胞及其衍生的细胞增生形成境界清楚的结节状病灶（肉芽肿）为特征，是一种特殊类型的慢性炎症。

#### （二）慢性肉芽肿性炎的常见类型

**1. 感染性肉芽肿**

（1）细菌感染：结核杆菌和麻风杆菌分别引起结核病和麻风。

（2）螺旋体感染：梅毒螺旋体引起梅毒。

（3）真菌和寄生虫感染：组织胞浆菌、隐球菌和血吸虫感染。

**2. 异物性肉芽肿**

手术缝线、石棉、滑石粉、隆乳术的填充物等。

**3. 原因不明的肉芽肿**

结节病。

#### （三）肉芽肿的组成成分和形态特点

（1）肉芽肿的主要细胞成分是上皮样细胞和多核巨细胞。

（2）上皮样细胞胞体大，胞质丰富，胞质淡粉色，胞质界限不清。

（3）肉芽肿内的巨细胞是由上皮样细胞融合而来，细胞核数目可达几十个，甚至几百个。可分为Langhans巨细胞和异物巨细胞。Langhans巨细胞的细胞核排列于细胞的周边呈马蹄形或环形，异物巨细胞的细胞核排列杂乱无章，且胞质内可见吞噬的异物。

结核结节由干酪样坏死、上皮样细胞、Langhans巨细胞、淋巴细胞及成纤维细胞构成。

（李　扬）

# 第五章　肿　瘤

**速览导引图**

肿瘤概念
肿瘤性增生与非肿瘤性增生的区别

肿瘤的命名与分类
良性肿瘤命名：瘤
恶性肿瘤的命名：癌与肉瘤
特殊肿瘤的命名
肿瘤的分类 ── 概述

肿瘤的分级分期
肿瘤分级的依据
三级分级法：Ⅰ级为高分化
　　　　　　Ⅱ级为中分化
　　　　　　Ⅲ级为低分化
肿瘤的分期：TNM分期系统

分子病理：原癌基因的激活
　　　　　肿瘤抑制基因的失活
　　　　　恶性肿瘤浸润和转移机制
环境：化学致癌因素
　　　物理致癌因素
　　　微生物致癌
遗传：常见的遗传性肿瘤的类型
免疫：肿瘤特异性抗原
　　　常见肿瘤相关抗原 ── 发病机制

第五章 肿瘤

肿瘤的形态 ── 肉眼形态：
数目，大小形状，颜色
质地，硬度，包膜

组织学形态：
实质，间质 ── 分化程度
异型性：分化程度越高，异型性越小，分化程度越低，异型性越大

肿瘤的生长与扩散 ── 生长方式：膨胀性生长
外生性生长
浸润性生长
生长动力学
肿瘤的演进和异质化

扩散：直接蔓延
转移：淋巴道，血道，种植

对机体的影响 ── 良性肿瘤：压迫和阻塞
恶性肿瘤：浸润并破坏
异位内分泌综合征：
内分泌紊乱
副肿瘤综合征 ── 良、恶性肿瘤的鉴别：
组织分化程度
核分裂像
生长速度
生长方式
继发改变
转移复发
对机体影响

肿瘤的举例 ── 常见上皮性肿瘤
间叶性肿瘤类型
癌与肉瘤的区别

癌前疾病（或病变）非典型增生和原位癌 ── 癌前病变：息肉状腺瘤
乳腺纤维囊性病、黏膜白斑、肝硬化等
非典型增生：上皮癌前病变的形态学改变
原位癌

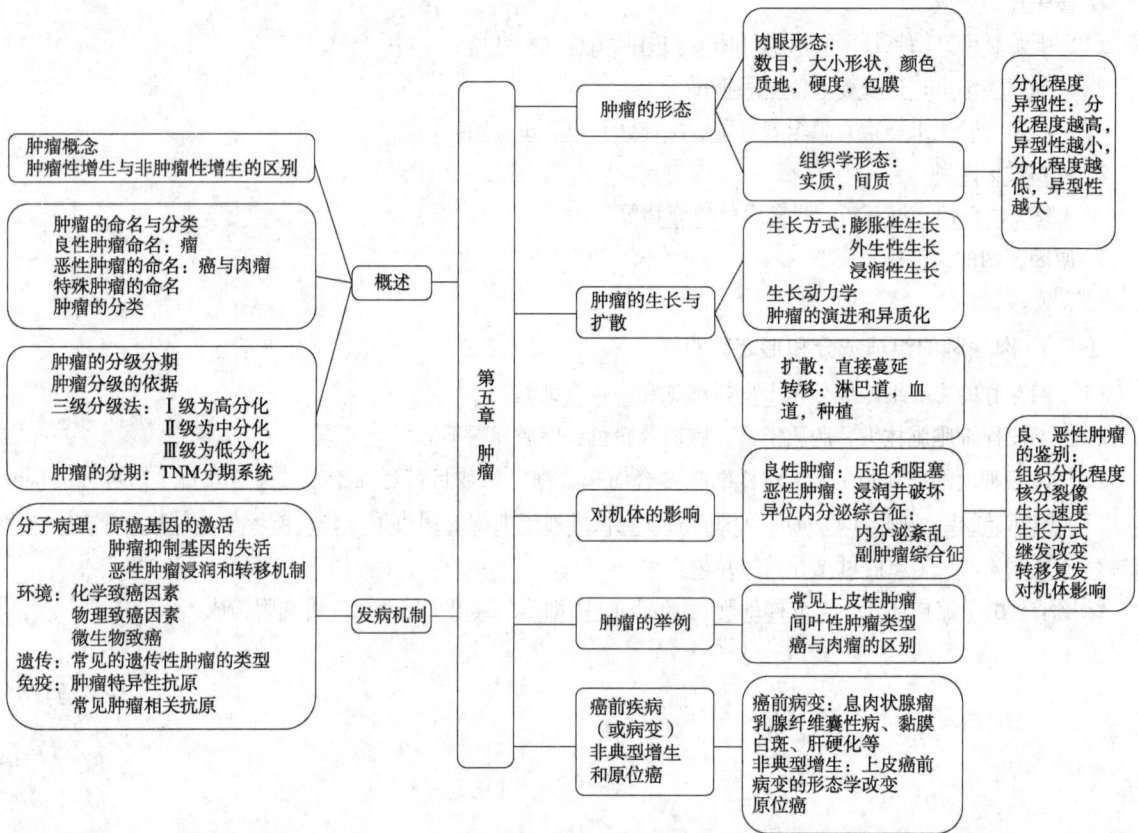

## 第一节　肿瘤的概念

| 重点 | 肿瘤的概念 |
| --- | --- |
| 难点 | 肿瘤性增生与非肿瘤性增生的区别 |
| 考点 | 肿瘤的概念、肿瘤性增生与非肿瘤性增生的区别 |

### 1. 肿瘤的概念

肿瘤是机体在内外各种致瘤因素的作用下，局部组织的某一个细胞在基因水平上失去对其生长和分化的

正常调控，导致其克隆性异常增生而形成的新生物。

**2. 肿瘤性增生与非肿瘤性增生的区别（表5－1）**

表5－1　肿瘤性增生与非肿瘤性增生的区别

| | 肿瘤性增生 | 非肿瘤性增生 |
|---|---|---|
| 是否机体所需 | 否，对宿主有害 | 是（正常新陈代谢、防御、修复），对机体有利 |
| 克隆性 | 一般是单克隆 | 一般是多克隆 |
| 分化 | 障碍，瘤细胞具有异常的形态、代谢和功能 | 成熟，具有正常形态、代谢和功能 |
| 生长是否有限度 | 无限增长（去除病因后仍持续生长） | 有限（增生的原因消除后生长停止） |
| 浸润或转移 | 有（恶性肿瘤） | 无 |

# 第二节　肿瘤的形态

| | |
|---|---|
| **重点** | 肿瘤的肉眼形态、组织学形态 |
| **难点** | 肿瘤的实质和间质 |
| **考点** | 肿瘤的肉眼形态 |

## 一、肿瘤的一般形态和结构

### （一）肿瘤的肉眼形态

**1. 数目**

（1）可以只有一个肿瘤（单发肿瘤）。

（2）同时或先后发生多个原发肿瘤（多发肿瘤）。

**2. 大小**

（1）肿瘤的体积差别很大。极小的肿瘤，用肉眼很难查见，需在显微镜下才能观察到，例如胃黏膜内癌、甲状腺的隐匿癌。很大的肿瘤，重量可达数千克甚至数十千克，如发生在卵巢的浆液性囊腺瘤、子宫平滑肌瘤。

（2）肿瘤的体积与很多因素有关：① 肿瘤的性质（良性还是恶性）；②生长时间；③发生部位。发生在体表或大的体腔（如腹腔）内的肿瘤，由于有充裕的生长空间，可以长得很大。发生在密闭的狭小腔道（如颅腔，椎管）内的肿瘤，生长受限，体积通常比较小。生长缓慢的肿瘤，时间可以很长，体积可以很大。生长迅速的恶性肿瘤，常常较快发生转移或者导致患者死亡。

**3. 形状**

肿瘤可以有各种各样的形状，可因组织类型、发生部位、生长方式和肿瘤的良恶性质的不同而不同。①乳头状；②菜花状；③绒毛状；④蕈状；⑤息肉状；⑥结节状；⑦分叶状；⑧浸润性；⑨弥漫肥厚状；⑩溃疡状；⑪囊状等。

**4. 颜色**

（1）良性肿瘤的颜色一般接近其来源的正常组织，如脂肪瘤呈黄色、血管瘤呈红色。

（2）恶性肿瘤的切面多呈灰白或灰红色，但因其含血量的多寡、有无变性、坏死、出血，以及是否含有色素等而呈现各种不同的颜色。

**5. 质地**

不同肿瘤可有不同的质地。癌的切面一般干燥，多数肉瘤切面湿润，质嫩，呈鱼肉状。

**6. 硬度**

肿瘤的硬度一般较周围正常组织大，且与肿瘤的类型、肿瘤实质与间质比例以及有无变性、坏死等有关。

（1）骨瘤很硬。

（2）脂肪瘤比较软。

（3）肿瘤中除了肿瘤细胞，还有一些非肿瘤性的间质成分，它们在肿瘤组织中占的比例，可以影响肿瘤的质地。①纤维间质较少的肿瘤，一般较软；②有些肿瘤纤维间质丰富，质地较硬。

**7. 包膜**

良性肿瘤常有完整的包膜。如脂肪瘤、神经鞘瘤。恶性肿瘤一般无包膜，常侵入周围组织，边界不清。如乳腺癌。

## 二、肿瘤的组织形态

各种肿瘤的镜下形态改变虽然多种多样，但都可分为实质和间质两部分。

### （一）肿瘤的实质

**1. 概念**

肿瘤实质是肿瘤细胞的总称，是肿瘤的主要成分。肿瘤的分类、命名和组织学诊断通常根据肿瘤实质细胞的形态。

**2. 临床意义**

肿瘤的生物学特点及每种肿瘤的特殊性主要是由肿瘤的实质决定的。

### （二）肿瘤的间质

**1. 概念**

肿瘤的间质一般是由结缔组织和血管组成，也有数量不等的淋巴细胞、巨噬细胞等。肿瘤边缘还可有淋巴管。

**2. 特点**

间质成分不具有特异性，起支持和营养肿瘤实质的作用。

**3. 临床意义**

生长缓慢的肿瘤，其间质血管较少；而生长迅速的肿瘤，其间质血管多较丰富。间质血管的多少对肿瘤的生长快慢起决定的作用。

# 第三节 肿瘤的分化与异型性

| 重点 | 肿瘤的分化和异型性 |
| --- | --- |
| 难点 | 肿瘤组织结构和细胞异型性，恶性肿瘤细胞代谢异常 |
| 考点 | 肿瘤异型性的表现 |

## 一、肿瘤的分化

**1. 概念**

肿瘤实质细胞与其来源的正常实质细胞在形态和功能上的相似程度。

**2. 分化程度**

（1）分化程度高或分化好　肿瘤的形态和功能接近其正常组织。

（2）分化程度低或分化差　肿瘤的形态和功能与其正常组织相似性较小。

（3）未分化　肿瘤缺乏与其正常组织的相似性。

## 二、肿瘤的异型性

**1. 概念**

肿瘤细胞与组织在细胞形态和组织结构上，都与相应的正常细胞和组织有不同程度的差异，这种差异称为异型性。

**2. 肿瘤组织结构异型性**

良性肿瘤因瘤细胞异型性不明显，一般与其来源组织相似，诊断主要依据其组织结构的异型性。恶性肿瘤的组织结构异型性明显，瘤细胞排列紊乱、失去正常的排列结构、层次或极向。

**3. 肿瘤细胞异型性**

良性肿瘤细胞异型性小，恶性肿瘤细胞具有高度的异型性。

**4. 恶性肿瘤细胞异型性的表现**

（1）肿瘤细胞的多形性。

（2）肿瘤细胞核的异常。

（3）肿瘤细胞胞质的改变。

（4）肿瘤细胞超微结构改变。

（5）恶性肿瘤细胞的代谢异常。

# 第四节　肿瘤的命名与分类

| | |
|---|---|
| **重点** | 肿瘤的命名、分类 |
| **难点** | 肿瘤命名的特殊情况、分类依据 |
| **考点** | 良恶性肿瘤的命名和特殊命名 |

## 一、肿瘤命名的一般原则

### （一）良性肿瘤命名

在来源组织或细胞类型的名称后面加一"瘤"字（英文为后缀 – oma）。

（1）腺上皮的良性肿瘤，称为腺瘤。

（2）平滑肌的良性肿瘤，称为平滑肌瘤。

### （二）恶性肿瘤命名

**1. 癌**

（1）概念　来源于上皮组织的恶性肿瘤，这些肿瘤表现出向某种上皮分化的特点。

（2）命名方式　在上皮的名称后面加一个"癌"字。①鳞状上皮的恶性肿瘤称为鳞状细胞癌（简称鳞癌）；②腺上皮的恶性肿瘤称为腺癌；③有些癌可以具有不只一种上皮分化，例如，肺的"腺鳞癌"同时具有腺癌和鳞状细胞癌成分；④如果一个肿瘤从组织形态上可以确定为癌，但缺乏向某种特定类型上皮分化的特征时，称为未分化癌。

**2. 肉瘤**

（1）概念　来源于间叶组织的恶性肿瘤，这些肿瘤表现出向某种间叶组织分化的特点。间叶组织包括纤维组织、脂肪、肌肉、脉管、骨、软骨组织等。

（2）命名方式　在间叶组织名称之后加"肉瘤"二字。例如：纤维肉瘤、脂肪肉瘤、骨肉瘤。①如果一个肉瘤缺乏向某种特定间叶组织分化的特征，称为未分化肉瘤；②一个肿瘤若既有癌的成分，又有肉瘤的成分，则称为癌肉瘤。

## 二、肿瘤命名的特殊情况

（1）结合肿瘤的形态特点命名，如呈乳头状生长并有囊形成的腺瘤，称为乳头状囊腺瘤；形成乳头状及囊状结构的腺癌，则称为乳头状囊腺癌。

（2）有些肿瘤的形态类似某种幼稚组织，称为"母细胞瘤"。

①良性者如脂肪母细胞瘤。

②恶性者如神经母细胞瘤、髓母细胞瘤和肾母细胞瘤等。

（3）白血病、精原细胞瘤、淋巴瘤等，虽称为"病"或"瘤"，实际上都是恶性肿瘤。

（4）有些恶性肿瘤，既不叫癌也不叫肉瘤，而直接称为"恶性瘤"。

①恶性黑色素瘤。

②恶性畸胎瘤。

③恶性脑膜瘤。

（5）有的肿瘤以最初描述或研究该肿瘤的人的名字命名，如①尤文肉瘤；②霍奇金淋巴瘤。

（6）有些肿瘤以肿瘤细胞的形态命名，如透明细胞肉瘤。

（7）神经纤维瘤病、脂肪瘤病、血管瘤病等名称中的"……瘤病"，指肿瘤多发或弥漫生长的状态。

（8）畸胎瘤

①概念：性腺或胚胎残余的全能细胞发生的肿瘤，常发生于性腺，一般含有两个以上胚层的多种成分，结构混乱。

②分类：良性畸胎瘤；恶性畸胎瘤。

## 三、肿瘤的分类

**1. 依据**

肿瘤的分类主要以肿瘤的组织来源或者分化方向作依据，包括各种肿瘤的临床病理特征及预后情况。

**2. WHO 肿瘤分类**

（1）对每一种肿瘤性疾病进行编码，用一个四位数字组成的主码代表一个特定的肿瘤性疾病。同时，用一个斜线和一个附加的数码代表肿瘤的生物学行为，置于疾病主码之后。

（2）例如　肝细胞腺瘤的完整编码是 8170/0，肝细胞癌的完整编码为 8170/3。/0 代表良性肿瘤。/1 代表交界性或生物学行为未定或不确定的肿瘤。/2 代表原位癌，包括某些部位的Ⅲ级上皮内癌变以及某些部位的非浸润性肿瘤。/3 代表恶性肿瘤。

# 第五节　肿瘤的生长和扩散

| 重点 | 肿瘤的生长方式、扩散方式，肿瘤的异质性 |
|---|---|
| 难点 | 肿瘤生长的动力学、肿瘤生长影响因素、肿瘤的演进和异质化 |
| 考点 | 肿瘤生长方式、肿瘤生长影响因素、扩散方式、异质性 |

## 一、肿瘤的生长

### （一）生长方式

**1. 膨胀性生长**

（1）特点　大多数良性肿瘤生长较慢，随着体积增大，肿瘤推挤但不侵犯周围组织，与周围组织分界清楚，可以在肿瘤周围形成完整的纤维性被膜。一些生长慢的恶性肿瘤，也可呈膨胀性生长，但在镜下观察发现有包膜或血管的浸润，如甲状腺滤泡性癌。

（2）对局部器官、组织的影响　主要是挤压或阻塞。

**2. 外生性生长**

（1）特点　体表肿瘤和体腔（如胸腔、腹腔）内面的肿瘤，或管道器官（如消化道）腔面的肿瘤，常向表面形成突起，呈乳头状、息肉状、蕈状或菜花状。

（2）肿瘤的性质　①良性肿瘤和恶性肿瘤都可呈外生性生长，但恶性肿瘤在外生性生长的同时，其基底部往往也有浸润；②外生性恶性肿瘤，肿瘤细胞易发生坏死，坏死组织脱落后形成底部高低不平、边缘隆起的恶性溃疡。

**3. 浸润性生长**

（1）特点　瘤细胞侵入并破坏周围组织（包括组织间隙、淋巴管或血管），这种现象称为浸润。浸润性肿瘤没有被膜，与邻近的正常组织无明显界限。

（2）肿瘤性质　大多数恶性肿瘤呈浸润性生长。临床触诊时，肿瘤常常固定不活动。个别良性肿瘤，如血管瘤，也可呈浸润性生长方式。

（3）临床意义　手术切除这种肿瘤时，需要比较广泛地切除周围组织，因为其中也可能有肿瘤细胞浸润。若切除不彻底，术后容易复发。

### （二）肿瘤生长的动力学

**1. 生长速度**

（1）良性肿瘤生长一般较缓慢，肿瘤生长的时间可为数年甚至数十年。

（2）恶性肿瘤生长较快，特别是成熟程度低、分化差的恶性肿瘤，可在短期内形成明显的肿块。

**2. 影响因素**

肿瘤的生长速度与以下三方面因素有关。

（1）肿瘤细胞倍增时间

概念：从一个细胞分裂繁殖为两个子代细胞所需的时间。

意义：研究表明，多数恶性肿瘤细胞的倍增时间与正常细胞（24~48小时）相似或者更长。因此，恶性肿瘤的生长速度并不是由于其倍增时间缩短引起的。

（2）生长分数

概念：生长分数是指肿瘤细胞群体中处于增殖阶段（S 期 + $G_2$ 期）的细胞的比例。

进程：

细胞恶性转化的初期：绝大多数的细胞处于复制期，所以生长分数很高。

中晚期：随着肿瘤的不断生长，不断有瘤细胞发生分化，离开增殖阶段的细胞越来越多，使得大多数肿瘤细胞处于 $G_0$ 期。即使生长迅速的肿瘤，如肺小细胞癌，其生长分数也只在 20% 左右。

（3）瘤细胞的生成与丢失　肿瘤是否能不断生长及其生长速度取决于瘤细胞的生成大于丢失的程度。生长分数相对较高的肿瘤，由于瘤细胞的生成大于丢失，其生长速度较快。

### （三）肿瘤的演进和异质化

**1. 肿瘤的演进**

（1）概念　恶性肿瘤在生长过程中，其侵袭性增加，获得了更大的恶性潜能。

（2）意义　生长加快；浸润周围组织；远处转移。

**2. 肿瘤的异质化**

由一个克隆来源的肿瘤细胞群在生长过程中形成在侵袭能力、生长速度、对激素的反应、对抗癌药的敏感性等方面有所不同的亚克隆的过程。

## 二、肿瘤的扩散

### （一）直接蔓延

**1. 概念**

随着恶性肿瘤不断长大，肿瘤细胞常常沿着组织间隙、淋巴管、血管或神经束衣侵袭、破坏邻近正常器官或组织，并继续生长，称为直接蔓延。

**2. 常见的蔓延**

（1）晚期子宫颈癌可蔓延到直肠和膀胱。

（2）晚期乳腺癌可穿过胸肌和胸腔至肺脏。

### （二）转移

**1. 概念**

恶性肿瘤细胞从原发部位侵入淋巴管、血管或体腔，迁徙到其他部位，继续生长，形成与原发瘤同样类型的肿瘤。

**2. 常见的转移途径**

（1）淋巴道转移　是癌常见的转移方式。

（2）血道转移　肉瘤和癌均可通过血道转移。血道转移的途径与血栓栓塞的过程相似。即侵入体循环静脉的恶性肿瘤细胞经右心到肺，在肺内形成转移瘤。侵入门静脉系统的恶性肿瘤细胞，首先发生肝转移。侵入肺静脉的肺原发恶性肿瘤细胞以及肺内转移瘤通过肺毛细血管而进入肺静脉的细胞，可经左心随主动脉血流到达全身各器官，常转移到脑、骨、肾、肾上腺等处。发生于肝、肺的转移瘤特点：多个散在分布边界清楚的结节，多接近器官的表面。

（3）种植性转移　体腔内器官的恶性肿瘤蔓延至浆膜表面时，瘤细胞可脱落，并像播种一样种植在体腔内各器官的表面，形成多数的转移瘤。如胃癌可种植到大网膜、腹膜、腹腔内器官表面甚至卵巢等处。肺癌可在胸腔内形成广泛的种植性转移。

# 第六节　肿瘤的分级和分期

| 重点 | 肿瘤的分级 |
|---|---|
| 难点 | 肿瘤的分期 |
| 考点 | 肿瘤分级依据、TNM 分期 |

## 一、用途

仅用于恶性肿瘤。

## 二、肿瘤分级的依据

（1）分化程度的高低。

（2）异型性的大小。

（3）核分裂数的多少。

## 三、三级分级法

（1）Ⅰ级为高分化，分化良好，恶性程度低。

（2）Ⅱ级为中分化，中度恶性。

（3）Ⅲ级为低分化，恶性程度高。

一些恶性肿瘤也有二级法，包括低级别和高级别。如膀胱尿路上皮癌、涎腺黏液表皮样癌等。

## 四、肿瘤的分期

**1. 临床意义**

代表恶性肿瘤的生长范围和扩散程度。生长范围越宽，扩散程度越大，患者的预后越差。

**2. 确定肿瘤分期的主要原则**

（1）原发肿瘤的大小。

（2）浸润深度。

（3）浸润范围。

（4）邻近器官受累情况。

（5）局部和远处淋巴结转移情况。

（6）血道或其他远处转移。

**3. TNM 分期系统**

（1）T 指肿瘤原发灶的情况，随着肿瘤体积的增加和邻近组织受累范围的增加，依次用 $T_1 \sim T_4$ 来表示。

（2）N 指区域淋巴结受累情况。淋巴结未受累时，用 $N_0$ 表示。随着淋巴结受累程度和范围的增加，依次用 $N_1 \sim N_3$ 表示。

（3）M 指远处转移（通常是血道转移），没有远处转移者用 $M_0$ 表示，有远处转移者用 $M_1$ 表示。

# 第七节　肿瘤对机体的影响

| 重点 | 良、恶性肿瘤对机体的影响 |
|---|---|
| 难点 | 异位内分泌综合征、副肿瘤综合征 |
| 考点 | 恶性肿瘤对机体的影响、副肿瘤综合征 |

**1. 良性肿瘤**

一般对机体的影响相对较小，主要表现为局部压迫和阻塞症状。

**2. 恶性肿瘤**

除引起局部压迫和阻塞等，还可出现浸润并破坏器官的结构和功能，浸润局部神经引起顽固性疼痛以及贫血、体重下降、夜汗、感染、恶病质等。

**3. 异位内分泌综合征**

内分泌系统的恶性肿瘤，可产生生物胺或多肽激素，引起内分泌紊乱。一些非内分泌腺肿瘤，也可以产生和分泌激素或激素类物质，引起内分泌症状。

**4. 副肿瘤综合征**

肿瘤的产物或异常免疫反应或其他原因，引起内分泌、神经、消化、造血、骨关节、肾脏及皮肤等系统发生病变，出现相应的临床表现，但这些表现不是由原发肿瘤或转移灶直接引起的。

# 第八节　良性肿瘤与恶性肿瘤的区别

| 重点 | 良、恶性肿瘤的区别 |
|---|---|
| 难点 | 交界性肿瘤概念 |
| 考点 | 良、恶性肿瘤的区别、交界性肿瘤概念 |

**1. 良性肿瘤与恶性肿瘤的区别（表5－2）**

表5－2　良性肿瘤与恶性肿瘤的区别

| | 良性肿瘤 | 恶性肿瘤 |
|---|---|---|
| 组织分化程度 | 分化好、异型性小 | 分化差、异型性大 |
| 核分裂象 | 少、无病理性核分裂象 | 多、有病理性核分裂 |
| 生长速度 | 缓慢 | 较快 |
| 生长方式 | 膨胀性或外生性、常有包膜、界清 | 浸润性或外生性、无包膜、分界不清 |
| 继发改变 | 很少发生坏死、出血 | 常发生坏死、出血、溃疡形成 |
| 转移 | 无 | 常有 |
| 复发 | 很少复发 | 较易复发 |
| 对机体影响 | 较小，局部压迫、阻塞 | 较大，除压迫、阻塞外，可破坏周围组织，甚至造成恶病质和死亡 |

**2. 交界性肿瘤**

良性肿瘤和恶性肿瘤有时并无绝对界限，组织形态和生物学行为介于二者之间的肿瘤称为交界性肿瘤。如卵巢交界性浆液性囊腺瘤和交界性黏液性肿瘤，此类肿瘤有恶变倾向。

# 第九节　常见肿瘤举例

| | |
|---|---|
| **重点** | 常见上皮性肿瘤、间叶性肿瘤类型、癌与肉瘤的区别 |
| **难点** | 癌与肉瘤的区别 |
| **考点** | 常见肿瘤类型、癌与肉瘤的区别 |

## 一、上皮性肿瘤

### （一）良性上皮组织肿瘤

**1. 乳头状瘤**

**2. 腺瘤**

（1）囊腺瘤　常发生于卵巢。

（2）纤维腺瘤。

（3）多形性腺瘤。

（4）息肉状腺瘤。

### （二）恶性上皮组织肿瘤

**1. 癌的概念**

由上皮发生的恶性肿瘤统称为癌。

**2. 常见类型**

（1）鳞状细胞癌　身体有些部位正常时虽不是由鳞状上皮覆盖，但可通过鳞状上皮化生发生鳞状细胞癌。常呈菜花状，也可坏死脱落而形成溃疡。可见到细胞间桥。分化较差的鳞状细胞癌无角化珠形成，细胞有明显的异型性。

（2）基底细胞癌　多见于老年人面部，表面常形成溃疡，几乎不发生转移，对放射治疗很敏感。

（3）尿路上皮癌。

（4）腺癌。

## 二、间叶组织肿瘤

### （一）良性间叶组织肿瘤

（1）脂肪瘤。

（2）纤维瘤。

（3）平滑肌瘤。

（4）骨瘤。

（5）脉管瘤

①血管瘤　海绵状血管瘤；毛细血管瘤；混合型血管瘤。

②淋巴管瘤。

### （二）恶性间叶组织肿瘤

**1. 肉瘤的概念**

恶性间叶组织肿瘤统称为肉瘤。

**2. 病理特点**

（1）多发生于青少年。

（2）切面呈鱼肉状。

（3）镜下，肉瘤细胞大多弥漫性分布，不形成细胞巢。

（4）多先由血道转移。

**3. 分类**

（1）纤维肉瘤。

（2）脂肪肉瘤 多见于 40 岁以上成年人，发生于腹膜后及大腿的软组织深部，大多数肿瘤呈结节状或分叶状，可见明显异型性和多形性的脂肪母细胞。

（3）横纹肌肉瘤 是儿童中除白血病外最常见的恶性肿瘤，主要见于 10 岁以下儿童和婴幼儿，肿瘤由不同分化阶段的横纹肌母细胞组成，生长迅速，易早期发生血道转移，如不及时治疗，预后极差。

（4）平滑肌肉瘤。

（5）血管肉瘤 多见于皮肤。

（6）骨肉瘤和软骨肉瘤。

（7）Kaposi 肉瘤。

## 三、癌与肉瘤的区别

癌与肉瘤的区别见表 5 - 3。

表 5 - 3 癌与肉瘤的区别

| | 癌 | 肉瘤 |
| --- | --- | --- |
| 组织来源 | 上皮组织 | 间叶组织 |
| 发病率 | 较常见，约为肉瘤的 9 倍，多见于 40 岁以上成人 | 较少见，大多见于青少年 |
| 大体特点 | 质较硬、色灰白、较干燥 | 质软、色灰红、湿润、鱼肉状 |
| 组织学特点 | 多形成癌巢，实质与间质分界清楚，纤维组织增生 | 肉瘤细胞多弥漫分布，实质与间质分界不清，间质内血管丰富，纤维组织少 |
| 网状纤维 | 癌细胞间多无网状纤维 | 肉瘤细胞间多有网状纤维 |
| 免疫组织化学 | 癌细胞表达上皮标记 | 肉瘤细胞表达间叶标记（如波形蛋白） |
| 转移 | 多经淋巴道转移 | 多经血道转移 |

# 第十节 癌前疾病（或病变）、非典型增生和原位癌

| 重点 | 非典型增生、原位癌 |
| --- | --- |
| 难点 | 常见的癌前病变 |
| 考点 | 常见的癌前病变、非典型增生、原位癌 |

## 一、癌前病变

**1. 概念**

某些病变虽然本身不是恶性肿瘤，但具有发展为恶性肿瘤的潜在可能性。

**2. 常见的癌前病变**

（1）结肠、直肠的息肉状腺瘤。

（2）慢性子宫颈炎伴子宫颈糜烂。

（3）乳腺纤维囊性病。

（4）慢性萎缩性胃炎伴肠上皮化生。

（5）溃疡性结肠炎。

（6）皮肤慢性溃疡。

（7）黏膜白斑。

（8）肝硬化。

## 二、非典型增生

是上皮癌前病变的形态学改变。指增生的上皮细胞出现一定程度的异型性，但还不足以诊断为癌。

## 三、原位癌

黏膜或皮肤鳞状上皮层内的重度非典型增生已累及上皮的全层（上皮内瘤变Ⅲ级），但尚未突破基底膜而向下浸润生长者。

# 第十一节　肿瘤发生的分子基础

| | |
|---|---|
| **重点** | 原癌基因激活、抑癌基因失活、恶性肿瘤浸润和转移的机制 |
| **难点** | 肿瘤发生的分子机制、多步癌变的分子基础 |
| **考点** | 原癌基因激活的方式、常见抑癌基因失活机制、恶性肿瘤浸润和转移机制 |

**1. 原癌基因的激活**

（1）概念

原癌基因转变为细胞癌基因的过程。

（2）方式

①点突变。

②基因扩增。

③染色体易位。

**2. 肿瘤抑制基因的失活**

（1）*RB* 基因。

（2）*P53* 基因。

**3. 凋亡基因**

**4. 端粒酶**

**5. 血管形成**

**6.** 恶性肿瘤浸润和转移的机制

**7.** 基因组不稳定

**8.** 间质微环境

**9.** 肿瘤相关基因的失调

**10.** 多步癌变的分子基础

要使得细胞完全恶性转化，需要多个基因的改变，包括：几个癌基因的激活；两个或更多肿瘤抑制基因的失活；凋亡调节基因和DNA修复基因的改变。

# 第十二节 环境致瘤因素及致癌机制

| 重点 | 肿瘤发生的环境因素 |
|---|---|
| 难点 | 环境致瘤因素特点 |
| 考点 | 肿瘤发生的环境因素、化学致癌作用特点和类型、常见的病毒致癌类型 |

**1. 间接作用的化学致癌物**

（1）多环芳烃。

（2）芳香胺类与氨基偶氮燃料。

（3）亚硝胺类。

（4）真菌毒素。

**2. 直接作用的化学致癌物**

（1）烷化剂与酰化剂。

（2）其他直接致癌物：金属元素等。

**3. 物理致癌因素**

离子辐射。

**4. 微生物致癌**

（1）DNA致瘤病毒 人类乳头瘤状病毒（HPV）、Epstein - Barr 病毒（EBV）、乙型肝炎病毒（HBV）。

（2）RNA致瘤病毒。

（3）幽门螺杆菌。

# 第十三节 肿瘤与遗传

| 重点 | 常见的遗传性肿瘤的类型 |
|---|---|
| 难点 | 常见的多因素遗传性肿瘤 |
| 考点 | 常见遗传性肿瘤的类型 |

**1. 常染色体显性遗传的遗传性肿瘤综合征**

家族性视网膜母细胞瘤、肾母细胞瘤、神经母细胞瘤等。一些癌前疾病如家族性腺瘤性息肉病、神经纤维瘤病等。

**2. 常染色体隐性遗传的遗传性肿瘤综合征**

如着色性干皮病、LI – Fraumeni 综合征。

**3. 多因素遗传**

乳腺癌、胃肠癌等。

# 第十四节　肿 瘤 免 疫

| 重点 | 肿瘤抗原的类型 |
| --- | --- |
| 难点 | 肿瘤的免疫反应 |
| 考点 | 肿瘤特异性抗原、常见肿瘤相关抗原 |

肿瘤抗原可分为肿瘤特异性抗原和肿瘤相关抗原，肿瘤特异性抗原是肿瘤细胞独有的抗原。甲胎蛋白可见于胎儿肝细胞和肝细胞癌中。

机体的抗肿瘤免疫反应主要是细胞免疫，其效应细胞有：细胞毒性 T 细胞、自然杀伤细胞和巨噬细胞等。

（韩安家）

# 第六章　环境与营养病理学

**速览导引图**

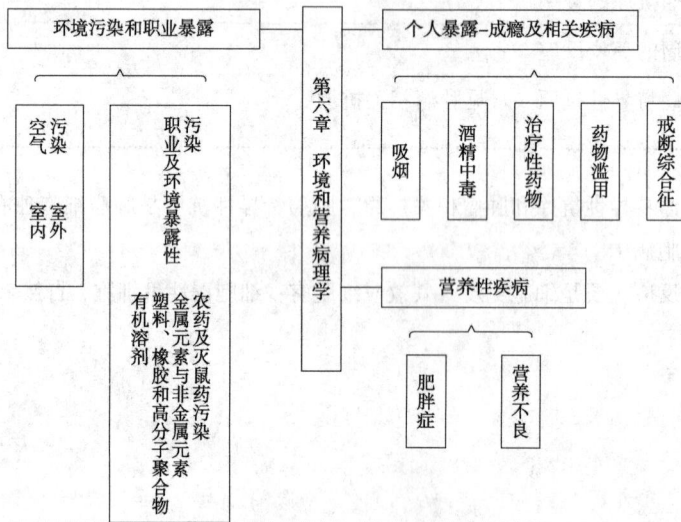

## 第一节　环境污染和职业暴露

| | |
|---|---|
| **重点** | 职业及环境暴露性污染的定义 |
| **难点** | 金属元素的毒性作用 |
| **考点** | 一氧化碳及金属元素的毒性作用 |

　　环境污染是指人类在其社会活动和日常生活中直接或间接地向环境排放超过人类社会自身自净能力的化学物质或能量，造成大气、水、噪声及放射性污染，对人类的生态系统、生存和发展带来不利的影响。

　　职业暴露是指人类由于职业关系而暴露在危险因素中，从而有可能损害自身健康或危及生命的一种情况。

## 一、空气污染

### （一）室外空气污染

**1. 臭氧**

是汽车的排放物（二氧化氮）在含有碳氢化合物的空气中经阳光照射后而产生的一种强力氧化剂，亦被称为光化学反应的污染物。臭氧化学性质高度不稳定，容易与细胞膜表面的不饱和脂肪酸发生反应，生成过多的自由基而发挥毒性作用，导致炎性介质的释放，引起呼吸道的炎症。

**2. 微粒及酸性气溶胶微粒**

又称烟尘，在煤、汽油和柴油燃烧的过程中产生。微粒吸入后易停留在肺泡，被巨噬细胞及中性粒细胞吞噬后释放出炎症介质。直径小于 $10\mu m$ 的微粒最有害，可大量沉积在肺部（如含硅的粉尘），对人体造成永久伤害，导致硅沉着病（矽肺）。被排放到大气中的硫和二氧化氮被氧化后生成硫酸和硝酸，可溶解于水或吸附在微粒表面，形成酸性气溶胶。酸性气溶胶可刺激呼吸道上皮，改变黏膜纤毛上皮细胞的自净功能，进一步加重哮喘病患者的呼吸障碍。

**3. 一氧化碳**

室外一氧化碳主要来自汽车发动机运转产生的尾气、某些工业制造过程中化石燃料的燃烧、森林火灾中释放出的萜烯化合物及其他生物体的燃烧。燃烧不充分会产生大量一氧化碳。该气体无色无味，能与血液中的血红蛋白结合形成碳氧血红蛋白，其亲和力较氧高 200 倍，影响血红蛋白的携氧能力，造成心肌、脑组织的缺氧、脑水肿、神经元变性和坏死及胶质细胞增生。当血红蛋白与一氧化碳结合的饱和度达到 20%～30% 时可发生全身性缺氧，饱和度达到 60%～70% 时则可发生意识丧失和死亡。

**（二）室内空气污染**

**1. 一氧化碳**

室内一氧化碳的来源主要是人群吸烟、取暖设备和厨房。在室内密闭环境中，一氧化碳中毒是自杀死亡的常见原因。急性一氧化碳中毒时，由于大量碳氧血红蛋白形成使全身皮肤和黏膜呈特殊的樱桃红色。

**2. 甲醛**

是高度可溶性和挥发性的化学物，被广泛地运用于木制品、家具、纺织品和绝缘等。甲醛已经被世界卫生组织确定为一类致癌物，可能是引起城市白血病患儿增多的主要原因。甲醛浓度在 $1mg/L$ 即可引起急性眼及上呼吸道的刺激感或加重已有的哮喘症状。

**3. 木材烟雾**

用燃木炉子取暖是木材烟雾造成室内空气污染的原因。木材烟雾刺激呼吸道，是肺部感染的前因，所含的多环碳氢化合物是危险的致癌物。

**4. 其他**

氡是放射性气体，由铀衰变而来，广泛存在于土壤中。氡气污染多见于地下室，吸入氡气后，在肺部继续衰变产生 α 射线，可致肺癌。

## 二、职业及环境暴露性污染

职业病是指劳动者在职业活动中因接触粉尘、放射性物质和其他有毒有害物质而引起的疾病。

**1. 有机溶剂**

常见的有三氯甲烷、四氯化碳、苯、三氯乙烯和甲醛等。急性吸入高浓度有机溶剂可引起头痛、眩晕、中枢神经系统抑制、昏迷、肝肾损害、骨髓造血功能改变等；长期低剂量吸入可使肿瘤发生的危险性增加，对生殖能力有一定影响。

**2. 塑料、橡胶和高分子化合物**

在合成聚氯乙烯过程中可产生无色易燃的氯乙烯气体，可通过肺和皮肤进入体内，可致血管肉瘤；橡胶工人接触的 1，3 - 丁二烯可致白血病的发病危险性增加；塑料制品中的增塑剂邻苯二甲酸酯可致实验大鼠睾丸损伤。

**3. 金属元素**

砷、汞、铅、镉等是最常见的对人体有毒性作用的重金属（表 6-1）。

表 6-1 常见有毒重金属

| 金属元素 | 来源 | 进入体内途径 | 作用原理 | 对机体的危害 |
| --- | --- | --- | --- | --- |
| 铅 | 铅矿开采、铅冶炼、铅加工、含铅涂料、含铅中药等 | 空气、食物、水、皮肤接触；入血后与血红蛋白融合至全身器官组织 | 抑制多种酶活性、抑制神经突触传导，干扰脑发育，与钙离子竞争影响骨钙代谢、抑制维生素D生成 | 神经、消化、呼吸及免疫系统急性和慢性中毒。如脑水肿、脑疝；腕下垂及足下垂；胃肠、肾脏损害；小儿异食癖、情绪激动和共济失调 |
| 汞 | 汞矿开采、冶炼、提取、日光灯照明、水银温度计以及补牙时使用的汞合金 | 吸入或食入 | 金属汞可以通过血-脑屏障，与脑内蛋白质结合造成脑损伤；汞与金属硫蛋白结合，在肾内蓄积造成损害 | 神经损害：视觉受限、瘫痪、共济失调、发音困难和听力障碍；小脑萎缩和视皮质海绵状软化；肾脏损害：近曲小管上皮细胞坏死，出现无尿性肾衰竭；慢性汞中毒可出现蛋白尿，甚至肾病综合征 |
| 砷 | 杀虫剂、除草剂、木材防腐剂；中药砒霜与雄黄 | 饮水、吸入、食物及皮肤接触 | 机制尚未阐明，可抑制机体抗氧化系统，导致自由基生成过多；损伤DNA及引起DNA甲基化，与癌症发生有关 | 中枢神经麻痹：四肢疼痛性痉挛、意识模糊、谵妄、昏迷、血压下降、呼吸困难；胃肠型症状：剧烈的恶心、呕吐、腹痛、腹泻、脱水、休克；肝脏及心肌损害；皮肤损害；癌症 |
| 镉 | 制造合金、碱性电池、电镀 | 呼吸道吸入、消化道摄入 | 与含巯基、氨基或羧基的蛋白质分子结合形成镉结合蛋白，抑制多种酶活性 | 一次大量吸入造成急性肺炎、肺水肿；慢性镉中毒引起肺纤维化、肺气肿、肾小管损害、肝损害等 |

**4. 非金属元素氟、碘等**

（1）氟 摄入过多引起氟中毒，包括工业性氟中毒和地方性氟中毒。长期摄入的氟可大量沉积在骨性组织和多种非骨性器官，典型表现为氟斑牙和氟骨症。氟斑牙是摄氟过多时可抑制碱性磷酸酶的活力，而造成牙釉质发育不良和矿化不全，易于吸附外来色素而产生。氟骨症表现为骨硬化、骨软化和骨质疏松等。

（2）碘 长期摄入不足引起以脑发育障碍及弥散性非毒性甲状腺肿为主要特征的碘缺乏病。碘摄入过量也会引起甲状腺肿。

**5. 农药及灭鼠药污染**

有机磷农药（如敌百虫和对硫磷）的急性中毒机制为抑制乙酰胆碱酯酶的活性，是组织中神经递质-乙酰胆碱过量蓄积，神经系统处于兴奋状态，可因呼吸衰竭而死亡。除草剂（如百草枯）可促进细胞的氧化还原反应、产生大量氧自由基，造成多个系统的损害。灭鼠药中较常使用溴敌隆，通过抑制维生素K和环氧化物还原酶而阻止肝脏产生凝血酶原，破坏血液的凝固功能。

# 第二节 个人暴露——成瘾及其相关疾病

| | |
|---|---|
| **重点** | 吸烟及酒精中毒对人体的损害 |
| **难点** | 药物滥用及戒断综合征 |
| **考点** | 吸烟及酒精中毒对人体的损害 |

## 一、吸烟

**1. 吸烟与心血管疾病**

吸烟是心血管疾病的重要危险因素，可导致冠心病、动脉粥样硬化症、脑血管疾病、主动脉瘤和外周血管疾病等，其中冠心病是吸烟引发的致死性疾病之一。心肌梗死是吸烟的主要并发症，特别是伴有高血压和高胆固醇血症的患者易死于心肌梗死。

**2. 吸烟与肺癌**

香烟成分中多环碳氢化合物及亚硝胺是潜在的致癌剂，能直接引起肺癌发生。

**3. 吸烟与其他疾病**

香烟中的许多物质对支气管黏膜有直接的刺激作用，引起炎症反应，导致慢性支气管炎和肺气肿；消化性溃疡的发生可能与吸烟有关；吸烟可导致骨质疏松加重和绝经期提前；与吸烟有关的肿瘤还包括唇癌、舌癌、口腔癌、喉癌、食管癌、膀胱癌等。

**4. 被动吸烟**

指不吸烟者非自愿地暴露于烟雾环境中而不自觉地吸进烟雾尘粒和各种有毒物质。被动吸烟者发生肺癌、冠状动脉粥样硬化和致死性心肌梗死的危险性极大增加。被动吸烟还导致哮喘、肺炎和生殖系统发育不良的改变。

## 二、酒精中毒

**1. 酒精中毒类型**

（1）急性酒精中毒 饮入过量含乙醇的饮料后所引起的中枢神经系统兴奋及随后的抑制状态，重度中毒可造成呼吸、心跳抑制而死亡。

（2）慢性酒精中毒 是指长期摄入一定量的乙醇引起的中枢神经系统严重中毒。其特征是性格改变、智能衰退和心理障碍。

**2. 酒精对器官和组织的作用**

（1）消化系统 酒精对肝脏的损害非常严重，主要表现为脂肪肝和肝硬化。酒精刺激引起的胃腺体分泌胃酸过多可引起消化性溃疡及反流性食管炎；小肠黏膜被酒精损伤引起氨基酸、维生素 $B_1$ 及 $B_{12}$ 等物质吸收不良；酗酒可导致急性胰腺炎。

（2）神经系统 慢性酒精中毒者可出现大脑皮质萎缩，重量减轻，脑室扩大。

（3）心血管系统 酒精中毒引起扩张型心肌病，又称为酒精性心肌病，病理形态改变有心肌变性、纤维化及心腔扩张。

（4）其他系统 酒精中毒引起叶酸和维生素 $B_{12}$ 吸收不良而导致巨幼细胞贫血，急性中毒造成出血；酗酒可造成肌肉萎缩，发生酒精中毒性急性或慢性肌病；男性慢性酒精中毒常发生不育、性欲下降、男性乳腺发育；慢性酒精中毒女性常出现骨质疏松症；酗酒者，口腔癌、喉癌、食管癌及肝癌发生率高于非酗酒者。

（5）胎儿酒精综合征 是母亲在妊娠期间酗酒对胎儿造成的永久出生缺陷，表现为独特的脸部小斑，体质、心智或行为异常，包括有记忆力变弱、注意力不足、冲动的行为及较弱的理解力等。其机制与酒精通过母体进入胎盘后，阻碍胎儿神经细胞及脑部结构的发育或造成畸形，破坏神经元及脑部结构有关。

（6）多器官功能衰竭 急性酒精中毒可引起多器官功能衰竭。饮酒量与器官损害的多少成正比。机体各系统发生损伤的顺序为神经系统、消化系统、肺、心、肾，甚至引起代谢紊乱、休克和DIC。

## 三、治疗性药物损伤

治疗性药物损伤，称药物不良反应，指使用某种药物治疗疾病产生的与治疗无关，并对患者健康不利的作用。

### 1. 激素替代疗法

最常见的形式是用含有雌激素和孕酮的药物来治疗绝经期和绝经后妇女，意义在于缓解更年期的症状。但是，近年来的研究发现采用激素替代疗法5年以上的患者，其乳腺癌发生的风险和血栓形成率增加。

### 2. 口服避孕药

静脉和肺动脉血栓形成的危险性增加；增加吸烟妇女发生心肌梗死的危险；使女性患肝腺瘤和肝细胞癌的可能性加大。

## 四、药物滥用

药物滥用或非治疗性因素损伤是指违背了公认的医疗途径和社会准则而使用药物。这些药物可产生欣快感，但常常引起生理、情感、精神或感官上的损害。现代药物滥用的特点为新药物的不断出现和静脉内违法用药，造成新的疾病、控制上的新问题和HIV感染的重要传播途径，包括海洛因、可卡因、甲基苯丙胺、摇头丸、大麻、苯环己哌啶等。

药物滥用除了药物本身的毒性作用外，最常见的并发症是静脉内药物滥用后因静脉注射引起的感染，最严重的后果是病毒的传播，吸毒者常共用注射器，常因此造成HIV、HBV、HCV等的传播。

## 五、戒断综合征

指在戒烟、戒酒、戒毒等情况下出现的一系列癮癖综合征，临床表现为精神症状、躯体症状或社会功能损害。多数吸烟者知道吸烟的危害，但由于尼古丁的成瘾性而不易戒断。戒烟的戒断症状有焦躁、忧郁、注意力不集中、渴望香烟、胃肠不适、心跳减慢、体重增加等。戒烟的第1、2天症状最为明显，直到第2、3周这些症状才慢慢消失。戒酒戒断症状通常停饮4～8小时后出现坐立不安、出汗、心动过速、震颤、恶心、呕吐、易激动、癫痫样发作、严重者可有听幻觉和视幻觉、定向障碍等表现。戒毒综合征是指吸毒者因长期吸食毒品成瘾，戒断时出现的渴求使用毒品、恶心或呕吐、肌肉疼痛、流泪流涕、瞳孔扩大、毛发竖立或出汗、腹泻、呵欠、发热、失眠等癮癖综合征。

# 第三节　营养性疾病

| 重点 | 肥胖症、营养不良 |
| --- | --- |
| 难点 | 肥胖症的病因与发病机制 |
| 考点 | 肥胖症 |

营养性疾病是指因营养素供给过多、不足或比例失调而引起的一系列疾病的总称，可由不均衡膳食引起或与遗传、体质及其他疾病引起的代谢功能异常有关。

## 一、肥胖症

### 1. 病因与发病机制

热量摄入多于热量消耗使脂肪合成增加是肥胖的物质基础；活动过少、体育锻炼不足、产后休养等导致热量消耗不足也是肥胖的原因。环境、遗传及精神因素等在肥胖的发病机制中起重要作用。肥胖可分为单纯性、继发性及遗传性三种。瘦素、胰岛素及胃促生长激素参与体内能量平衡调节，在肥胖发生过程中起重要作用。

（1）瘦素　是人体内脂肪细胞分泌的一种激素，通过与瘦素受体结合而发出向中枢传递体内脂肪存储的负性反馈信号。已发现肥胖者大脑中枢发生瘦素抵抗作用，使瘦素对食欲和能量平衡的调节作用失常而使摄入增多，导致肥胖；个别极度肥胖的人可由于遗传缺陷导致瘦素或其受体缺乏所致。

（2）胰岛素和胰岛素受体　作用机制与瘦素途径类同，当脂肪组织中储存有足够能量和个体感到饱足时，由胰腺产生胰岛素作为体液信号传入下丘脑弓形核与相应神经元上的受体结合，然后产生抑制合成代谢，活化分解代谢的效应，从而减少体内的脂肪储存，降低体重。

（3）胃促生长激素　是一种内源性脑肠肽，有抑制胰岛素分泌、调节血糖值、刺激食欲、促进生长激素释放等作用，对心血管、性腺和其他器官功能有直接刺激作用。禁食和低血糖可使其分泌增加，其作用途径与瘦素途径相反。肥胖患者血中胃促生长激素水平明显下降，而在神经性厌食及各种恶病质的患者体内水平上升。

### 2. 肥胖的危害和治疗

肥胖不仅影响美观，更严重的是容易引起多种并发症。与肥胖相关的疾病有 2 型糖尿病、动脉粥样硬化症、高血压、脑血管病、脂肪肝、骨关节炎、胆结石、血脂异常等。

肥胖的治疗十分困难，尤其是肥胖儿童。限制热量摄入和适量增加运动仍然是当前有效的减肥方法，如采用低脂饮食、减少饮食量、增加运动项目和时间以及纠正不良生活习惯等。

## 二、营养不良

广义的营养不良包括营养不足和营养过剩。营养不良是指由于摄入不足、吸收不良、过度损耗或膳食不平衡所造成的营养要素不足。常见的营养不良有以下两种类型。

### 1. 蛋白质－能量营养不良

是因食物供应不足或疾病因素引起的一种营养缺乏症。临床上表现为营养不良性消瘦和恶性营养不良。

### 2. 维生素缺乏症

可分为原发性和继发性。原发性维生素缺乏症是由于摄入不足引起的；继发性维生素缺乏症是由于肠道吸收、血液转运、组织储存和代谢转换等环节的紊乱所致。临床上单一的维生素缺乏不常见，维生素缺乏常常是蛋白质－能量营养不良的伴随结果。

（丁　力）

# 第七章　心血管系统疾病

**速览导引图**

病因和发病机制
高脂血症
高血压
吸烟等

基本病变
脂纹、纤维斑块、粥样斑块

继发病变
斑块破裂、血栓形成、斑块内出血、钙化、动脉瘤形成

重要器官的动脉粥样硬化症
冠状动脉粥样硬化性心脏病：
心绞痛、心肌梗死

→ 动脉粥样硬化

病因和发病机制
遗传因素
环境因素：饮食/社会心理/神经内分泌

分类
良性高血压、恶性高血压

良性高血压
机能素乱期
动脉病变期：细动脉玻璃样变
内脏病变期：高血压性心脏病
原发性颗粒性固缩肾
脑水肿/脑软化/脑出血

恶性高血压
病理变化：坏死性细动脉炎
增生性小动脉硬化

→ 高血压病

**第七章　心血管系统疾病**

病因和发病机制
A组乙型溶血性链球菌感染

基本病理变化
变质渗出期：间质粘液样变性/纤维素样坏死
肉芽肿期：Aschoff小体
愈合期

各器官病变
风湿性心脏病：风湿性心内膜炎、心肌炎、心外膜炎
风湿性关节炎：游走性、大关节、不留后遗症
皮肤病变：环形红斑、皮下结节
风湿性脑病：小舞蹈症

→ 风湿病

感染性心内膜炎的定义
病原微生物经血行途径直接侵袭心内膜、心瓣膜而引起的炎症性疾病

亚急性感染性心内膜炎
病原菌毒力较弱
原有病变的瓣膜
赘生物含细菌少
栓塞多为无菌性梗死

急性感染性心内膜炎
病原菌毒力较强
原有正常的瓣膜
赘生物含细菌多
栓塞多为感染性梗死

→ 感染性心内膜炎

二尖瓣狭窄 → "梨形心"
二尖瓣关闭不全 → "球形心"
主动脉瓣狭窄 → "靴形心"
主动脉瓣关闭不全 → 水冲脉、枪击音

→ 心瓣膜病

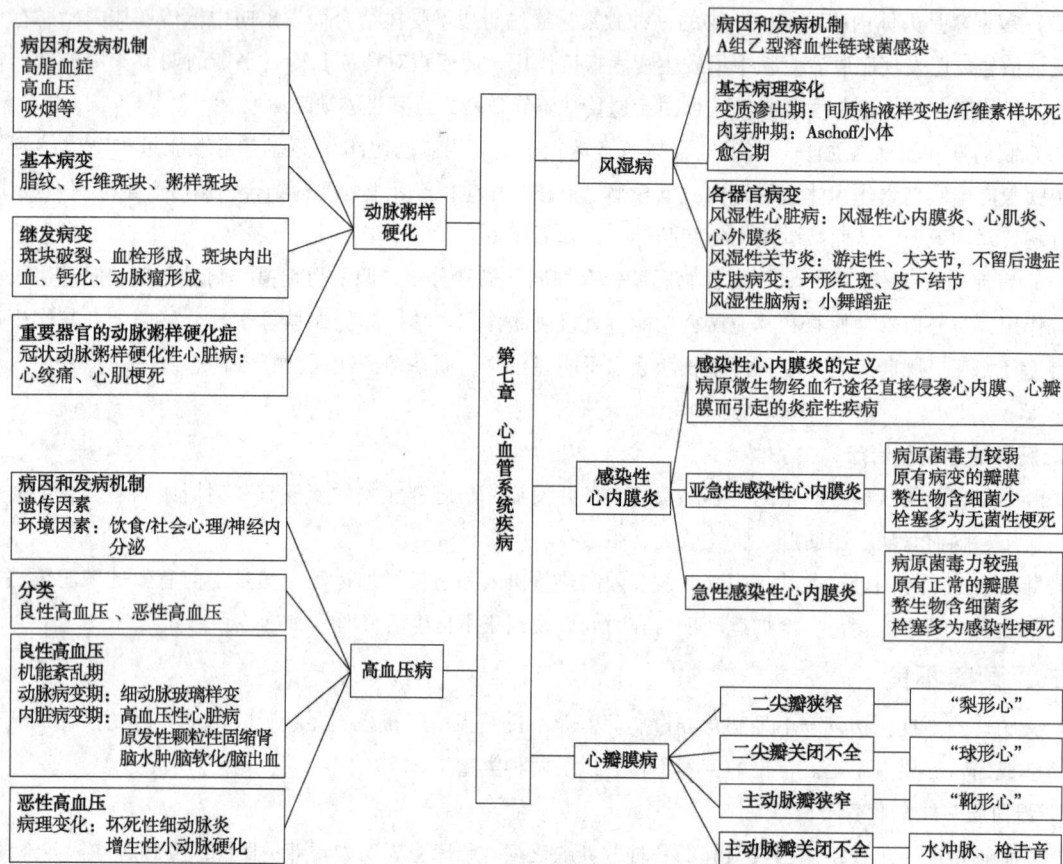

## 第一节　动脉粥样硬化

| | |
|---|---|
| **重点** | 动脉粥样硬化病理变化，继发病变，心脏、肾脏和脑的病理变化 |
| **难点** | 动脉粥样硬化的危险因素，心肌梗死的合并症 |
| **考点** | 动脉粥样硬化病理变化，继发病变，心脏、肾脏和脑的病理变化，动脉粥样硬化的危险因素，心肌梗死的合并症 |

动脉硬化是指动脉壁增厚、变硬、弹性减退的一类疾病。包括三种类型：①动脉粥样硬化；②动脉中层钙化；③细动脉硬化。

动脉粥样硬化是心血管系统疾病中最常见的疾病，主要累及大、中动脉，基本病变是动脉内膜的脂质沉积、内膜灶状纤维化、粥样斑块形成，致管壁变硬、管腔狭窄，引起相应供血器官缺血性改变。

## 一、病因与发病机制

### （一）危险因素

**1. 高脂血症**

（1）是指血浆总胆固醇（TC）和（或）三酰甘油（TG）的异常增高。

（2）动脉粥样硬化的严重程度随血浆胆固醇的水平的升高而加重，尤其是血浆低密度脂蛋白（LDL）、极低密度脂蛋白（VLDL）水平的持续升高与动脉粥样硬化的发病率呈正相关。

（3）高密度脂蛋白 HDL 和 HDL 胆固醇具有很强的抗动脉粥样硬化作用，与动脉粥样硬化的发病率呈负相关。

**2. 高血压**

高血压患者与同年龄同性别的无高血压者相比，高血压患者动脉粥样硬化的发病较早、病变较重、发病率高。其机制可能是高血压时血流对血管壁的机械性压力和冲击，引起血管内皮的损伤，脂蛋白易于渗入内膜有关。

**3. 吸烟**

吸烟导致血内一氧化碳浓度升高，血管内皮细胞缺氧性损伤。

**4. 致继发性高脂血症的疾病**

（1）糖尿病。

（2）高胰岛素血症。

（3）甲状腺功能减退症和肾病综合征。

**5. 遗传因素**

**6. 年龄与性别**

动脉粥样硬化的发病率和病变程度随年龄增高而增高，女性绝经期前动脉粥样硬化的发病率低于同龄组男性。

### （二）发病机制

高脂血症的高危因素引起的内皮细胞损伤和内皮细胞通透性增加使血液中含量高的脂质易沉积在内膜，引起巨噬细胞和中膜平滑肌细胞的增生、吞噬脂质，并刺激结缔组织增生形成粥样斑块。

## 二、病理变化

### （一）基本病变

**1. 脂纹**

（1）脂纹是动脉粥样硬化的早期变化。

（2）肉眼观　动脉内膜面可见黄色的斑点或条纹，平坦或稍隆起。

（3）光镜下　内膜下大量泡沫细胞聚集。

**2. 纤维斑块**

（1）肉眼观　内膜面散在不规则隆起的斑块，浅黄色，灰黄色或瓷白色。

（2）镜下　斑块表面为纤维增生（玻璃样变性）形成的厚薄不一的纤维帽。纤维帽下为数量不等的泡沫细胞、平滑肌细胞，脂质和炎细胞。

**3. 粥样斑块**

（1）粥样斑块亦称粥瘤，为动脉粥样硬化的典型性病变。

（2）肉眼观　动脉内膜面见灰黄色斑块，既向内膜表面隆起，又向深部压迫中膜。切面见纤维帽的下方有多量黄色粥糜样物。

（3）光镜下　在玻璃样变的纤维帽深部，有大量浅染的无定形物质，为细胞外脂质及坏死物，其中可见裂隙状胆固醇结晶，有时可见钙化。粥瘤处中膜平滑肌细胞受压萎缩变薄，弹力纤维破坏，可见新生毛细血管及淋巴细胞、浆细胞浸润。

## （二）继发病变

**1. 斑块内出血**

斑块内新生的血管破裂形成血肿，血肿使斑块进一步隆起，甚至完全闭塞管腔，导致急性供血中断。

**2. 斑块破裂**

斑块表面的纤维帽破裂，遗留粥瘤样溃疡。糜粥样物自破裂口逸入血流，可致胆固醇性栓塞。

**3. 血栓形成**

病灶处的内皮损伤和粥瘤性溃疡，使动脉壁内的胶原纤维暴露，促进血栓形成，加重血管阻塞，导致缺血及梗死。

**4. 钙化**

在纤维帽和粥瘤病灶内可见钙盐沉积，导致管壁变硬、变脆。

**5. 动脉瘤形成**

动脉瘤是指动脉壁因局部病变（可因薄弱或弹性下降）而向外膨出，形成局限性永久性的扩张。严重的粥样斑块底部的中膜平滑肌可发生不同程度的萎缩和弹性下降，在血管内压力的作用下，动脉壁局限性扩张，形成动脉瘤，动脉瘤破裂可致大出血。

（1）真性动脉瘤　整个动脉壁向外膨出，形成永久性的局限性扩张。动脉瘤壁由完整血管壁构成。

（2）夹层动脉瘤　血液从动脉内膜的破裂口进入动脉的中膜，在中膜内形成假血管腔（中膜分开，形成中膜内血肿）。

（3）假性动脉瘤　多由外伤引起，故又称外伤性动脉瘤。血管内膜、中膜断裂，血液进入动脉外膜，形成血管外膜下血肿，动脉瘤壁由动脉外膜及周围结缔组织构成。

**6. 血管管腔狭窄**

弹力肌层动脉（中等动脉）可形成粥样斑块而导致管腔狭窄，引起所供应区域的血量减少，导致相应器官发生缺血性病变。

# 三、重要器官的动脉粥样硬化症

## （一）主动脉粥样硬化

病变好发于主动脉的后壁及其分支开叉处，以腹主动脉病变最为严重，其次为胸主动脉、主动脉弓和升主动脉。

## （二）冠状动脉粥样硬化及冠状动脉粥样硬化性心脏病

**1. 冠状动脉粥样硬化**

以左冠状动脉前降支病变最常见，其次为右主干、左主干或左旋支、后降支。

**2. 冠状动脉粥样硬化性心脏病（CHD）**

简称冠心病，是由冠状动脉狭窄所致心肌缺血的心脏病，也称缺血性心脏病（IHD）。冠心病临床可表现为心绞痛、心肌梗死、心肌纤维化和冠状动脉性猝死。

冠心病的临床表现：

（1）心绞痛 是由于心肌急剧的、暂时性缺血、缺氧所造成的一种临床综合征；典型的临床症状为阵发性胸骨后部位的压榨性或紧缩性疼痛感，可放射至心前区或左上肢，持续数分钟。

心绞痛的类型：

①稳定型心绞痛：仅在体力活动过度增加、心肌耗氧量增多时发作。经休息或舌下含服硝酸甘油后可迅速消失。

②不稳定型心绞痛：是一种进行性加重的心绞痛。休息或舌下含服硝酸甘油只能暂时或不完全性地缓解症状。

③变异型心绞痛：又称 Prinzmetal 心绞痛，多无明显诱因，常在休息或梦醒时发作。患者冠状动脉明显狭窄，亦可因发作性痉挛所致。

（2）心肌梗死（MI） 是由于冠状动脉供血中断，引起供血区持续缺血而导致的较大范围的心肌坏死。通常是在冠状动脉粥样硬化病变基础上继发血栓形成或持续性痉挛所致。

临床上有剧烈而较持久的胸骨后疼痛，用硝酸酯制剂或休息后症状不能完全缓解，伴发热、白细胞增多、红细胞沉降率加快、血清心肌酶增高及进行性心电图变化，可并发心律失常、休克或心力衰竭。

根据 MI 的范围和深度可分为心内膜下梗死和透壁性心肌梗死两个主要类型。

①内膜下心肌梗死：心内膜下心肌梗死病主要累及心室壁心腔侧 1/3 的心肌，并波及肉柱和乳头肌。

②透壁性心肌梗死：也称为区域性心肌梗死。累及心室壁全层或未累及全层但已深达室壁 2/3（称厚层梗死）。最常见的梗死部位多发生在冠状动脉左前降支的供血区，即左室前壁、室间隔前 2/3 及前乳头肌内，约占全部心肌梗死的 50%。

病理变化：

心肌梗死多属贫血性梗死。梗死一般梗死在 6 小时后肉眼才能辨认，梗死灶呈苍白色，8~9 小时后呈土黄色。

光镜下，心肌纤维早期凝固性坏死、核碎裂、消失，胞质均质红染或不规则粗颗粒状，间质有少量中性粒细胞浸润。

心肌细胞受损后，肌红蛋白迅速从心肌细胞逸出入血，在 MI 后 6~12 小时内出现峰值。心肌细胞内的天门冬氨酸氨基转移酶（AST）（SGOT）、丙氨酸氨基转移酶（ALT）、肌酸磷酸激酶（CPK）、乳酸脱氢酶（LDH）从损伤的细胞释放入血。

合并症

①心力衰竭。

②心脏破裂。

③室壁瘤。

④附壁血栓形成。

⑤心源性休克。

⑥急性心包炎。

⑦心律失常。

（3）心肌纤维化 是由于中至重度的冠状动脉粥样硬化性狭窄引起的心肌纤维持续性和（或）反复加重的缺血、缺氧所产生的结果，逐渐发展为心力衰竭的慢性缺血性心脏病。

（4）冠状动脉性猝死 多发生在冠状动脉中至重度粥样硬化基础上合并斑块内出血/血栓形成/动脉痉挛所致。冠状动脉血流突然中断，引起心室颤动等严重心律失常。多见于 40~50 岁成年人，男性比女性多 3.9 倍。可发生于某种诱因后，如饮酒、劳累、吸烟及运动后，有的则在夜间睡眠中突然死亡。

### （三） 颈动脉及脑动脉粥样硬化

（1）病变最常见于颈内动脉起始部、基底动脉、大脑中动脉和 Willis 环。

（2）长期供血不足可致脑实质萎缩。

（3）急速的供血中断可致脑梗死。

（4）脑动脉粥样硬化病变可形成小动脉瘤，动脉瘤破裂可引起脑出血。

### （四） 肾动脉粥样硬化

病变最常累及肾动脉开叉及主干近侧端，亦可累及叶间动脉和弓状动脉。肾动脉粥样硬化时管腔狭窄可致肾组织缺血，肾实质萎缩，间质纤维组织增生；完全阻塞可导致肾梗死和动脉粥样硬化性固缩肾。

### （五） 四肢动脉粥样硬化

病变以下肢动脉为重，常发生在髂动脉、股动脉及前后胫动脉。当较大的动脉管腔狭窄时，可因供血不足致耗氧量增加时出现疼痛，休息后好转，即所谓间歇性跛行。完全阻塞可导致缺血部位干性坏疽。

### （六） 肠系膜动脉粥样硬化

肠系膜动脉的管腔狭窄甚至阻塞时，患者有剧烈腹痛、腹胀和发热等症状，可导致肠梗死、麻痹性肠梗阻及休克等。

# 第二节  高 血 压

| 重点 | 高血压血管的病理变化，心脏、肾脏的病理变化 |
|---|---|
| 难点 | 高血压的病因，高血压脑的病理变化 |
| 考点 | 高血压血管的病理变化，心脏、肾脏和脑的病理变化 |

高血压可分为原发性高血压和继发性高血压，后者又称症状性高血压。

### （一） 发病因素

**1. 遗传因素**

**2. 环境因素**

（1）饮食因素  摄入钠盐可引起高血压。

（2）社会心理因素  精神长期或反复处于紧张状态的职业，其高血压患病率比对照组升高。

（3）神经内分泌因素  细动脉的交感神经纤维兴奋性增强是高血压发病的主要神经因素。缩血管递质（去甲肾上腺素、神经肽等）和舒血管神经递质（降钙素基因相关肽、P 物质等）具有升压或降压作用。

### （二） 发病机制

**1. 各种机制引起的 $Na^+$ 潴留**

摄入的盐过多，主要是通过钠水潴留的途径引起血压升高。

**2. 外周血管功能和结构异常**

凡是能引起外周血管收缩物质（肾素、儿茶酚胺、内皮素等）增多的因素，都可以通过缩血管作用，从而使外周阻力增加，导致血压升高。

### （三） 分类

**1. 良性高血压**

良性高血压又称缓进性高血压，约占原发性高血压的95%，病程长，进程缓慢可长达十余年或数十年，最终死于心、脑病变。

按病变的发展可分为三期：

（1）功能紊乱期 为高血压的早期阶段。全身细小动脉间歇性痉挛收缩、血压升高，因动脉无器质性病变，痉挛缓解后血压可恢复正常。

临床表现血压升高，但常有波动，可伴有头晕、头痛，经过适当休息和治疗，血压可恢复正常。

（2）动脉病变期

①细动脉硬化：细动脉硬化是高血压的主要病变特征，表现为细动脉玻璃样变。细小动脉玻璃样变最易累及肾的入球动脉、脾中央动脉和视网膜小动脉。

②小动脉硬化：主要累及肌型小动脉，如肾小叶间动脉、弓形动脉及脑的小动脉等。

③大动脉：弹力肌型及弹力型大动脉可伴发动脉粥样硬化。

（3）内脏病变期

①心脏病变：长期慢性高血压可引起心脏病，称为高血压性心脏病，主要表现为左心室肥大。由于血压持续升高，外周阻力增加，左心室因压力性负荷增加而发生代偿性肥大。心脏重量增加可达400g以上，有的可达800g以上。左心室壁增厚可达1.5～2.0cm，乳头肌和肉柱增粗变圆，但心腔不扩张，甚或缩小，称向心性肥大。若病变继续发展，肥大的心肌因供血不足而收缩力降低，发生失代偿逐渐出现心脏扩张，称离心性肥大。

②肾病变：肾的病变是由于肾入球动脉和肌型小动脉硬化，致使受累肾单位因缺血而萎缩纤维化，病变相对较轻的肾单位代偿性肥大；肉眼观，肾脏体积缩小，质地变硬，表面呈细颗粒状，称为原发性颗粒性固缩肾。

③脑病变

脑水肿：由于高血压脑内细小动脉的硬化和痉挛，局部组织缺血，毛细血管通透性增加，发生脑水肿。临床表现包括头痛、头晕、眼花、呕吐、视力障碍等，有时血压急剧升高，患者可出现剧烈头痛、意识障碍、抽搐等症状，称为高血压危象。

脑软化：由于脑的细小动脉硬化和痉挛，供血区脑组织缺血而发生多数小坏死灶，即微梗死灶。光镜下梗死灶组织液化坏死，形成质地疏松的筛网状病灶，后期坏死组织被吸收，由胶质纤维增生来修复。

脑出血：脑出血是高血压最严重的并发症。脑出血常发生于基底节、内囊，其次为大脑白质、脑桥和小脑。多见于基底节区域是因为供应该区域的豆纹动脉从大脑中动脉呈直角分支，直接受到大脑中动脉的压力较高的血流冲击和牵引，致豆纹动脉破裂出血。内囊出血可引起对侧肢体偏瘫、感觉消失。

④视网膜病变：视网膜中央动脉发生细动脉硬化时眼底检查可见血管迂曲，反光增强，动静脉交叉处出现压痕。严重者视盘水肿，视网膜出血，视力减退。

**2. 急进性高血压**

又称为恶性高血压，多见于青少年，血压显著升高，常超过230/130mmHg，病变进展迅速，患者多在一年内迅速发展为尿毒症而死亡，也可因脑出血或心力衰竭致死。

病理变化特征性的病变是增生性小动脉硬化和坏死性细动脉炎，主要累及肾。前者主要表现为动脉内膜显著增厚，伴有平滑肌细胞增生，胶原纤维增多，致血管壁呈层状葱皮样增厚，管腔狭窄。

后者病变累及内膜和中膜，管壁发生纤维素样坏死。

# 第三节 风 湿 病

| 重点 | 风湿病的基本病理变化，Aschoff 小体，风湿病心脏的病理变化，风湿性关节炎 |
|---|---|
| 难点 | 风湿病的病因 |
| 考点 | 风湿病的基本病理变化，Aschoff 小体，风湿病心脏的病理变化，风湿性关节炎，风湿病的病因 |

风湿病是一种与A组乙型溶血性链球菌感染有关的变态—自身免疫性反应性疾病。病变主要累及全身结缔组织，最常侵犯心脏、关节和血管等处，以心脏病变最为严重，常形成特征性风湿性肉芽肿即 Aschoff 小体病变。

## 一、病因与发病机制

风湿病的发生与咽喉部A组乙型溶血性链球菌感染有关。链球菌细胞壁的 M 蛋白引起的抗体可与结缔组织（如心脏瓣膜及关节等）的糖蛋白发生交叉反应，导致组织损伤。

## 二、病理变化

**1. 变质渗出期**

表现为结缔组织基质的黏液样变性和胶原纤维的纤维素样坏死，伴淋巴细胞，浆细胞、单核细胞浸润。

**2. 增生期或肉芽肿期**

此期的特点是变质渗出期病变基础上形成具有特征性的肉芽肿性病变，称为Aschoff 小体。Aschoff 小体是由聚集于纤维素样坏死灶内的成群的风湿细胞构成。风湿细胞也称 Aschoff 细胞，由增生的巨噬细胞吞噬纤维素样坏死物质转变而来。风湿细胞体积大，类圆形、胞质丰富；核大，圆形或卵圆形，核膜清晰，染色质集中于中央，核的横切面似枭眼状，纵切面像毛虫状，可见多核 Aschoff 巨细胞。

**3. 瘢痕期或愈合期**

Aschoff 小体内的坏死细胞逐渐被吸收，Aschoff 细胞变为纤维细胞，使风湿小体逐渐纤维化，最后形成梭形小瘢痕。

## 三、风湿病的各器官病变

### （一）风湿性心脏病

风湿病引起的心脏病变可以表现为风湿性心内膜炎、风湿性心肌炎和风湿性心外膜炎。若病变累及心脏全层组织，则称风湿性全心炎或风湿性心脏病。

**1. 风湿性心内膜炎**

（1）主要累及心瓣膜，瓣膜病变以二尖瓣最多见，其次为二尖瓣和主动脉瓣联合受累，也可累及瓣膜临近的心内膜和腱索，引起瓣膜变形和功能障碍。

（2）急性期，在瓣膜闭锁缘可见单行排列、大小 1~2mm的灰白色半透明的疣状赘生物。

（3）镜下，可见瓣膜肿胀，间质黏液样变性和纤维素样坏死，偶见风湿小体。赘生物为血小板、纤维素构成的白色血栓。

（4）病变后期，病变反复发作，纤维组织增生，导致瓣膜增厚，变硬，卷曲，瓣膜间粘连，腱索缩短，形成慢性心瓣膜病。慢性心瓣膜病变（瓣膜口狭窄或关闭不全），由于受血流反流冲击较重，可引起左心房后壁灶状内膜增厚，称为McCallum斑。

### 2. 风湿性心肌炎

病变主要累及心肌间质结缔组织，在间质血管附近可见Aschoff小体和少量的淋巴细胞浸润。病变反复发作，Aschoff小体机化形成小瘢痕。在儿童风湿性心肌炎可发生急性充血性心力衰竭；当病变累及传导系统时，可出现传导阻滞。

### 3. 风湿性心外膜炎

病变主要累及心外膜脏层，呈浆液性炎或纤维素性炎。当渗出以纤维素为主时，覆盖于心外膜表面的纤维素可因心脏的不停搏动和牵拉而形成绒毛状外观，称为绒毛心。若渗出的大量纤维素不能被溶解吸收，则发生机化，使心外膜脏层和壁层互相粘连，形成缩窄性心外膜炎。

### （二）风湿性关节炎

风湿性关节炎的临床特征是游走性、反复发作性多关节炎。最常侵犯膝、踝、肩、腕、肘等大关节。关节腔内有浆液及纤维素渗出，可见不典型的Aschoff小体。一般不留后遗症。

### （三）皮肤病变

#### 1. 环形红斑

为渗出性病变。为淡红色环状红晕，中央肤色正常。光镜下红斑处真皮浅层血管充血，水肿及淋巴细胞和单核细胞浸润。

#### 2. 皮下结节

为增生性病变。多见于关节附近的伸侧面皮下结缔组织，直径0.5~2cm，呈圆形或椭圆形，质硬、无压痛的结节。光镜下结节中心为大片的纤维素样坏死物，周围呈放射状排列的Aschoff细胞和成纤维细胞，伴有以淋巴细胞为主的炎细胞浸润。

### （四）风湿性动脉炎

大小动脉均可受累。在急性期病变表现为血管壁发生黏液变性，纤维素样坏死和淋巴细胞、单核细胞浸润，可伴有Aschoff小体形成。病变后期，血管壁纤维化而增厚，管腔狭窄，可并发血栓形成。

### （五）风湿性脑病

多见于5~12岁儿童的女孩。病变主要累大脑皮质、基底核、丘脑及小脑皮层。表现为脑的风湿性动脉炎和皮质下脑炎，后者表现为神经细胞变性及胶质细胞增生，胶质结节形成。当病变主要累及椎体外系时，可出现机体不自主运动，称小舞蹈症。

## 第四节 感染性心内膜炎

| 重点 | 感染性心内膜炎的病因、心脏及血管的病理变化 |
| --- | --- |
| 难点 | 急性与亚急性感染性心内膜炎的比较 |
| 考点 | 感染性心内膜炎的病因，心脏及血管的病理变化，急性与亚急性感染性心内膜炎的比较 |

感染性心内膜炎是由病原微生物经血行途径直接侵袭心内膜、心瓣膜而引起的炎症性疾病，常伴赘生物形成。常见病原体为链球菌，葡萄球菌（尤其金黄色葡萄球菌）和肠球菌。可分为急性和亚急性感染性心内

膜炎两种。

**1. 急性感染性心内膜炎**

或称急性细菌性心内膜炎，主要是由于<u>致病力强的化脓菌</u>（如<u>金黄色葡萄球菌、溶血性链球菌、肺炎球菌</u>等）引起。

通常病原体是在身体某部位发生感染，当机体抵抗力降低时，细菌入血引起脓毒血症、败血症，并侵犯心内膜。病变主要侵犯二尖瓣和主动脉瓣，引起急性化脓性心瓣膜炎，在受累的心瓣膜上形成赘生物。赘生物主要由<u>脓性渗出物、血栓、坏死组织和大量细菌菌落</u>混合而形成的。赘生物体积大、质地松脆、灰黄色，破碎后形成<u>含菌性栓子</u>，可引起心、脑、肾、脾等器官的<u>感染性梗死和脓肿</u>。受累瓣膜可发生破裂、穿孔或腱索断裂，引起急性心瓣膜功能不全。

**2. 亚急性感染性心内膜炎**

也称为亚急性细菌性心内膜炎，主要由毒力较弱的<u>草绿色葡萄球菌</u>、肠球菌、革兰阴性杆菌等引起。

**3. 病理变化**

（1）心脏　最常侵犯二尖瓣和主动脉瓣，病变特点是在<u>原有病变的瓣膜上</u>形成赘生物。赘生物呈息肉状或菜花状，灰黄色，质松脆，易破碎、脱落。受累瓣膜易变形，发生溃疡和穿孔。光镜下，<u>赘生物由血小板、纤维蛋白、细菌菌落、坏死组织和中性粒细胞组成，底部可见肉芽组织增生</u>。

（2）血管　细菌毒素和赘生物脱落形成栓子，可引起动脉性栓塞和血管炎。栓塞多见于脑、肾、脾等，由于栓子不含细菌或含细菌极少，且细菌毒力弱，<u>多为无菌性梗死</u>。

（3）变态反应　可引起局灶性或弥漫性肾小球肾炎。皮肤出现紫红色、微隆起有压痛的小结节，称<u>Osler小结</u>。

（4）败血症　脱落的赘生物内有细菌，侵入血流，并在血流中繁殖，致败血症，患者有发热、脾大、白细胞增多、皮肤、黏膜和眼底小出血点、贫血等表现。

# 第五节　心瓣膜病

| | |
|---|---|
| **重点** | 常见心瓣膜病的类型、病理变化，心瓣膜病对机体的影响 |
| **难点** | 心瓣膜病引起的血流改变，临床症状和体征 |
| **考点** | 常见心瓣膜病的类型、病理变化、心瓣膜病引起的血流改变和临床表现 |

心瓣膜病是指心瓣膜因各种原因损伤后或先天性发育异常所造成的器质性病变，表现为<u>瓣膜口狭窄</u>和（或）<u>关闭不全</u>，最后导致心功能不全，引起全身血液循环障碍，是最常见的慢性心脏病之一。

瓣膜口狭窄，是指瓣膜开放时不能充分张开，<u>血流通过障碍</u>；瓣膜口狭窄的原因是相邻瓣膜互相粘连、瓣膜增厚，其弹性减弱或消失，瓣膜硬化和缩窄，瓣膜开放时不能完全张开而导致血流通过障碍。瓣膜关闭不全是指心瓣膜关闭时瓣膜口不能完全闭合，使部分血液反流。

瓣膜关闭不全是由于瓣膜增厚、变硬、卷曲、缩短或瓣膜的破裂和穿孔，亦可因腱索增粗、缩短和粘连，使心瓣膜关闭时瓣膜口不能完全闭合，使部分血液发生反流。

## 一、二尖瓣狭窄

（1）二尖瓣狭窄多由风湿性心内膜炎反复发作所致，少数由感染性心内膜炎引起。正常二尖瓣口面积为 $5cm^2$，可通过两个手指。狭窄时，面积明显缩小，严重时可达 $0.5cm^2$。病变早期瓣膜轻度增厚，呈隔膜状；

后期瓣叶增厚、硬化、腱索缩短，使瓣膜呈"鱼口状"。

（2）二尖瓣狭窄时，左心收缩期血液从左心房进入左心室受阻，加上接纳肺静脉的血液，左心房血容量较正常增多，久之出现左心房代偿性肥大，左心失代偿（左心衰竭）后，肺淤血，右心室、右心房代偿性肥大，右心衰竭和体循环淤血。

（3）临床表现　左心衰竭肺淤血临床可出现呼吸困难、发绀、咳出带血的泡沫痰；心力衰竭时体循环淤血可出现颈静脉怒张、肝淤血肿大、下肢水肿及浆膜腔积液等症状。听诊心尖区可闻及舒张期隆隆样杂音。X线显示左心房、右心房、右心室增大，晚期左心室略缩小，心脏是"三大一小"，为倒置的"梨形心"。

## 二、二尖瓣关闭不全

（1）二尖瓣关闭不全，多为风湿性心内膜炎的后果，也可由亚急性细菌性心内膜炎等引起。二尖瓣关闭不全常与狭窄合并发生。

（2）二尖瓣关闭不全时，左心收缩期左心室部分血液返流到左心房内，加上接纳肺静脉的血液，左心房血容量较正常增多，久之出现左心房代偿性肥大，继而左心房、左心室容积性负荷增加，使左心室代偿性肥大，左心失代偿（左心衰竭）后，肺淤血，右心室、右心房代偿性肥大，右心衰竭和体循环淤血。

（3）临床表现　听诊心尖区可闻及收缩期吹风样杂音。X线显示左右心房心室均肥大扩张，呈"球形心"。

## 三、主动脉瓣狭窄

（1）主动脉瓣狭窄主要由风湿性主动脉炎引起，少数是由先天性发育异常，动脉粥样硬化引起的主动脉瓣膜钙化所致。主动脉瓣膜间发生粘连、瓣膜增厚、变硬，并发生钙化致瓣膜口狭窄。主动脉瓣狭窄后左心室排血受阻，左心室发生代偿性肥大，室壁增厚，呈向心性肥大。后期左心功能代偿性失调，出现左心衰竭，进而引起肺淤血、右心衰竭和体循环淤血。

（2）临床表现　听诊主动脉瓣区可闻及粗糙、喷射性收缩期杂音。X线显示左室影更加突出，心脏呈"靴形心"。

## 四、主动脉瓣关闭不全

（1）主动脉瓣关闭不全主要由风湿性主动脉炎引起，少数由感染性心内膜炎、主动脉粥样硬化、梅毒性主动脉炎引起。另外，类风湿性主动脉炎及 Marfan 综合征也可使主动脉环扩大而造成主动脉关闭不全。

（2）在舒张期，主动脉瓣关闭不全，主动脉部分血液反流至左心室，使左心室血容量增加，发生代偿性肥大。久而久之，相继发生左心衰竭、肺淤血、肺动脉高压，进而引起右心肥大，体循环淤血，发生右心衰。

（3）临床表现　听诊主动脉瓣区可闻及舒张期吹风样杂音。患者可出现颈动脉搏动、水冲脉、股动脉枪击音及毛细血管搏动现象，脉压加大。

（李　扬）

# 第八章 呼吸系统疾病

**速览导引图**

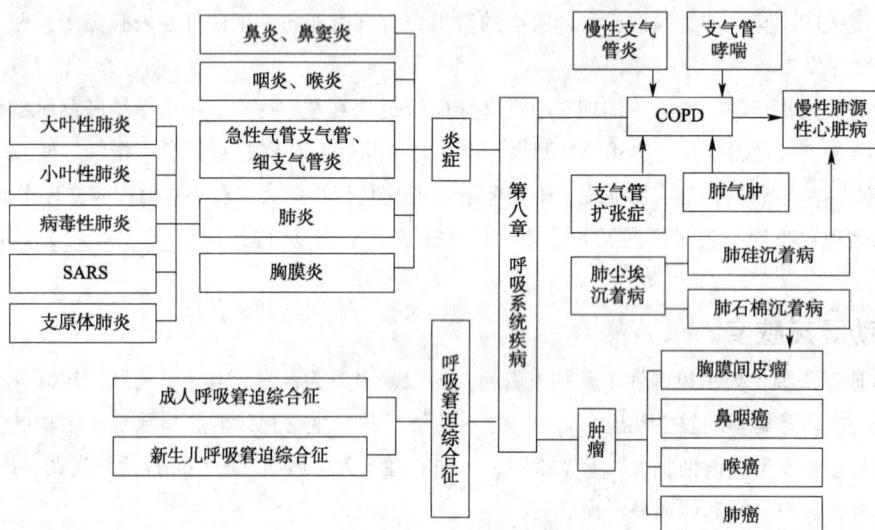

## 第一节 呼吸道和肺炎症性疾病

| | |
|---|---|
| **重点** | 大叶性肺炎的病因、病理变化及并发症<br>小叶性肺炎的病因、病理变化及并发症<br>病毒性肺炎病理变化的共同特点 |
| **难点** | 大叶性肺炎的发病机制、病理变化、与小叶性肺炎的鉴别 |
| **考点** | 大叶性肺炎的病因、病理变化及并发症<br>小叶性肺炎的病因、病理变化及并发症 |

## 一、鼻炎

### （一）分类

**1. 急性鼻炎**

（1）急性病毒性鼻炎

①最常见的病因为鼻病毒，其次为冠状病毒、副流感病毒等。

②病理变化：鼻黏膜充血、水肿，浆液渗出，常常可由浆液性卡他转化为黏液化脓性炎。

③婴幼儿由于抵抗力和免疫力低下，有时可伴发鼻窦炎、中耳炎、肺炎、急性心肌炎等。

（2）过敏性鼻炎

①属于Ⅰ型变态反应性疾病。

②常见的变态反应原为吸入的花粉及草类谷物和某些树木的粉尘、室内尘螨、动物的毛屑等。

③病理变化

a. 鼻黏膜上皮层内杯状细胞增多、纤毛受损，基底膜增厚。

b. 间质水肿，肥大细胞增多，并有大量嗜酸粒细胞、淋巴细胞和浆细胞浸润。

**2. 慢性鼻炎**

（1）慢性单纯性鼻炎　鼻黏膜肿胀，血管扩张、充血，黏液分泌增多，间质内淋巴细胞和浆细胞浸润。

（2）慢性肥厚性鼻炎　除了有慢性单纯性鼻炎改变外，尚有黏膜上皮增生、鳞状上皮化生和黏膜下结缔组织增生等。

（3）慢性萎缩性鼻炎　黏膜上皮广泛鳞状上皮化生，小血管呈闭塞性脉管炎改变，黏膜和腺体萎缩。

（4）特异性鼻炎　多为全身性疾病，如结核等在鼻黏膜形成的慢性肉芽肿性炎。

## 二、鼻窦炎

**1. 发病部位**

上颌窦炎的发病率最高，其次为筛窦炎、额窦炎和蝶窦炎。

**2. 常见病因**

多由鼻源性细菌感染引起。

**3. 病理变化**

可表现为急性浆液性卡他性炎、急性化脓性炎、慢性炎。

## 三、咽炎、喉炎

**（一）咽炎**

**1. 概念**

咽部黏膜及淋巴组织的炎症。

**2. 常见病原体**

（1）急性咽炎多由柯萨奇病毒、腺病毒和副流感病毒引起。

（2）慢性咽炎是由急性咽炎迁延不愈、反复发作所致，也可因长期吸烟等引起。

**3. 慢性咽炎分类**

（1）慢性单纯性咽炎。

（2）慢性肥厚性咽炎。

（3）慢性萎缩性咽炎。

**（二）喉炎**

**1. 急性喉炎**

（1）有感冒病毒引起者，主要表现为急性卡他性炎。

（2）白喉杆菌引起者，表现为假膜性炎。

**2. 慢性喉炎**

（1）慢性单纯性喉炎。

（2）慢性增生性喉炎　可形成声带息肉或声带小结。

#### 四、急性气管支气管炎

**1. 多见于儿童及老年人**

**2. 组织学分类**

急性卡他性气管支气管炎；急性化脓性气管支气管炎；急性溃疡性气管支气管炎。

**3. 特殊类型的气管支气管炎**

白喉时的假膜性气管支气管炎；麻疹时的巨细胞支气管炎。

#### 五、急性细支气管炎

（1）指管径小于2mm的细支气管的急性炎症。

（2）常见于4岁以下的婴幼儿，特别是1岁以内的婴儿。

（3）多在冬季发病，主要由病毒感染引起。

（4）炎症时易于发生管腔阻塞，导致小灶性肺萎缩或急性阻塞性肺气肿；易扩散形成细支气管周围炎或局限性肺炎；严重者可形成纤维闭塞性细支气管炎。

#### 六、肺炎

##### （一）细菌性肺炎

**1. 大叶性肺炎**

（1）主要由肺炎链球菌引起。

（2）以肺泡腔内弥漫性纤维素渗出为主的急性炎症。

（3）常累及肺大叶的全部或大部。

（4）多见于青壮年。

（5）典型症状　寒战高热，胸痛，咳铁锈色痰，呼吸困难。

（6）病因与发病机制　90%以上是由肺炎链球菌引起；当受寒、醉酒、疲劳和麻醉时呼吸道的防御功能减弱，机体抵抗力降低，易致细菌侵入肺泡而发病。进入肺泡的病菌繁殖并引发肺组织的变态反应在发病中起着非常重要的作用。细菌和渗出物通过肺泡间孔或呼吸性细支气管向周围组织蔓延而累及部分或整个肺大叶。

（7）病理变化

①充血水肿期：发病后的第1~2天，病变肺叶肿胀，暗红色；镜下肺泡间隔毛细血管充血，肺泡腔内有大量浆液性渗出液，渗出液中常可检出肺炎链球菌。

②红色肝样变期：发病后的第3~4天，肺叶暗红色，质地变实，切面灰红，似肝脏外观；镜下，肺泡间隔仍为充血状态，腔内充满大量红细胞和一定量的纤维素。

③灰色肝样变期：发病后的第5~6天，肺充血消退，切面灰白色，质实如肝；肺泡腔内渗出的纤维素增多，纤维素网中有大量中性粒细胞，几乎很少见到红细胞，肺泡壁毛细血管受压而呈贫血状态。

④溶解消散期：发病后1周左右，病原菌被巨噬细胞吞噬、溶解，中性粒细胞变性、坏死，并释放出大量蛋白水解酶，使渗出的纤维素逐渐溶解，由于炎症未破坏肺泡壁结构，无组织坏死，故最终肺组织可完全恢复正常的结构和功能。

（8）并发症　大叶性肺炎的并发症现已少见。

①肺肉质变：由于肺内炎性病灶中性粒细胞渗出过少，释放的蛋白酶量不足以溶解渗出物中的纤维素，大量未能被溶解吸收的纤维素被肉芽组织取代而机化，病变肺组织呈褐色肉样外观，故称肺肉质变；也称机化性肺炎。

②胸膜肥厚和粘连。

③肺脓肿及脓胸。

④败血症或脓毒败血症。

⑤感染性休克。

（9）临床病理联系 肺泡腔内的红细胞被巨噬细胞吞噬、崩解后，形成含铁血黄素随痰液咳出，致使痰液呈铁锈色。X 线检查可见大片致密阴影。

现今常在疾病的早期即开始使用抗生素，故已很少见典型的四期病变过程。

**2. 小叶性肺炎**

（1）主要由化脓性细菌引起。

（2）为化脓性炎。

（3）以肺小叶为病变单位，常以细支气管为中心，又称支气管肺炎。

（4）主要发生于儿童、体弱老人及久病卧床者。

（5）病因与发病机制 常见的致病菌有葡萄球菌、肺炎球菌、流感嗜血杆菌等。当机体抵抗力下降，这些常驻口腔或上呼吸道内的细菌可侵入细支气管及末梢肺组织繁殖，引起小叶性肺炎。常为某些疾病的并发症。

（6）病理变化

①小叶性肺炎的病变特征是以细支气管为中心的肺组织化脓性炎症。

②肉眼观，双肺表面和切面散在分布灰黄、质实病灶，以下叶和背侧多见。

③病灶大小不一，直径多在 0.5~1cm，形状不规则，色暗红或灰黄色，质实，多数病灶中央可见受累的细支气管，挤压可见淡黄色脓性渗出物溢出。严重者，病灶互相融合成片，形成融合性支气管肺炎，一般不累及胸膜。

④镜下，病灶中支气管、细支气管管腔及其周围的肺泡腔内出现较多中性粒细胞、少量红细胞及脱落的肺泡上皮。

（7）常见并发症 经及时有效治疗，大多可痊愈；但严重者，并发症较大叶性肺炎多且危险性也大（表8-1）。呼吸功能不全，心力衰竭，脓毒血症，肺脓肿和脓胸等。

（8）临床病理联系 临床症状常被原发疾病掩盖，但发热、咳嗽和咳痰仍是最常见的症状。痰液往往为黏液脓性或脓性。X 线检查可见肺内散在不规则小片状或斑点状模糊阴影。

表8-1 大叶性肺炎和小叶性肺炎临床病理特征鉴别

| | 大叶性肺炎 | 小叶性肺炎 |
| --- | --- | --- |
| 好发人群 | 青壮年 | 儿童、体弱老人及久病卧床者 |
| 常见致病菌 | 肺炎链球菌 | 葡萄球菌等 |
| 炎症性质 | 纤维素性炎 | 化脓性炎 |
| 病变分布 | 累及肺大叶的全部或大部 | 累及肺小叶，以细支气管为中心 |
| 是否累及胸膜 | 常累及胸膜，引起胸痛 | 一般不累及胸膜 |
| 病变的转归 | 多数可以完全吸收痊愈，一般不引起肺组织结构的破坏 | 可引起局部肺组织的破坏 |
| 并发症 | 少见，肺肉质变等 | 严重者并发症较多、危险性大 |
| 咳痰 | 铁锈色痰 | 黏液脓痰或脓痰 |
| X线表现 | 大片致密阴影 | 肺内散在不规则小片状或斑点状模糊阴影 |

**3. 军团菌肺炎**

（1）由嗜肺军团杆菌引起。

（2）以肺组织急性纤维素性化脓性炎为病变特点。

（3）属急性传染病。

（4）病死率可高达15%左右，尤以老年人、免疫缺陷者及伴有其他疾病（糖尿病、肿瘤）者死亡率高。

（5）传染源是人、水源和空调系统，主要通过空气传播。

（6）病理变化　早期常限于单个肺叶，晚期可波及多个肺叶，也可出现双肺多叶病变，可见肺脓肿形成，可累及胸膜。

**（二）病毒性肺炎**

**1. 常见致病原**

（1）最常见的为流感病毒。

（2）呼吸道合胞病毒、腺病毒、副流感病毒、麻疹病毒、单纯疱疹病毒及巨细胞病毒等。

**2. 病理变化**

（1）基本病变为急性间质性肺炎。

（2）支气管、细支气管及其周围组织和小叶间隔等肺间质充血水肿，致使肺泡间隔明显增宽，内见大量单核细胞、淋巴细胞浸润，肺泡腔内无渗出物或仅见少量浆液。

（3）浆液纤维素性渗出物浓缩在肺泡腔面形成一层均匀红染的膜状物，即透明膜。

（4）细支气管和肺泡上皮可增生、肥大，并形成多核巨细胞，如麻疹性肺炎时出现的巨细胞较多，又称巨细胞肺炎。

（5）病理诊断的重要依据是找到病毒包涵体，常呈圆形或椭圆形，约红细胞大小，周围常有透明晕，嗜酸性或嗜碱性，可位于胞核内或（和）胞浆内。

**（三）严重急性呼吸综合征**

（1）严重急性呼吸综合征（SARS）属于急性传染病。

（2）病原体为SARS冠状病毒。

（3）传播途径以近距离空气飞沫传播为主。

**4. 病理变化**

（1）肺部病变　双肺呈斑块状实变，可完全实变，暗红色，切面可见出血及出血梗死灶；镜下，以弥漫性肺泡损伤为主，部分可见病毒包涵体，肺泡腔内广泛透明膜形成，肺小血管呈血管炎改变。

（2）脾和淋巴结病变。

（3）心、肝、肾、肾上腺等实质性器官也不同程度受累。

**（四）支原体性肺炎**

（1）属于间质性肺炎。

（2）儿童和青少年发病率较高。

（3）秋冬发病较多，常伴有顽固而剧烈的咳嗽。

（4）病理变化：主要位于肺间质，常呈节段性分布。

# 第二节　慢性阻塞性肺疾病

| 重点 | 慢性支气管炎、肺气肿 |
| --- | --- |
| 难点 | 慢性阻塞性肺疾病的病因、转归（慢性肺源性心脏病）及临床病理联系 |
| 考点 | 慢性支气管炎的概念、病理变化及临床病理联系<br>肺气肿的概念、病理变化、类型及对机体的影响 |

慢性阻塞性肺病（COPD）是一组慢性气道阻塞性疾病的统称，其共同特点为肺实质和小气道受损，导致慢性气道阻塞、呼吸阻力增加和肺功能不全，主要包括慢性支气管炎、支气管哮喘、支气管扩张症和肺气肿等疾病。

## 一、慢性支气管炎

### （一）概念

发生于支气管黏膜及周围组织的慢性非特异性炎症。

### （二）好发人群

中老年人群。

### （三）临床特征

反复发作的咳嗽、咳痰或伴有喘息症状，症状每年至少持续 3 个月，连续 2 年以上。

### （四）病因与发病机制

（1）病毒和细菌感染。

（2）吸烟。

（3）空气污染与过敏因素。

（4）机体内在因素。

（5）病理变化

**1. 主要病变**

为黏膜上皮损伤与修复性改变，支气管黏膜腺体肥大、增生、黏液腺化生以及支气管壁其他组织的慢性炎性损伤。

**2. 黏膜上皮的损伤和修复**

（1）支气管黏膜上皮纤毛发生粘连、变短、倒伏。

（2）杯状细胞数量增加。

**3. 腺体增生、肥大及黏液腺化生**

（1）黏膜上皮及腺体分泌功能亢进。

（2）黏液分泌增多使分泌物变黏稠。

（3）患者支气管黏膜及腺体出现萎缩性改变，致使黏液分泌减少，咳痰减少或无痰。

**4. 支气管壁其他组织的慢性炎性损伤**

管壁平滑肌断裂、萎缩，软骨可变性、萎缩或骨化。

### （六） 临床病理联系

（1）因支气管黏膜受炎症刺激及分泌的黏液增多而出现咳嗽，咳白色黏液泡沫状痰。

（2）支气管的痉挛或狭窄及黏液和渗出物阻塞管腔常致喘息。

（3）病程久，可发展至慢性萎缩性支气管炎，分泌物减少而痰量减少或无痰。

（4）小气道的狭窄和阻塞可致阻塞性通气障碍，此时呼气阻力的增加大于吸气，久之，使肺过度充气，肺残气量明显增多而并发肺气肿，进而发展成慢性肺源性心脏病。

## 二、支气管哮喘

### （一） 概念

由呼吸道过敏引起的以支气管可逆性发作性痉挛为特征的慢性阻塞性炎性疾病。患者大多具有特异性变态反应体质。

### （二） 症状

（1）反复发作的伴有哮鸣音的呼气性呼吸困难、咳嗽或胸闷。

（2）发作间歇期可完全无症状。

（3）严重病例常合并慢性支气管炎，并导致肺气肿和慢性肺源性心脏病。

### （三） 病理变化

（1）肺因过度充气而膨胀。

（2）支气管管腔内可见黏液栓。

（3）杯状细胞增多。

（4）管壁各层均可见嗜酸粒细胞、淋巴细胞和浆细胞浸润。

（5）管壁及黏液栓中常见夏科 – 莱登结晶（嗜酸粒细胞的崩解产物）。

## 三、支气管扩张症

### （一） 概念

以肺内小支气管管腔持久性扩张伴管壁纤维性增厚为特征的慢性呼吸道疾病。

### （二） 临床表现

（1）慢性咳嗽。

（2）大量脓痰。

（3）反复咯血。

### （三） 病因与发病机制

（1）重要发病因素　支气管及肺组织感染造成支气管壁支撑组织的破坏及支气管腔阻塞。

①因反复感染，特别是化脓性炎症常导致管壁平滑肌、弹力纤维和软骨等支撑结构破坏。

②同时受支气管壁外周肺组织慢性炎症所形成的纤维瘢痕组织的牵拉及咳嗽时支气管腔内压的增加，最终导致支气管壁持久性扩张。

（2）少数与支气管先天性发育缺陷及遗传因素有关。支气管壁的平滑肌、弹力纤维和软骨薄弱或缺失，如继发感染，管壁弹性降低易致支气管扩张。

### （四） 病理变化

（1）肉眼观，支气管呈囊状或筒状扩张。

（2）一般下叶多见，特别是下叶背部，左肺多于右肺。

（3）扩张的支气管腔内常含有黏液脓性或血性渗出物，若继发腐败菌感染可散发恶臭。

（4）镜下，支气管壁明显增厚，黏膜上皮增生伴鳞状上皮化生；黏膜下充血，淋巴细胞、浆细胞甚或中性粒细胞浸润，管壁腺体、平滑肌、弹力纤维和软骨不同程度遭受破坏，萎缩或消失，代之以肉芽组织或纤维组织；扩张支气管周围纤维组织增生，逐渐发生纤维化。

### （五）临床病理联系

（1）患者因支气管受慢性炎症及化脓性炎性渗出物的刺激，常有频发的咳嗽及咳出大量脓痰。

（2）若支气管壁血管遭破坏则可咯血，大量的咯血致失血过多或血凝块阻塞气道，严重者可危及生命。

（3）患者常因支气管引流不畅或痰不易咳出而感胸闷、憋气，炎症累及胸膜者可出现胸痛。

（4）慢性重症患者常伴严重的肺功能障碍，出现气急、发绀和杵状指等，晚期可并发肺动脉高压和慢性肺源性心脏病。

## 四、肺气肿

### （一）概念

指末梢肺组织（呼吸性细支气管、肺泡管、肺泡囊和肺泡）因含气量过多伴肺泡间隔破坏，肺组织弹性减弱，导致肺体积膨大、通气功能降低的一种疾病状态，是支气管和肺部疾病最常见的并发症。

### （二）发病机制

肺气肿常继发于其他肺阻塞性疾病，其中最常见的是慢性支气管炎。

**1. 阻塞性通气障碍**

（1）因慢性炎症使小支气管和细支气管管壁结构遭受破坏及以纤维化为主的增生性改变导致管壁增厚、管腔狭窄。

（2）黏液性渗出物的增多和黏液栓的形成进一步加剧小气道的通气障碍，使肺排气不畅，残气量过多。

**2. 呼吸性细支气管和肺泡壁弹性降低**

（1）长期的慢性炎症破坏了大量的弹力纤维，使细支气管和肺泡的回缩力减弱。

（2）阻塞性肺通气障碍使细支气管和肺泡长期处于高张力状态，弹性降低，使残气量进一步增多。

**3. $\alpha_1$-抗胰蛋白酶水平降低**

（1）中性粒细胞、巨噬细胞释放的氧自由基可氧化 $\alpha_1$-抗胰蛋白酶活性中心的蛋氨酸使之失活，从而对弹性蛋白酶的抑制减弱，使其活性增强，过多降解肺组织中的弹性硬蛋白，使肺组织中的支撑组织受破坏，肺泡间隔断裂，肺泡融合成肺气肿。

（2）遗传性 $\alpha_1$-抗胰蛋白酶缺乏者因血清中 $\alpha_1$-抗胰蛋白酶水平极低，故肺气肿的发病率较一般人高15倍。

### （三）类型

**1. 肺泡性肺气肿**

（1）腺泡中央型肺气肿　最常见，指位于肺腺泡中央的呼吸性细支气管呈囊状扩张，而肺泡管和肺泡囊扩张不明显。

（2）腺泡周围型肺气肿　也称隔旁肺气肿，呼吸性细支气管基本正常，而远侧端位于其周围的肺泡管和肺泡囊扩张。

（3）全腺泡型肺气肿　常见于青壮年、遗传性 $\alpha_1$-抗胰蛋白酶缺乏者。

**2. 间质性肺气肿**

**3. 其他类型肺气肿**

（1）瘢痕旁肺气肿

①概念：系指出现在肺组织瘢痕灶周围，由肺泡破裂融合形成的局限性肺气肿。

②若气肿囊腔直径超过2cm，破坏了肺小叶间隔时，称肺大疱。

（2）代偿性肺气肿。

（3）老年性肺气肿。

### （四）病理变化

（1）肉眼观　肺体积显著膨大，表面可见肋骨压痕，肺组织柔软而缺乏弹性，色灰白，切面因肺气肿类型不同，所见囊腔的大小、分布的部位及范围均有所不同，累及部位肺组织呈蜂窝状，捻发音增强。

（2）镜下　肺泡明显扩张，间隔破裂肺泡融合成较大囊腔，肺泡壁毛细血管受压且数量减少。

### （五）临床病理联系

（1）呼气性呼吸困难，气促、胸闷、发绀等缺氧症状。

（2）"桶状胸"。

（3）X线见肺野扩大、横膈下降、透明度增加。

（4）长期严重的肺气肿可导致慢性肺源性心脏病。

# 第三节　肺尘埃沉着病

| 重点 | 肺硅沉着病 |
|---|---|
| 难点 | 肺硅沉着病的发病机制<br>硅结节与结核结节的鉴别 |
| 考点 | 肺硅沉着病的病因、病理变化及并发症 |

## 一、肺硅沉着病

### （一）概念

因长期吸入含大量游离二氧化硅粉尘颗粒而引起的以硅结节形成和肺广泛纤维化为病变特征的一种常见职业病，简称硅肺（曾称矽肺）。

### （二）患病人群

长期从事开矿、采石、坑道作业及在石英粉厂、玻璃厂、耐火材料厂、陶瓷厂生产作业的工人易患本病。多在接触硅尘10～15年后发病，即使脱离硅尘接触后，肺部病变仍继续发展。

### （三）病因与发病机制

**1. 吸入空气中游离二氧化硅粉尘**

是硅肺发病的主要原因。发病与吸入二氧化硅的数量、形状及其颗粒大小密切相关：一般硅尘颗粒直径 >5μm 被吸入后，经过上呼吸道时易附着于黏膜表面，大多被黏液纤毛排送系统清除出体外，不能进入肺内；<5μm 者则可被吸入肺内，直达肺泡并被聚集于肺泡间隔或支气管周围的巨噬细胞吞噬，形成早期硅肺的细胞性结节，尤以 1～2μm 的硅尘颗粒致病性最强。

**2. 发病机制**

目前认为主要与二氧化硅的性质和巨噬细胞有关。硅尘颗粒被巨噬细胞吞噬后，硅尘表面的二氧化硅与水作用形成硅酸，从而改变了溶酶体膜的稳定性和完整性，使膜的通透性增强，导致巨噬细胞溶酶体崩解，使细胞崩解死亡，硅尘释放，又被其他巨噬细胞吞噬，如此反复。

3. 免疫因素

在硅肺的发病中也可能发挥作用。

### （四）病理变化

硅肺的基本病变是硅结节的形成和肺组织的弥漫性纤维化。

**1. 硅结节**

（1）硅结节为境界清楚的圆形或椭圆形结节，直径 3~5mm，色灰白，触之有沙砾感。

（2）结节内成纤维细胞增生，结节发生纤维化遂形成纤维性结节。

（3）结节内胶原纤维呈同心圆或漩涡状排列，部分结节中胶原纤维发生玻璃样变。

（4）相邻的硅结节可以融合形成大的结节状病灶，其中央常因缺血、缺氧发生坏死和液化，形成硅肺性空洞。

**2. 肺组织的弥漫性纤维化**

（1）可见范围不等的弥漫性纤维化病灶。

（2）镜下为致密的玻璃样变胶原纤维。

（3）晚期病例纤维化肺组织可达全肺2/3以上。

（4）胸膜也可因弥漫性纤维化而广泛增厚，厚度可达 1~2cm。

### （五）硅肺的分期和病变特点

**1. Ⅰ期硅肺**

（1）硅结节主要局限于肺门淋巴结。

（2）肺组织内硅结节数量较少，主要分布于双肺中、下叶近肺门处，结节直径一般为 1~3mm。

（3）X线检查肺门阴影增大，密度增强，肺野内可见少量类圆形或不规则形小阴影。

（4）胸膜可有硅结节形成。

**2. Ⅱ期硅肺**

（1）硅结节数量增多，体积增大，伴有较明显的肺纤维化。

（2）总的病变范围未超过全肺的1/3。

（3）X线检查肺野内见较多直径小于1cm的阴影，分布范围较广。

（4）肺的重量和硬度增加，体积增大。

**3. Ⅲ期硅肺（重症硅肺）**

（1）硅结节密度增大并与肺纤维化融合成团块，病灶周围肺组织常有肺气肿或肺不张。

（2）X线检查肺内可出现直径超过2cm的大阴影。

（3）肺门淋巴结肿大，密度高，可见蛋壳样钙化。

（4）肺重量和硬度明显增加，大团块病灶的中央可见硅肺空洞。

### （六）并发症

**1. 肺结核病**

（1）硅肺患者易并发肺结核病，称硅肺结核病。

（2）硅肺结核病的发病率随病变的加重而增加。

（3）原因可能是由于肺间质弥漫性纤维化使肺内淋巴和血液循环障碍及巨噬细胞的吞噬功能下降。

（4）硅肺结核病病变更重，发展更快，更易形成空洞。

**2. 慢性肺源性心脏病**

**3. 肺部感染和阻塞性肺气肿**

## 二、肺石棉沉着病

### 1. 概念

长期吸入石棉粉尘引起的以肺组织和胸膜纤维化为主要病变的职业病，也称石棉肺。

### 2. 病理变化

肺石棉沉着症的病变特点为肺间质弥漫性纤维化（内含石棉小体）及胸膜脏层肥厚和胸膜壁层形成胸膜斑。

### 3. 并发症

50%～80%以上恶性胸膜间皮瘤患者有石棉接触史。

# 第四节　慢性肺源性心脏病

| | |
|---|---|
| **重点** | 慢性肺源性心脏病的病因、病理变化和临床病理联系 |
| **难点** | 慢性肺源性心脏病的发病机制 |
| **考点** | 慢性肺源性心脏病的病因和临床病理联系 |

## 一、概念

慢性肺源性心脏病简称肺心病，是由慢性肺疾病、肺血管及胸廓的病变引起肺循环阻力增加、肺动脉压力增高而导致以右心室肥厚、心腔扩张甚或发生右心衰竭的心脏病。

## 二、病因与发病机制

### 1. 肺疾病

（1）慢性支气管炎并发阻塞性肺气肿最常见，约占80%～90%。

（2）由于阻塞性通气障碍及肺气血屏障破坏使气体交换面积减少等均可导致肺泡气氧分压降低。

（3）阻塞性肺通气障碍可破坏肺气－血屏障，减少气体交换面积，导致氧气的弥散障碍而发生低氧血症。

（4）缺氧使收缩血管物质和舒张血管物质的比例失调，造成肺血管收缩。

（5）各种肺部病变还可造成肺毛细血管减少，使循环阻力增加和肺动脉高压，最终导致右心室肥大、扩张。

### 2. 胸廓运动障碍性疾病

### 3. 肺血管疾病

## 三、病理变化

### 1. 肺部病变

（1）除了原有肺疾病表现外，主要病变是肺小动脉的改变。

（2）无肌型细动脉出现中膜肌层和内、外弹力层，即发生无肌细动脉肌化。

### 2. 心脏病变

（1）诊断标准　通常以肺动脉瓣下2cm处右心室前壁肌层厚度超过5mm（正常约3～4mm）作为诊断肺心病的病理形态标准。

（2）镜下　可见到心肌细胞肥大，核大、深染；也可见缺氧所致的心肌纤维萎缩、肌浆溶解、横纹消失，间质水肿及胶原纤维增生等改变。

### 四、临床病理联系

（1）代偿期主要为原有肺、胸廓疾病的症状和体征，并逐渐出现肺、右心衰竭的征象。

（2）由于肺组织的严重损伤导致缺氧和二氧化碳潴留，严重者出现肺性脑病。

# 第五节 呼吸窘迫综合征

| 重点 | 呼吸窘迫综合征的病因与发病机制及病理变化 |
| --- | --- |
| 难点 | 呼吸窘迫综合征的病因与发病机制 |
| 考点 | 呼吸窘迫综合征的病因与发病机制及病理变化 |

## 一、成人呼吸窘迫综合征（ARDS）

**1. 概念**

是指全身遭受严重创伤、感染及肺内严重疾患时出现的一种以进行性呼吸窘迫和低氧血症为特征的急性呼吸衰竭综合征。

**2. 特点**

起病急，呼吸窘迫症状不仅重而且难以控制，预后极差，病死率高达50%~60%。

**3. 病因与发病机制**

（1）本病多继发于严重的全身感染、创伤、休克和肺的直接损伤.

（2）肺毛细血管和肺泡上皮的严重损伤。

（3）毛细血管的损伤使管壁通透性升高，导致肺泡内及间质水肿和纤维素大量渗出。

（4）肺泡上皮，特别是Ⅱ型上皮损伤后，使肺泡表面活性物质缺失，导致肺泡表面透明膜形成及肺萎陷。

（5）气/血比例失调而发生低氧血症，引起呼吸窘迫。

**4. 病理变化**

（1）双肺肿胀，重量增加，暗红色，湿润。

（2）镜下主要表现为肺间质毛细血管扩张、充血，肺泡腔和肺间质内有大量含蛋白质的浆液（肺水肿）。

## 二、新生儿呼吸窘迫综合征（NRDS）

**1. 概念**

是指新生儿出生后仅出现数分钟至数小时的短暂自然呼吸便发生进行性呼吸困难、发绀等急性呼吸窘迫症状和呼吸衰竭综合征，多见于早产儿、过低体重儿或过期产儿。

**2. 病因与发病机制**

主要与肺发育不全、缺乏肺表面活性物质有关。

**3. 病理变化**

以肺内形成透明膜为主要病变特点，故又称新生儿肺透明膜病。

# 第六节　呼吸系统常见肿瘤

| | |
|---|---|
| **重点** | 鼻咽癌的病因、病理类型、病理变化及扩散转移<br>肺癌的病理类型、病理变化及扩散转移<br>肺腺癌新分类及诊断标准<br>肺小细胞癌的病变特点（临床预后、超微结构特点及常用的免疫组化标记物） |
| **难点** | 肺癌的病理类型、隐性肺癌的定义<br>鼻咽癌的组织学分型 |
| **考点** | 肺癌的病理类型、病理变化及扩散转移 |

## 一、鼻咽癌

是鼻咽部上皮组织发生的恶性肿瘤。有明显的地域性，以我国广东、广西、福建等省高发，特别是<u>广东珠三角和西江流域</u>发病率最高。

### （一）病因

（1）<u>EB 病毒</u>。

（2）遗传因素。

（3）化学致癌物质。

### （二）病理改变

（1）最常发生于<u>鼻咽顶部</u>。

**（2）组织学类型**

①鳞状细胞癌：多见。<u>最常见的组织学类型为未分化型非角化性癌</u>，此型与 EB 病毒感染关系密切。可表现为<u>泡状核细胞癌</u>。

②腺癌：少见。

### （三）扩散途径

**1. 直接蔓延**

**2. 淋巴道转移**

鼻咽癌<u>早期常发生淋巴道转移</u>，经咽后壁淋巴结转移至<u>颈深上淋巴结</u>，患者常在胸锁乳突肌后缘上 1/3 和 2/3 交界处皮下出现无痛性结节，并有一半以上的患者以此作为<u>首发症状</u>而就诊。

**3. 血道转移**

## 二、肺癌

### （一）病因

**1. 吸烟**

（1）吸烟是肺癌致病的最危险因素之一，吸烟者肺癌的发病率比普通人高 20～25 倍。

（2）香烟燃烧的烟雾中已确定的致癌物质有 3，4 - 苯丙芘、尼古丁、焦油等。

**2. 大气污染**

**3. 职业因素**

## （二）病理变化

**1. 大体类型**

（1）中央型（肺门型）

①此型最为常见。

②癌发生于主支气管或叶支气管等大支气管，从支气管壁向周围肺组织浸润、扩展，可形成结节或巨块。

（2）周围型

①起源于肺段或其远端支气管，在靠近肺膜的肺周边部形成孤立的结节状或球形癌结节。

②发生淋巴结转移常较中央型晚，但可侵犯胸膜。

（3）弥漫型。

早期肺癌

（1）中央型早期肺癌：发生于段支气管以上的大支气管，癌组织仅局限于管壁内生长，包括腔内型和管壁浸润型，后者不突破外膜，未侵及肺实质，且无局部淋巴结转移。

（2）周边型早期肺癌：发生于小支气管，癌块直径 <2cm，且无局部淋巴结转移。

隐性肺癌

一般指肺内无明显肿块，影像学检查阴性，而痰细胞学检查癌细胞阳性，手术切除标本经病理学检查证实为支气管黏膜原位癌或早期浸润癌，而无淋巴结转移者。

**2. 组织学类型**

（1）鳞状细胞癌 ①为肺癌中常见的类型；②大体类型多为中央型，常由支气管黏膜上皮经鳞状上皮化生恶变而来；③患者多有吸烟史，常为老年男性；④分为高、中、低分化三型；⑤高分化鳞癌癌巢中多有角化珠形成；⑥中分化鳞癌有角化现象但不形成角化珠；⑦低分化鳞癌细胞异型性明显，无角化现象，多无细胞间桥。

（2）腺癌 目前已为肺癌的最常见类型。①多为周边型，女性多见，且多为非吸烟者；②腺癌伴纤维化和瘢痕形成较多见，有人称此为瘢痕癌；③高分化腺癌排列成腺腔样结构，可形成乳头状结构；④低分化腺癌排列成实体状或筛状，细胞异型性明显；⑤WHO肺腺癌组织学新分类：原位腺癌、微浸润腺癌和浸润性腺癌；⑥原位腺癌定义为局限性，肿瘤细胞沿肺泡壁呈鳞屑样生长，无间质、血管或胸膜浸润的小腺癌（直径一般≤3cm）；⑦微浸润腺癌被定义为孤立性、以鳞屑样生长方式为主且浸润灶直径≤0.5cm 的小腺癌（≤3cm）。

（3）腺鳞癌 占肺癌总数的10%左右，含有腺癌和鳞癌两种成分。

（4）小细胞癌 ①占原发型肺癌的10%～20%；②为肺癌中分化最低、恶性度最高的一种；③生长迅速，转移早，存活期大多不超过1年；④对化疗及放疗敏感；⑤多为中央型；⑥镜下，癌细胞小呈短梭形，细胞一端稍尖，胞质少，似裸核；⑦免疫组化染色显示癌细胞对神经内分泌标记如 CD56、CgA、Syn 等呈阳性反应，Ki-67 增殖指数常高达80%以上。

（5）大细胞癌 ①为未分化癌，恶性程度高，生长迅速，转移早而广泛，生存期大多在1年之内；②癌细胞体积大，胞质丰富，异型明显，可出现畸形核、多核，可见瘤巨细胞或透明细胞。

## （三）扩散途径

**1. 直接蔓延**

（1）中央型肺癌常直接侵犯纵隔、心包及周围血管。

（2）中央型肺癌也可沿支气管向同侧甚至对侧肺组织蔓延。

（3）周围型肺癌可直接侵犯胸膜并侵入胸壁。

**2. 转移**

（1）肺癌淋巴道转移常发生较早，且扩散速度较快。

（2）癌组织首先转移到支气管旁、肺门淋巴结，再扩散到纵隔、锁骨上、腋窝及颈部淋巴结。

（3）周围型肺癌时癌细胞可进入胸膜下淋巴丛，形成胸膜下转移灶并引起胸腔血性积液。

（4）血道转移常见于脑、肾上腺、骨等器官和组织等处。

（5）小细胞肺癌比鳞状细胞癌和腺癌更易发生转移。

**（四）临床病理联系**

（1）肺癌在早期常无明显症状，以后常有咳嗽、咳痰带血等症状，其中咯血较易引起患者的注意而就诊。

（2）位于肺尖部的肺癌压迫或侵蚀颈交感神经及颈神经根引起 Horner 综合征。

①病侧眼睑下垂，瞳孔缩小。

②胸壁皮肤无汗。

③交感神经麻痹综合征。

（3）小细胞癌可因 5 – 羟色胺分泌过多而引起类癌综合征。

①支气管哮喘。

②心动过速。

③水样腹泻。

④皮肤潮红。

# 第七节　胸　膜　疾　病

| | |
|---|---|
| **重点** | 胸膜炎的类型及病理变化<br>恶性胸膜间皮瘤的病因及病理变化 |
| **难点** | 恶性胸膜间皮瘤的病理变化 |
| **考点** | 胸膜炎的类型<br>恶性胸膜间皮瘤的病因 |

## 一、胸膜炎

**1. 浆液性胸膜炎**

①又称湿性胸膜炎，表现为胸腔内有多量淡黄色浆液潴留；②渗出液可引起呼吸困难；③见于肺炎和肺结核病初期；④在类风湿关节炎、系统性红斑狼疮等自身免疫疾病时可作为全身性浆膜炎的一部分出现。

**2. 纤维素性胸膜炎**

①又称干性胸膜炎，渗出物主要为纤维素伴不等量中性粒细胞浸润；②多见于肺炎、肺结核、尿毒症、风湿病和肺梗死；③临床听诊可闻胸膜摩擦音，并出现胸痛；④重者胸膜厚度可达数厘米，使呼吸运动明显受限。

**3. 化脓性胸膜炎**

①常继发于肺炎球菌、金黄色葡萄球菌等化脓性细菌引起的肺炎、肺脓肿；②脓性渗出液积聚于胸腔形成脓胸；③肺结核空洞破裂穿入胸腔可形成结核性脓胸。

## 二、胸膜间皮瘤

（1）良性胸膜间皮瘤。

（2）恶性胸膜间皮瘤

①多为弥漫性生长，多见于老年人，发病与石棉密切相关。

②临床有胸痛及胸腔积液。

③肉眼观，胸膜呈结节状弥漫性增厚。

④组织学构象多样，可由梭形细胞和胶原纤维构成的组织内见有上皮样细胞团，并可形成管状或乳头状结构；可分为腺管乳头状型、肉瘤样型和混合型。

（林　原）

# 第九章　消化系统疾病

速览导引图

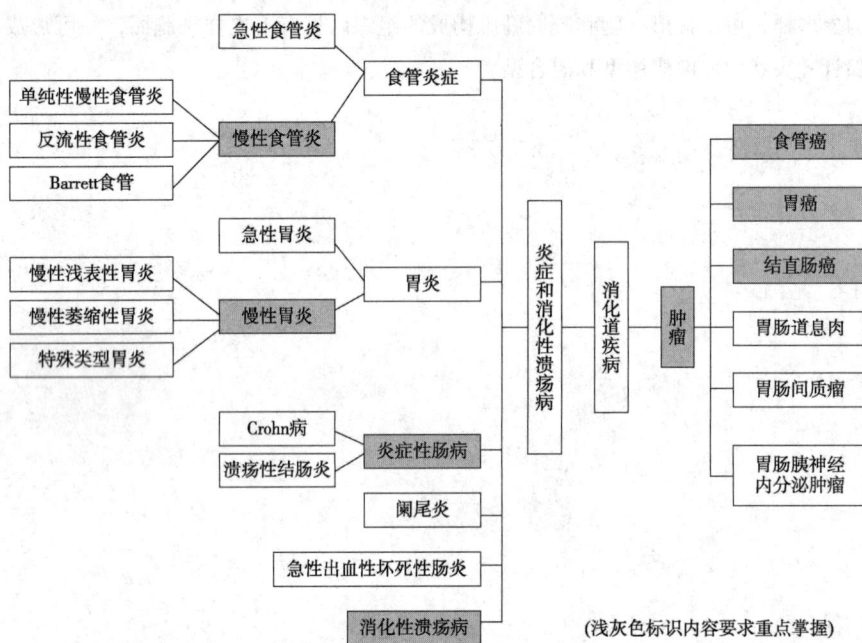

(浅灰色标识内容要求重点掌握)

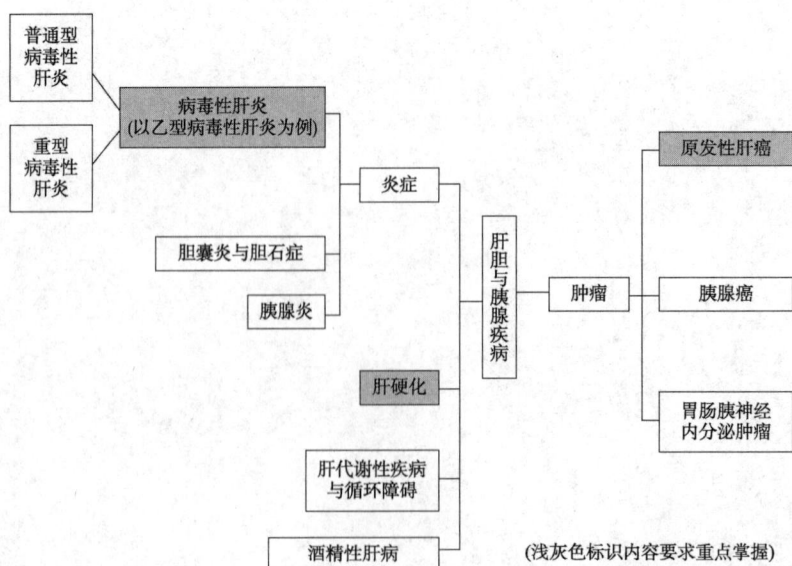

(浅灰色标识内容要求重点掌握)

# 第一节　食管的炎症、狭窄与扩张

| 重点 | 反流性食管炎病因与病理形态，Barrett 食管病因与病理形态 |
|---|---|
| 难点 | Barrett 食管的病理诊断 |
| 考点 | Barrett 食管病因与病理形态 |

## 一、食管的炎症

### （一）急性食管炎

**1. 单纯性卡他性炎**

常因食入刺激性强的或高温食物引起。

**2. 化脓性炎**

多继发于食管憩室引起的食物潴留、腐败、感染，可形成脓肿或蜂窝织炎。

**3. 坏死性食管炎**

由强酸、强碱等化学腐蚀剂或猩红热、白喉等炎症病变波及所致。

### （二）慢性食管炎

**1. 单纯性慢性食管炎**

常由于长期摄入刺激性食物，重度吸烟，食管狭窄致食物潴留与慢性淤血等引起。病理变化常呈现食管上皮局限性增生与不全角化，还可形成黏膜白斑。

**2. 反流性食管炎**

是由于功能性或器质性疾病引起胃内容物流入食管下段，引起食管下部黏膜损伤而导致。病理形态为食管黏膜充血；光镜下可见中性粒细胞浸润和嗜酸粒细胞浸润，有时伴局灶上皮坏死或浅表溃疡形成。

**3. Barrett 食管**

食管与胃交界的齿状线数厘米以上活检的黏膜出现柱状上皮化生时，为 Barrett 食管。胃食管反流是 Barrett 食管形成的主要原因。内镜下食管黏膜呈橘红色、天鹅绒样不规则病变，可继发糜烂、溃疡、食管狭窄和裂孔疝；光镜下 Barrett 食管黏膜由类似胃黏膜或小肠黏膜的上皮细胞和腺体构成，柱状上皮间有杯状细胞就可确诊。Barrett 食管可发生溃疡或癌变（Barrett 食管腺癌）。

## 二、食管狭窄、扩张与贲门迟缓不能

### （一）食管狭窄

食管狭窄可分先天性与后天性两种。后天性狭窄常继发于炎症破坏或化学药品腐蚀食管壁之后的瘢痕性狭窄，或肿瘤阻塞、压迫。

### （二）食管扩张

**1. 原发性扩张**

根据扩张的范围又可分为广泛性扩张和局限性扩张。前者又称巨大食管症，为先天性疾病。后者又称憩室，其中真性膨出性憩室多因食管壁平滑肌层先天发育不良而致，而假性牵引性憩室常因食管周围组织的慢性炎症所致。

**2. 继发性扩张**

发生在食管狭窄部上方的扩张。

#### （三）贲门迟缓不能

发生于食管的中下端及贲门，是由于该处神经节细胞发生器质性或功能性异常，甚至完全缺损时，当食物通过时食管壁肌肉失去弛缓性调节而发生吞咽困难。

# 第二节 胃　炎

| | |
|---|---|
| **重点** | 慢性胃炎的病因、类型和病理形态 |
| **难点** | 慢性肥厚性胃炎和疣状胃炎的病理形态 |
| **考点** | 慢性胃炎的病因，慢性浅表性胃炎病理形态，慢性萎缩性的类型、临床特征及病理形态 |

胃炎是胃黏膜的炎性病变，是一常见病，可分为急性胃炎和慢性胃炎。急性胃炎以中性粒细胞浸润为病变特征，而慢性胃炎以淋巴细胞和浆细胞浸润为特征，同时可伴有肠上皮化生和胃黏膜腺体的萎缩。胃炎的发生是由于正常胃黏膜的保护屏障和屏障破坏因素失平衡所致。

## 一、急性胃炎

**1. 急性刺激性胃炎**

又称单纯性胃炎，多因暴饮暴食，食用过热或刺激性食品以及烈性酒所致。胃镜可见黏膜潮红充血水肿，有黏液附着，或可见糜烂。

**2. 急性出血性胃炎**

多由服药不当、过度酗酒所致，或创伤及手术等引起的应激反应所致。胃黏膜急性出血合并轻度糜烂，或可见多发性应激性浅表溃疡形成。

**3. 腐蚀性胃炎**

多由吞服强酸、强碱或其他腐蚀性化学剂引起。胃黏膜坏死、溶解，可导致穿孔。

**4. 急性感染性胃炎**

少见，由金黄色葡萄球菌等化脓菌经血道或胃外伤直接感染所致，可引起急性蜂窝织炎。

## 二、慢性胃炎

#### （一）病因

（1）幽门螺杆菌（Hp）感染　是慢性胃炎尤其慢性萎缩性胃炎最主要的病因。70%～90% 的慢性胃炎患者有 Hp 感染；慢性胃炎活动性的存在高度提示 Hp 感染。幽门螺杆菌感染可能刺激炎症性细胞因子前体产生而引起胃炎或者细菌直接损伤胃黏膜上皮而继发炎症。

（2）长期慢性刺激　是相对常见病因，如长期饮酒吸烟、滥用水杨酸类药物、喜食热烫或浓碱及刺激性食物、急性胃炎反复发作。

（3）十二指肠液反流对胃黏膜屏障的破坏　是相对常见病因。

（4）自身免疫性损伤　自身免疫性胃炎在我国相对少见。

**（二）　类型和病理形态**

慢性胃炎的分类尚未统一，一般基于病因、内境所见、胃黏膜病理变化和胃炎分布范围等相关指标进行分类。根据《中国慢性胃炎共识意见（2017 年）》，目前一般基于悉尼系统和新悉尼系统进行慢性胃炎分类，将慢性胃炎大致分为非萎缩性胃炎、萎缩性胃炎和特殊类型胃炎。基于病因可将慢性胃炎分为 Hp 胃炎和非 Hp 胃炎两大类，有助于治疗。基于内镜和病理诊断可将慢性胃炎分萎缩性和非萎缩性两大类（新悉尼系统分类方法），胃黏膜萎缩可分成单纯性萎缩和化生性萎缩，胃黏膜腺体有肠化生者属于化生性萎缩。基于胃炎分布可将慢性胃炎分为胃窦为主胃炎、胃体为主胃炎和全胃炎三大类（悉尼系统分类方法），其中，胃体为主胃炎尤其是伴有胃黏膜萎缩者，胃酸分泌多减少，胃癌的发生风险增加；胃窦为主者胃酸分泌多增加，十二指肠溃疡的发生风险增加。这一胃炎分类法对预测胃炎并发症有一定作用。

另有分类系统将慢性胃炎分为自身免疫性胃炎（A 型胃炎），Hp 感染性胃炎（B 型胃炎）和化学损伤性胃炎（C 型胃炎）。A 型属于自身免疫病，患者血中抗壁细胞抗体和内因子抗体检查阳性，胃酸分泌降低，并伴有恶性贫血，病变主要在胃体和胃底部。B 型慢性萎缩性胃炎的发病原因可能是由于幽门螺杆菌感染，体内不产生抗体，胃酸分泌也不减少，无恶性贫血，病变多见于胃窦部。我国患者多属于 B 型。C 型慢性萎缩性胃炎的发病原因主要是由于胆汁反流、酒精等原因，发病机制主要是化学损伤。

**1. 慢性浅表性胃炎**

又称慢性单纯性胃炎，相当于新悉尼系统中的非萎缩性胃炎，是胃黏膜活检中最常见的病变之一，以胃窦部常见。病变以黏膜浅层炎症细胞浸润及固有腺体保持完整为特点。

胃镜所见：病变部胃黏膜充血、水肿、呈淡红色，可伴有点状出血和糜烂，表面可有灰黄或灰白色黏液性渗出物覆盖。

光镜下：病变主要位于黏膜浅层即黏膜层上 1/3，黏膜充血、水肿、上皮细胞坏死脱落，固有膜淋巴细胞、浆细胞浸润。严重病例炎症可达深层。根据炎症细胞浸润深度可分为三级。轻者仅累及黏膜浅表 1/3 层，中度为 1/3 ~ 2/3，重度为超过 2/3。

**2. 慢性萎缩性胃炎**

慢性萎缩性胃炎以胃黏膜萎缩变薄，黏膜腺体减少或消失并伴有肠上皮化生，固有膜内多量淋巴细胞、浆细胞浸润为特点。多见于中年以上患者，随年龄增长其发病率增高。

胃镜所见：胃黏膜由正常的橘红色变为灰色或灰绿色，黏膜层变薄，皱襞变浅，甚至消失，黏膜下血管透见。表面呈细颗粒状，偶有出血及糜烂。

光镜下：

①胃黏膜皱襞明显变薄，固有腺体萎缩、数量减少。根据腺体萎缩的程度，分为轻、中、重三级。轻者指固有腺体 1/3 萎缩，中度为 1/3 ~ 2/3，重度为 2/3 以上腺体萎缩。②固有膜内有大量淋巴细胞、浆细胞浸润，病程长者可形成淋巴小结。可伴纤维组织增生。③常出现腺上皮化生现象，以肠上皮化生为常见。还可出现幽门腺化生。

肠上皮化生可分为完全型化生和不完全化生。完全型化生又称 I 型化生或小肠型化生。不完全型化生又称 II 型化生，又可分为胃型化生（II a 型）和结肠型化生（II b 型）。II b 型不完全化生与胃癌的关系较密切。完全型化生与小肠上皮相似，含有吸收细胞、杯状细胞和潘氏细胞。吸收细胞管腔面有特殊的刷毛缘，杯状细胞分泌唾酸黏液。II a 型不完全化生的柱状细胞像胃的腺窝上皮细胞，分泌中性黏液，杯状细胞分泌唾酸黏液。II b 型不完全化生的柱状细胞分泌硫酸黏液，杯状细胞分泌唾酸黏液。

**3. 特殊类型胃炎**

（1）肥厚性胃炎　又称肥厚性胃病。病变常发生在胃底及胃体部。胃镜可见黏膜层增厚，皱襞粗大加深变宽，呈脑回状。显微镜下，胃黏膜固有层内炎症细胞浸润不明显。

肥厚性胃炎可分为 3 种亚型：①Menetrier 病，胃黏膜黏液细胞过度增生而腺体萎缩。患者常有胃酸低下及因丢失大量含蛋白的胃液引起的低蛋白血症，胃腺体萎缩而致低酸或无胃酸，常见于中年男性。②肥厚性高分泌性胃病，以主细胞和壁细胞增生为特征。患者因大量胃酸分泌而继发溃疡形成。③继发于促胃液素大量分泌的胃腺体增生，见于促胃液素瘤，即 Zollinger – Ellison 综合征。

（2）嗜酸性胃炎　胃壁全层有大量嗜酸粒细胞浸润。病变主要位于胃窦。中年女性多见，患者外周血嗜酸粒细胞和血清 IgE 升高。固醇类激素治疗有效。

（3）疣状胃炎　病变多见于胃窦部，是一种有特征性病理变化的胃炎，病变处胃黏膜出现许多中心凹陷的疣状突起病灶，镜下可见病灶中心凹陷部胃黏膜上皮变性坏死并脱落，伴有急性炎性渗出物覆盖。

# 第三节　消化性溃疡病

| 重点 | 消化性溃疡病的病因、病理形态和合并症 |
|---|---|
| 难点 | 消化性溃疡病的病因与发病机制 |
| 考点 | 消化性溃疡病的病因、病理形态和合并症 |

消化性溃疡病又称慢性消化性溃疡，是以胃或十二指肠黏膜形成慢性溃疡为特征的一种常见病。临床表现为周期性上腹部疼痛、反酸、嗳气等症状。本病多反复发作呈慢性经过，鉴于其发生与胃液的自我消化作用有关，故称为消化性溃疡病。十二指肠溃疡较胃溃疡多见，更少见的是胃和十二指肠两者并存的复合性溃疡。

## 一、病因

### 1. 胃液的消化作用

溃疡病的发病是胃和十二指肠局部黏膜组织被胃酸和胃蛋白酶消化的结果。

十二指肠溃疡时可见分泌胃酸的壁细胞总数明显增多，造成胃酸分泌增加。空肠与回肠内为碱性环境，一般极少发生这种溃疡病，但做过胃空肠吻合术后，吻合处的空肠则可因胃液的消化作用而形成溃疡。故可说明胃液对胃壁组织的自我消化过程是溃疡病形成的原因之一。

### 2. 黏膜抗消化能力降低

大部分的胃溃疡患者胃酸水平正常，约 50% 的十二指肠溃疡患者无高胃酸。另外，许多人有高胃酸而无溃疡，提示胃、十二指肠黏膜防御屏障功能的破坏是胃或十二指肠黏膜组织被胃酸与胃蛋白酶消化而形成溃疡的重要原因。

正常胃和十二指肠黏膜通过胃黏膜分泌的黏液（黏液屏障）和黏膜上皮细胞的脂蛋白（黏膜屏障）保护黏膜不被胃液所消化。当胃黏液分泌不足或黏膜上皮受损时，胃黏膜的屏障功能减弱，抗消化能力降低，胃液中的氢离子便可以逆向弥散入胃黏膜，损伤黏膜中的毛细血管、促使黏膜中的肥大细胞释放组胺，引起局部血液循环障碍，黏膜组织损伤。还可触发胆碱能效应，促使胃蛋白酶原分泌，加强胃液的消化作用，导致溃疡形成。

氢离子由胃腔进入胃黏膜的弥散能力在胃窦部为胃底的 15 倍，而十二指肠又为胃窦的 $2 \sim 3$ 倍。故溃疡好发于十二指肠和胃窦部可能与此有关。各种因素造成上述黏膜防御屏障的破坏均可诱发消化性溃疡的发生，如幽门螺杆菌感染。

**3. 神经、内分泌功能失调**

溃疡病患者常有精神过度紧张或忧虑、胃液分泌障碍及迷走神经功能紊乱等现象。精神因素刺激可引起大脑皮质功能失调，从而导致自主神经功能紊乱。迷走神经功能亢进可促使胃酸分泌增多，这与十二指肠溃疡发生有关；而迷走神经兴奋性降低，胃蠕动减弱，通过促胃液素分泌增加，进而促使胃酸分泌增加，促进胃溃疡形成。

**4. 遗传因素**

溃疡病在一些家庭中有高发趋势，血型为"O"型的人发病率高于其他血型 $1.5 \sim 2$ 倍，说明本病的发生也可能与遗传因素有关。

## 二、病理形态

### （一）肉眼观

胃溃疡多位于胃小弯侧，尤多见于胃窦部。胃底及大弯则十分罕见。溃疡常一个，呈圆形或椭圆形，直径多在 2cm 以内。溃疡边缘整齐，状如刀切，底部平坦、洁净、深浅不一，通常穿越黏膜下层，深者可达肌层甚至浆膜层。溃疡周围的胃黏膜皱襞向溃疡处集中，常呈放射状或者轮辐状。

### （二）光镜下

慢性溃疡底部从表层到深层可以分为四层。①炎性渗出层：以中性粒细胞为主的炎症细胞和纤维素渗出。②坏死层：由坏死组织和渗出的纤维素组成。③肉芽组织层。④瘢痕层：瘢痕层内的中小动脉常呈增生性（闭塞性）动脉内膜炎，管壁增厚，管腔狭窄，常有血栓形成。

十二指肠溃疡与胃溃疡病变相似，但十二指肠溃疡多发生在球部的前壁或后壁，溃疡一般较小，直径常在 1 cm 以内，溃疡较浅且易愈合。

## 三、结局和并发症

### （一）愈合

如果溃疡不再发生，渗出物及坏死组织逐渐被吸收、排出，已被破坏的肌层不能再生，由底部的肉芽组织增生形成瘢痕组织充填修复。同时周围黏膜上皮再生，覆盖溃疡面而愈合。

### （二）并发症

**1. 出血**

为本病最常见并发症。溃疡底部毛细血管破裂而致少量出血。实验室检查可显示大便潜血阳性。少数患者可因较大血管被侵蚀破坏导致大出血。临床上可出现呕血及黑便，严重时因失血性休克而危及生命。

**2. 穿孔**

穿孔的发生率约占患者 5%。溃疡穿透浆膜时可发生穿孔。这时胃或十二指肠内容物流入腹腔，可引起急性弥漫性腹膜炎。患者剧烈疼痛，严重者可发生休克。位于后壁的溃疡如穿透较慢，穿孔前已与邻近器官如肝、胰等粘连，称慢性穿孔，可形成局限性腹膜炎。

**3. 幽门狭窄**

幽门狭窄的发生率约占患者 3%。由于局部炎症性充血、水肿以及炎症刺激引起的幽门括约肌痉挛和溃疡处结缔组织增生所致的瘢痕收缩均可造成幽门狭窄，使胃内容物通过困难，继发胃扩张。临床上患者主要症状为反复呕吐，胃内容物潴留，严重者可致碱中毒。

**4. 癌变**

癌变的发生率≤1%。癌变多发生于长期胃溃疡患者，十二指肠溃疡几乎不发生癌变，癌变来自溃疡边缘的黏膜上皮或腺体的反复再生、癌变。

## 四、临床表现

溃疡病患者常出现的周期性上腹部疼痛是由于溃疡病胃液中的胃酸刺激溃疡局部的神经末梢；另一方面与胃壁平滑肌痉挛有关。十二指肠溃疡常出现半夜疼痛发作，这与迷走神经兴奋性增高，刺激胃酸分泌增多有关。反酸、嗳气与胃幽门括约肌痉挛、胃逆蠕动以及早期幽门狭窄、胃内容物排空受阻、滞留在胃内的食物发酵等因素有关。

# 第四节 阑 尾 炎

> **重点** 急性阑尾炎的类型及病理改变、临床表现
>
> **考点** 急性阑尾炎的类型及病理改变

阑尾炎是一种常见病。临床主要表现为转移性右下腹疼痛、呕吐伴有体温升高及末梢血中性粒细胞升高。根据病程常分为急性和慢性。

## 一、病因与发病机制

细菌和阑尾腔的阻塞是阑尾炎发病的两个主要因素。

## 二、类型与病理形态

### （一）急性阑尾炎

**1. 急性阑尾炎有三种主要类型**

（1）急性单纯性阑尾炎　为早期的阑尾炎，炎症以阑尾黏膜或黏膜下层较重。阑尾轻度肿胀、浆膜面充血、失去正常光泽。光镜下可见黏膜上皮缺损，并见中性粒细胞浸润和纤维素渗出。黏膜下各层炎性水肿。

（2）急性蜂窝织炎性阑尾炎　阑尾显著肿胀，浆膜高度充血，表面覆以纤维素性渗出物。光镜下，可见阑尾壁各层皆为大量中性粒细胞弥漫浸润，并有炎性水肿及纤维素渗出。阑尾浆膜面为渗出的纤维素和中性粒细胞组成的薄膜所覆盖，即有阑尾周围炎及局限性腹膜炎表现。

（3）急性坏疽性阑尾炎　是一种重症阑尾炎。阑尾因内腔阻塞、积脓、腔内压力增高及阑尾系膜静脉受炎症波及而发生血栓性静脉炎等，均可引起阑尾壁血液循环障碍，以致阑尾壁发生坏死。此时，阑尾呈暗红色或黑色，常导致穿孔，引起弥漫性腹膜炎或阑尾周围脓肿。

**2. 临床表现和并发症**

主要表现为转移性右下腹痛及阑尾点压痛、反跳痛。

经过外科治疗后，预后大部分良好。只有极少数病例因为治疗不及时或机体抵抗力过低，会出现并发症或转变为慢性阑尾炎。并发症主要有阑尾穿孔、急性弥漫性腹膜炎及阑尾周围脓肿、阑尾积脓、阑尾黏液囊肿。有时因并发阑尾系膜静脉的血栓性静脉炎，细菌或脱落的含菌血栓可循门静脉血流入肝脏而形成肝脓肿。

### （二）慢性阑尾炎

慢性阑尾炎大多数为急性阑尾炎转变而来，也可开始即呈慢性经过。主要病变为阑尾壁不同程度纤维化及慢性炎症细胞浸润。临床上时有右下腹疼痛。慢性阑尾炎可急性发作。

# 第五节 炎症性肠病

重点　Crohn 病与溃疡性结肠炎的病理形态、临床表现

难点　Crohn 病与溃疡性结肠炎的发病机制

考点　Crohn 病与溃疡性结肠炎的病理形态

## 一、Crohn 病

Crohn 病是一种病因未明的主要侵犯消化道的全身性疾病。病变主要累及回肠末端，其次为结肠、回肠近端和空肠等处。典型病例病变呈节段性。消化管的其他部位均可见病变。

临床主要表现为腹痛、腹泻、腹部肿块、肠溃疡穿孔、肠瘘形成及肠梗阻。还可出现肠外免疫性疾病，如游走性多关节炎、强直性脊柱炎等。本病呈慢性经过，经治疗后可缓解，但常复发。

### （一）病因与发病机制

至今病因仍然不明。近年发现本病常伴有免疫异常。在患者的血液中可测到抗结肠抗体。在病变部位用免疫荧光和酶标方法证明有免疫复合物沉积。

### （二）病理形态

肉眼观：病变呈节段性，病变之间的黏膜正常。肠黏膜高度水肿，皱襞呈块状增厚犹如铺路石。黏膜面有纵行溃疡并进而发展为裂隙，重者可引起肠穿孔及瘘管形成。病变处肠壁增厚、变硬，病变肠管常因纤维化而狭窄并易与邻近肠管或肠壁粘连。肠系膜脂肪包绕病灶。

光镜下：①节段性、透壁性炎性反应，即肠壁各层可见大量淋巴细胞、浆细胞浸润，呈透壁（全层）性炎症改变，淋巴组织增生并有淋巴滤泡形成。在活检黏膜中，炎症以固有膜底部和黏膜下层为重。②活动期有深入肠壁的裂隙状溃疡，周围重度活动性炎，甚至穿孔或瘘管形成；③黏膜下层水肿和淋巴管扩张，晚期黏膜下层增宽或出现黏膜与肌层融合；④可出现结核样肉芽肿，但无干酪样坏死改变，且肉芽肿直径通常较结核结节小。非干酪样坏死性肉芽肿见于黏膜内、黏膜下、肌层甚至肠系膜淋巴结；⑤肌间神经节细胞和神经纤维增生和神经节周围炎。⑥其他改变，如阿弗他溃疡、隐窝结构异常、腺体增生、幽门腺化生或潘氏细胞化生。

### （三）临床表现和并发症

临床表现呈多样化，包括消化道表现、全身性表现、肠外表现及并发症。消化道表现主要有腹泻和腹痛，可有血便；全身性表现主要有体重减轻、发热、食欲不振、疲劳、贫血等，青少年患者可见生长发育迟缓；肠外表现与溃疡性结肠炎相似（详见溃疡性结肠炎部分）。

腹泻、腹痛、体重减轻是 Crohn 病的常见症状，如有这些症状出现，特别是年轻患者，要考虑本病的可能，如伴肠外表现和（或）肛周病变高度疑为本病。肛周脓肿和肛周瘘瘘管可为少部分 Crohn 病患者的首诊表现。

并发症常见的有瘘管、腹腔脓肿、肠狭窄和梗阻、肛周病变（肛周脓肿、肛周瘘管、皮赘、肛裂等），较少见的有消化道大出血、急性穿孔，病程长者肠黏膜上皮细胞可由不典型增生发生癌变，但癌变率明显小于溃疡性结肠炎。长期患病及发病年龄低是癌变的危险因素。

## 二、溃疡性结肠炎

溃疡性结肠炎是一种原因不明的慢性结肠炎症。最常累及直肠，然后向上进展累及左半结肠直至全结肠，

偶尔见于回肠。临床上有腹痛、腹泻、黏液血性便等症状，发作和缓解交替进行，持续数年甚至数十年。溃疡性结肠炎也常伴肠外免疫性疾病。本病多见于中青年，男女均可发病。

### （一）病因与发病机制

病因目前不是很清晰，但现在多数人认为是一种自身免疫病。有关报道曾指出，在大约不到半数的患者血清中可查出抗自身结肠细胞抗体。这种自身抗体可与结肠组织起交叉反应。这种交叉反应结果可引起肠黏膜的免疫性损伤。

### （二）病理变化

肉眼观：病变呈弥漫性和连续性慢性炎症，无跳跃区，主要位于黏膜层，较少累及肌层。直肠最常且首先累及，并且向近端连续性分布，越靠近端，炎症越轻。最初结直肠黏膜充血并出现点状出血，黏膜隐窝有小脓肿形成。脓肿逐渐扩大，局部肠黏膜表层坏死脱落，形成表浅小溃疡并可累及黏膜下层。溃疡可融合扩大或相互穿通形成窦管。病变进一步发展，肠黏膜可出现大片坏死并形成大的溃疡。残存的肠黏膜充血、水肿并增生形成息肉样外观，称假息肉，多见于乙状结肠和降结肠，而在直肠少见。有时溃疡穿透肠壁引起结肠周围脓肿并继发腹膜炎。病变局部的结肠可与邻近腹腔器官发生粘连。

光镜下：炎症细胞常浸润在黏膜层和黏膜下层表浅部位。全黏膜层炎症细胞增多，黏膜基底部浆细胞、淋巴细胞增多和固有膜内嗜酸粒细胞增多。隐窝分支、扭曲、萎缩和黏膜表面不规则。上皮细胞黏液分泌减少和潘氏细胞化生。活动期，黏膜充血水肿，中性粒细胞增多，形成广泛的隐窝炎和隐窝脓肿以及浅表性溃疡，继而有大的溃疡形成，但缺乏裂隙状溃疡。溃疡边缘假息肉形成处的肠黏膜上皮可见异型增生，提示有癌变的可能。晚期病变区肠壁大量纤维组织增生。

### （三）临床表现和并发症

临床表现：最常发生于青壮年期。临床表现为持续或反复发作的腹泻、黏液脓血便伴腹痛、里急后重和不同程度的全身症状，病程多在4~6周以上。黏液血便是溃疡性结肠炎的最常见症状。全身症状可有皮肤、黏膜、关节、眼和肝胆等的肠外免疫性疾病表现，如游走性多关节炎、葡萄膜炎和原发性硬化性胆管炎等。

溃疡性结肠炎的溃疡灶如穿透肠壁，即肠穿孔，可引起结肠周围脓肿、腹膜炎。还可导致下消化道大出血。此外，在暴发型病例，结肠可因中毒丧失蠕动功能而发生麻痹，故有急性中毒性巨结肠之称。溃疡性结肠炎可合并结直肠上皮内瘤变和结直肠癌。溃疡性结肠炎相关结直肠癌常为多发性，病灶平坦、浸润性，低分化腺癌、黏液腺癌及印戒细胞癌多见；长期患病（溃疡性结肠炎）及发病年龄低是癌变的危险因素。

# 第六节 急性出血性坏死性肠炎

| 重点 | 急性出血性坏死性肠炎的主要病变 |
|---|---|
| 难点 | 病因与发病机制 |
| 考点 | 急性出血性坏死性肠炎的主要病变 |

急性出血性坏死性肠炎（AHE）或简称坏死性肠炎。是以小肠急性出血坏死性炎症为主要病变的儿科急症。

### （一）病因与发病机制

病因至今仍不明确。可能是一种非特异性感染如细菌、病毒或其分解产物所引起激烈的变态反应（Schwartzman反应）性疾病。

### （二）病理形态

以小肠急性出血坏死性炎症为主要病变。肠壁常发生明显的出血及坏死，常呈节段性分布，以空肠及回肠最为多见且严重。病变肠壁增厚，黏膜肿胀，广泛出血、坏死，表面常被覆假膜。病变黏膜与正常黏膜分界清楚，常继发溃疡形成，溃疡深者可引起肠穿孔。黏膜下层除广泛出血外，发生严重水肿及炎细胞浸润。肌层平滑肌纤维断裂并可发生坏死。

### （三）临床表现与并发症

常发生于婴儿，临床主要表现为腹痛、便血、发热、呕吐、腹泻等，重者常引起休克致死。

# 第七节 病毒性肝炎

| | |
|---|---|
| 重点 | 病毒性肝炎的概念，基本病理改变，各型病毒性肝炎病变特点，临床病理类型 |
| 难点 | 病毒性肝炎发病机制 |
| 考点 | 病毒性肝炎的基本病理改变，各型病毒性肝炎病变特点 |

病毒性肝炎指由一组肝炎病毒（嗜肝病毒）引起的以肝实质细胞变性、坏死为主要病变的一种常见传染病。目前认为引起病毒性肝炎的肝炎病毒有甲型（HAV）、乙型（HBV）、丙型（HCV）、丁型（HDV）、戊型（HEV）及庚型（HGV）六种。

### （一）病因与发病机制

**1. 病因及传播途径（表9-1）**

表9-1 病毒性肝炎的病因及传播途径

| | 甲型（HAV） | 乙型（HBV） | 丙型（HCV） | 丁型（HDV） | 戊型（HEV） | 庚型（HGV） |
|---|---|---|---|---|---|---|
| | 无包膜 ssRNA（27nm） | 有包膜 dsDNA（27nm） | 有包膜 ssRNA（27nm） | 有包膜 ssRNA（35nm） | 无包膜 ssRNA（32～34nm） | 有包膜 ssRNA |
| 传播途径 | 消化道 | 非消化道密切接触 | 非消化道密切接触 | 非消化道密切接触 | 水源性 | 非消化道 |
| 潜伏期 | 2～6周 | 4～26周 | 2～26周 | 4～7周 | 2～8周 | 尚不清楚 |
| 携带者状态 | 无 | 有 | 有 | 1%～10%吸毒者或血友病 | 尚不清楚 | 献血者中1%～2% |
| 慢性肝炎 | 无 | 5%～10%急性可转为慢性 | 50%以上可转为慢性 | 与HBV复合感染者，<5%转成慢性；在HBV携带者再感染约80%转为慢性 | 无 | 无 |
| 暴发型肝炎 | 0.1%～0.4% | <0.1% | 罕见 | 复合感染为3%～4% | 0.3%～3%；妊娠妇女为20% | 无 |
| 肝细胞肝癌 | 无 | 有 | 有 | 与HBV相似 | 不清，但可能性不大 | 无 |

**2. 发病机制**

病毒性肝炎的发病机制比较复杂，至今尚未完全阐明，取决于多种因素，尤其是与机体的免疫状态有密切关系。

（1）HAV 可能主要通过细胞免疫机制而导致肝细胞损伤。一般不导致携带者状态和慢性肝炎。

（2）乙型肝炎肝细胞损伤的机制：乙型肝炎的发生与人体对病毒的细胞毒性免疫反应有密切关系。HBV 在感染的肝细胞表面可分泌大量 HBsAg，使机体免疫系统尤其是 $CD_8^+$ T 细胞识别并攻击感染细胞，导致肝细胞变性、凋亡或坏死。在机体缺乏有效的免疫反应的情况下则表现为携带者状态。

共同感染：指 HDV 与 HBV 同时感染；重叠感染：指在慢性 HBV 感染的基础上重叠感染 HDV。

临床病理类型：① 免疫功能正常。感染病毒的数量较少，毒力较弱时，发生急性（普通型）肝炎；② 免疫功能过强。感染病毒数量多而毒力又强时，则发生重型肝炎；③有病毒感染，但免疫功能不足，使部分未被杀灭的病毒在未受损伤的肝细胞内反复复制，导致肝细胞反复损害而成为慢性肝炎；④免疫功能耐受或缺陷，使病毒与宿主共生，在细胞内持续存在，而被病毒感染的肝细胞又不受损害，成为无症状的病毒携带者。

（3）HCV 可直接破坏肝细胞，免疫因素也是肝细胞损伤的重要原因。

（4）HDV 必须依赖 HBV 复合感染才能复制。

（5）HEV 感染的发病机制尚不清楚，可能与 HAV 相似。HEV 一般不导致携带者状态和慢性肝炎。

目前发现 HBV、HCV、HDV 感染与肝癌的发生有一定关联。

**（二）基本病理变化**

**1. 肝细胞变性、坏死与凋亡**

（1）肝细胞变性　①细胞水样变性：光镜下见肝细胞明显肿大，胞质疏松呈网状、半透明，称为胞质疏松化。肝细胞体积更加肿大，由多角形变为圆球形，胞质几乎完全透明，称气球样变。淤胆性肝损伤时，淤积的胆汁可在肝细胞肿胀的基础上形成弥漫的泡状，称羽毛样变性。②嗜酸性变：光镜下见病变肝细胞由于胞浆水分脱失浓缩使肝细胞体积变小，胞质嗜酸性增强，故红染。细胞核染色亦较深。

（2）肝细胞坏死　可分为：点状坏死：指小叶内单个或数个肝细胞的坏死，常见于急性普通型肝炎。碎片状坏死：指肝小叶周边部界板肝细胞的灶性坏死和崩解，故又称界面炎，常见于慢性病毒性肝炎。桥接坏死：指中央静脉与汇管区之间，两个汇管区之间，或两个中央静脉之间形成汇管区—汇管区、汇管区—小叶中心或小叶中心—小叶中心的连续的肝细胞坏死，呈现出互相连接的坏死带，常见于中度与重度慢性肝炎。大片坏死：指几乎累及整个肝小叶的大范围内肝细胞坏死，常见于重型肝炎。

（3）肝细胞凋亡即由上述的嗜酸性变发展而来，胞质进一步浓缩，核也浓缩消失，最终形成深红色浓染的圆形小体，称为嗜酸性小体，为单个肝细胞的死亡，属细胞凋亡。

**2. 炎症细胞浸润**

主要为淋巴细胞和单核细胞呈散在性，或灶状浸润于汇管区或肝小叶内。

**3. 肝细胞再生**

坏死肝细胞周围的肝细胞通过直接或间接分裂再生而修复。再生的肝细胞体积较大，胞质略呈嗜碱性，细胞核大且深染，有时可见双核。也可由肝祖细胞分化而来。

**4. 间质反应性增生和小胆管增生**

间质反应性增生包括 Kupffer 细胞增生和成纤维细胞增生。慢性且坏死较严重的病例，在汇管区或大片坏死灶内，可见小胆管增生。

**5. 纤维化**

早期纤维化可沿汇管区周围或中央静脉周围分布或胶原直接沉积在 Disse 腔内。随着纤维化的不断进展，肝脏逐渐被分割成由纤维包绕的结节，最终形成肝硬化。

### （三）临床病理类型

**1. 普通型病毒性肝炎**

（1）急性（普通型）肝炎　最常见，所有肝炎病毒均可导致急性肝炎。分为黄疸型及无黄疸型。

病理形态：肉眼观肝脏肿大，发红，如有淤胆则可呈暗绿色，质较软，表面光滑，切面边缘外翻。光镜下肝细胞变性，以细胞水样变性为主，肝细胞内可见淤胆现象。肝小叶中可见点状坏死与嗜酸小体。肝小叶内与汇管区可见轻度炎症细胞浸润。黄疸型坏死往往稍重，毛细胆管内常有胆栓形成。

临床表现和结局：发病时多数表现为全身无力、恶心、食欲下降、低热、头痛、肌肉关节痛。少数情况可有呕吐和恶心。急性甲肝炎患者多数在 6 个月内治愈。但乙型、丙型肝炎往往恢复较慢，其中约 5%～10%的乙型肝炎和约 70% 的丙型肝炎可转变为慢性肝炎。

（2）慢性（普通型）肝炎　指有肝炎症状、血清病毒抗原阳性或生化改变持续 6 个月以上，组织学证实肝组织有炎症和坏死。

①轻度慢性肝炎：点状坏死，偶见轻度碎片状坏死，汇管区慢性炎细胞浸润，周围有少量纤维组织增生。肝小叶界板无破坏，小叶结构清楚。

②中度慢性肝炎：肝细胞变性、坏死较明显，中度碎片状坏死，出现特征性的桥接坏死。小叶内有纤维间隔形成。但小叶结构大部分保存。

③重度慢性肝炎：重度的碎片状坏死与大范围的桥接坏死。坏死区出现肝细胞不规则再生，纤维间隔分割肝小叶结构。

毛玻璃样肝细胞：HE 染色光镜下，在乙型肝炎表面抗原（HBsAg）携带者和慢性肝炎患者的肝组织常可见部分肝细胞质内充满嗜酸性细颗粒物质，胞质不透明似毛玻璃样，故称此种细胞为毛玻璃样肝细胞。免疫组织化学和免疫荧光检查 HBsAg 反应阳性。电镜下见细胞质滑面内质网增生，内质网池内可见较多的 HBsAg 颗粒。

**2. 重型病毒性肝炎**

较少见。根据发病缓急及病变程度的不同，分为急性重型和亚急性重型两种。

（1）急性重型肝炎

病理形态：肉眼观肝体积明显缩小，尤以左叶为甚。被膜皱缩，质地柔软，切面呈黄色或红褐色，部分区域呈红黄相间的斑纹状，又称急性黄色肝萎缩或急性红色肝萎缩。光镜下见肝细胞坏死广泛而严重，出现弥漫性大片坏死。肝细胞坏死多从肝小叶中央开始并迅速向四周扩展，仅小叶周边部残留少许变性的肝细胞。

临床病理联系和结局：急性重型肝炎少见，起病急骤，病程短，多为 10 天左右，病变严重，死亡率高。大量肝细胞溶解坏死，可导致肝细胞性黄疸，出血倾向，肝功能衰竭，肝性脑病，还可诱发肾衰竭称肝肾综合征。本型肝炎大多数在短期内死亡，死亡原因主要为肝功能衰竭（肝性脑病），其次为消化道大出血、肾衰竭、DIC 等。少数迁延而转为亚急性重型肝炎。

（2）亚急性重型肝炎

病理形态：肉眼观肝体积缩小，表面包膜皱缩不平，质地软硬程度不一，部分区域呈大小不一的结节状。切面见坏死区呈红褐色或土黄色，再生的结节因胆汁淤积而呈现黄绿色。光镜下既有肝细胞的大片坏死，又有结节状肝细胞再生。坏死区网状纤维支架塌陷和胶原化。肝小叶内外可见淋巴细胞、单核细胞浸润，肝小叶周边部有小胆管增生，较陈旧的病变区有明显的结缔组织增生。

临床病理联系和结局：亚急性重型肝炎起病较急性重型稍慢，病程较长（数周至数月），大多数系由急性重型肝炎迁延而来，少数由急性普通型肝炎恶化进展而来。如治疗得当且及时，病变可停止发展并有治愈可能。多数常继续发展而转变为坏死后性肝硬化。

# 第八节　酒精性肝病

| 重点 | 酒精性肝病常见的 3 种类型及其基本病理变化 |
| --- | --- |
| 难点 | 酒精性肝硬化的形成过程 |
| 考点 | 酒精性肝病常见的 3 种类型及其基本病理变化 |

酗酒可因乙醇的毒性作用而导致各种肝脏病变，即酒精性肝病。常见为脂肪肝、酒精性肝炎，部分患者可发展成酒精性肝硬化。病变程度与饮酒时间长短、营养状况和免疫状况有关。

## 一、脂肪肝

酒精中毒最常导致肝细胞脂肪变性。

肉眼观，肝大而软，黄色，油腻。显微镜下，肝细胞脂肪变性，脂滴通常较大（大泡性脂肪变性），为三酰甘油的聚积。脂肪变以中央静脉周围肝细胞受累明显，严重者可累及整个小叶。单纯的脂肪肝常无症状。

## 二、酒精性肝炎

摄入酒精可致酒精性肝炎，或在脂肪肝的基础上发展为酒精性肝炎。

肉眼观，肝脏通常红色和胆绿色相间。在有临床肝症状的病例，常出现肝细胞脂肪变性，肝细胞水样变性、气球样变，气球样变肝细胞内 Mallory 小体形成，点状坏死甚至桥接坏死，小叶内以中性粒细胞为主的炎症细胞浸润，伴（或不伴）纤维化。纤维化主要见于窦周及中央静脉周围，继而可以形成桥接纤维化，甚至形成肝硬化。可见终末肝静脉纤维性阻塞，伴静脉周围组织坏死和纤维化。

## 三、酒精性肝硬化

酒精性肝硬化为酒精性肝病的最终病变，一般认为此种肝硬化是由脂肪肝和酒精性肝炎进展而来。属于门脉性肝硬化，相当于小结节性肝硬化。参见肝硬化章节。

# 第九节　肝　硬　化

| 重点 | 肝硬化的概念，基本病理变化，各类型肝硬化的形态特点，肝硬化的临床病理联系 |
| --- | --- |
| 难点 | 肝硬化的形成过程 |
| 考点 | 肝硬化的概念，假小叶的概念，肝硬化的基本病理变化，各类型肝硬化的形态特点，肝硬化的临床病理联系 |

肝硬化是由于肝细胞弥漫性变性、坏死、纤维组织增生和肝细胞结节状再生，这三种病变反复交错进行而导致肝脏变形、变硬的一种常见的慢性肝脏疾病。晚期患者临床常表现有不同程度的门静脉压力升高和肝功能障碍，对人体危害较大。大多数发病年龄在 20 ~ 50 岁，男女发病率无明显差异。

　　肝硬化时正常肝小叶结构被破坏，广泛增生的纤维组织将肝细胞再生结节分割包绕成大小不等、圆形或椭圆形的肝细胞团，称为假小叶。

　　国际形态分类将肝硬化分为大结节型、小结节型、大小结节混合型及不全分割型，我国采用结合病因、病变特点及临床表现的综合分类法分为门脉性肝硬化、坏死后性肝硬化、胆汁性肝硬化等。

# 一、门脉性肝硬化

最常见。相当于小结节型肝硬化。

### （一）病因与发病机制

**1. 病毒性肝炎**

这是我国肝硬化的主要原因，尤其是乙型和丙型病毒性肝炎。

**2. 慢性酒精中毒**

在欧美一些国家更为突出。

**3. 营养不良**

如食物中长期缺乏蛋氨酸或胆碱类物质时，脂肪肝渐发展为肝硬化。

**4. 有毒物质的损伤作用**

许多化学物质可以损伤肝细胞，长期作用可致肝损伤而引起肝硬化，如四氯化碳、辛可芬等。

### （二）病理变化

肉眼观　早期肝体积可正常或稍增大，重量增加，质地正常或稍硬。晚期肝体积明显缩小，重量减轻，硬度增加。肝表面和切面呈弥漫性分布的小结节，结节分布较均匀，大小相仿，直径多在 0.15～0.5cm 之间，结节间纤维间隔宽窄较一致。

光镜下　①正常肝小叶结构破坏，被假小叶所取代。假小叶内的肝细胞排列紊乱，可有变性、坏死及再生的肝细胞。中央静脉常缺如、偏位或两个以上。也可见再生的肝细胞结节（也可形成假小叶），其特点是肝细胞排列紊乱，再生的肝细胞体积大，核大且深染或有双核。②包绕假小叶的纤维组织内有少量淋巴细胞和单核细胞浸润，并可见小胆管增生。

### （三）临床病理联系

**1. 门脉高压症**

（1）门脉压力增高的原因　①肝内广泛的结缔组织增生，肝血窦闭塞或窦周纤维化，使门静脉循环受阻（窦性阻塞）；②假小叶压迫小叶下静脉，使肝窦内血液流出受阻，进而影响门静脉血流入肝血窦（窦后阻塞）；③肝内肝动脉小分支与门静脉小分支在汇入肝窦前形成异常吻合，使高压力的动脉血流入门静脉内。

（2）临床表现　慢性淤血性脾大，常伴脾功能亢进症。

腹腔积液：为漏出液。腹腔积液形成的原因有：①门静脉压力升高使门静脉系统的毛细血管流体静压升高，管壁通透性增大，液体漏入腹腔；②低蛋白血症，使血浆胶体渗透压降低；③肝功能障碍，对醛固酮、血管升压素灭活减少，引起水钠潴留而促使腹腔积液形成。

侧支循环形成：①食管下段静脉丛曲张，甚至破裂发生致命性大出血，是肝硬化患者死亡的常见原因之一；②直肠静脉丛曲张，形成痔核，破裂可出现便血；③脐周浅静脉高度扩张，形成"海蛇头"现象。

胃肠淤血、水肿：导致食欲不振、消化不良。

**2. 肝功能障碍**

当肝细胞不能完全再生补充和代偿损伤肝细胞的功能时，则可出现以下肝功能不全的症状及体征。

（1）蛋白质合成障碍　肝细胞受损伤后，合成蛋白的功能降低，使血浆蛋白减少。

（2）出血倾向　肝硬化患者可有皮肤、黏膜或皮下出血，这主要是由于肝脏合成凝血因子减少所致。另外，与脾大、脾功能亢进症及血小板破坏过多也有关系。

（3）胆色素代谢障碍　患者在临床上常有肝细胞性黄疸表现。

（4）对激素的灭活作用减弱　男性乳房发育、蜘蛛状血管痣（系体内雌激素水平升高，小动脉末梢扩张所致），睾丸萎缩，女性患者月经不调、不孕等。

（5）肝性脑病（肝昏迷）　肝功能极度衰竭的表现，是由于含氨物质不能在肝内解毒而引起氨中毒，是导致肝硬化患者死亡的重要原因。

## 二、坏死后性肝硬化

坏死后性肝硬化相当于大结节型和大小结节混合型肝硬化，是在肝细胞发生大片坏死的基础上形成的。坏死后性肝硬化最易引起肝癌。

### （一）病因与发病机制

**1. 病毒性肝炎**

多由亚急性重型肝炎迁延而来。慢性肝炎的反复发作过程中，若坏死严重时，也可发展为本型肝硬化。

**2. 药物及化学物质中毒**

某些药物或化学物质可引起肝细胞弥漫性中毒性肝坏死，继而出现结节状再生而发展为坏死后性肝硬化。

### （二）病理变化

肉眼观：肝脏体积缩小，变硬，以左叶为甚，肝脏变形明显，结节分布不均匀，大小不等，最大结节直径可达5~6cm，切面纤维结缔组织间隔宽，且厚薄不均。

光镜下：明显大小不等的假小叶，假小叶间的纤维间隔较宽，较多炎症细胞浸润及小胆管增生。

### （三）结局

因肝细胞坏死较严重，病程也较短，因而肝功能障碍较门脉性肝硬化明显且出现较早，而门脉高压症较轻且出现晚。本型肝硬化的癌变率也较门脉性肝硬化高。

## 三、胆汁性肝硬化

胆汁性肝硬化是由于胆管阻塞、胆汁淤积引起的肝硬化，较少见。根据病因不同，分原发性和继发性两种。原发性胆汁性肝硬化为一种慢性胆管破坏性疾病，导致进行性淤胆。继发性胆汁性肝硬化的原因与长期肝外胆管阻塞和胆管上行性感染两种因素有关。

病理改变：肉眼观，肝脏颜色呈深绿色或绿褐色，肝脏缩小不如前两型肝硬化明显（早期肝脏常肿大），中等硬度，表面较光滑，呈细小结节或无明显结节，相当于不全分割型肝硬化。光镜下，胆汁性肝硬化时肝实质被纤维组织不完全分割。原发性胆汁性肝硬化早期小叶间胆管上皮细胞变性，淋巴细胞浸润，最后小胆管破坏，纤维组织增生形成不完全分割型假小叶；继发性胆汁性肝硬化镜下见肝细胞明显淤胆而变性坏死（网状或羽毛状坏死），假小叶周围纤维组织分割包绕不完全。

## 四、其他类型肝硬化

**1. 淤血性肝硬化**

常见于慢性充血性心力衰竭及慢性瓣膜病（如严重的二尖瓣狭窄）。

**2. 色素性肝硬化**

多见于遗传性血色素沉着病（遗传性血色病）患者，肝细胞内由于过多含铁血黄素沉着而发生坏死，继而纤维组织增生形成肝硬化。

**3. 寄生虫性肝硬化**

主要见于肝脏慢性血吸虫病。

# 第十节　肝代谢性疾病与循环障碍

| | |
|---|---|
| **重点** | 几种肝代谢性疾病的主要病理改变。 |
| **难点** | 肝代谢性疾病的病因与发病机制。 |
| **考点** | 几种肝代谢性疾病的主要病理改变。 |

## 一、肝代谢性疾病

### （一）肝豆状核变性

肝豆状核变性又称威尔逊病（Wilson disease），为常染色体隐性遗传性疾病，特点是铜代谢障碍而蓄积于各器官，患者多为儿童及青少年。铜最常累及肝，沉积于中枢神经系统、角膜时，出现神经症状和角膜 Kayser - Fleischer（K - F）环。肝脏光镜下形态改变多样，可呈急、慢性肝炎或肝硬化改变，肝细胞中可见脂褐素、铜结合蛋白、铜等沉着。

### （二）含铁血黄素沉积症

肝含铁血黄素沉积症是指肝组织内有可染性铁的色素沉着。含铁血黄素沉积的原因，主要是由于大量红细胞破坏，血红蛋白分解所引起，如引起溶血及肝内出血的疾病（慢性溶血性贫血）。遗传性血色病是一种先天性铁代谢异常的全身性疾病。含铁血黄素主要沉积于肝细胞内，Kupffer 细胞内亦常有该色素沉着，但一般较肝细胞轻。肝病变表现为肝细胞内含铁血黄素沉积，重者全肝呈铁锈色，后期可伴有肝纤维化或肝硬化。

### （三）糖原沉积症

糖原沉积症是一组与糖原合成和分解代谢异常有关的遗传代谢性疾病，多数是由于胞浆内某种特定酶的异常而致病。这些酶的缺失或活力低下将导致糖原在不同组织异常蓄积，临床出现多器官受累症状，主要累及肝、心、肾及肌组织。根据出现异常的酶的不同，分为不同类型糖原沉积症。其中 I 型糖原沉积症中，受累肝脏体积增大，显微镜下肝细胞肿胀、胞浆浅染（由于充满累积的糖原所致），糖原将细胞器挤向周边，故显得细胞膜界限非常清晰，似植物细胞样，而肝窦受压。患者有低血糖、酮尿及发育迟缓等临床表现。

### （四）类脂质沉积症

类脂质沉积症是先天缺陷性脂质代谢障碍所致的组织内类脂质增多并沉积。主要有糖脂、磷脂及胆固醇等沉积。其发生机制，大都是由于作用于脂质分解代谢某些环节上的酶类的遗传性缺失，使其相应的底物（脂质）分解代谢不能进行而沉积在组织内。

**1. 糖脂沉积症**

糖脂是指不含磷酸的脑苷脂及神经苷脂等脂类。包括脑苷脂沉积症（如戈谢病）和神经节苷脂沉积症。Gaucher 病主要累及肝、脾、淋巴结及骨髓等单核 - 吞噬细胞系统，引起肝、脾大，常发生在婴儿。显微镜下，肝组织 kupffer 细胞和汇管区巨噬细胞胞浆内脑苷脂积聚，使细胞体积增大，胞浆呈皱纹纸样的细条纹外观，D - PAS 染色（＋）。

**2. 磷脂沉积症**

主要为不含甘油成分的神经磷脂的增多、蓄积，又称尼曼 - 皮克病（Niemann - Pick Disease），或称神经磷脂沉积症。主要累及肝、脾、骨髓及淋巴结等器官，在儿童也侵犯神经系统。肝大，肝窦内和汇管区有大量巨噬细胞聚集，细胞体积肿大，胞质呈泡沫状，核小居中，称为 Niemann - Pick 细胞，D - PAS 染色

（+）。

## 二、循环障碍

### （一）门静脉阻塞

门静脉阻塞较为少见。多由于肝、胰疾病如肝硬化、肝癌、胰腺癌等压迫、侵袭肝内门静脉以及化脓性腹膜炎，新生儿脐带感染化脓等引起门静脉的血栓形成或栓塞。其肝内分支的一支或多支阻塞可引起梗死（Zahn 梗死）。

### （二）肝静脉阻塞

肝静脉阻塞一般分为两类。一类为肝静脉干至下腔静脉的阻塞，称 Budd – Chiari 综合征；另一类为肝内静脉小分支阻塞，称肝小静脉闭塞症，常因药物/中草药所致。

# 第十一节　胆囊炎与胆石症

| 重点 | 慢性胆囊炎的主要病理改变 |
|---|---|
| 难点 | 胆石症的病因与发病机制 |
| 考点 | 慢性胆囊炎的主要病理改变 |

## 一、胆囊炎

胆囊炎多由细菌引起，且多有胆汁淤滞作为发病的基础。主要感染的细菌为大肠埃希菌、葡萄球菌等。炎症主要累及胆囊者称胆囊炎，若主要累及胆管者则称为胆管炎。

### （一）急性胆管炎和胆囊炎

急性胆囊炎病理变化：胆囊表面充血并有纤维素渗出，胆囊壁增厚。黏膜充血水肿，上皮细胞变性、坏死脱落，囊壁内不同程度的中性粒细胞浸润。病变可继续发展成为蜂窝织炎性胆囊炎、胆囊积脓、坏疽性胆囊炎，甚至发生穿孔，引起胆汁性腹膜炎。

### （二）慢性胆管炎和胆囊炎

慢性胆囊炎为胆囊最常见疾病，多由急性者反复发作迁延所致，常与胆石同时存在。此时胆管及胆囊黏膜多发生萎缩，各层组织中均有淋巴细胞、单核细胞浸润和明显纤维化。

病理变化：胆囊壁增厚、变硬。浆膜面与周围脏器呈纤维性粘连。胆囊腔变小，常含胆石。光镜下，胆囊黏膜萎缩或可见局部溃疡形成，胆囊壁淋巴细胞、单核细胞浸润，纤维组织增生，可继发细菌感染而伴中性粒细胞浸润。有时胆囊壁可广泛钙化、纤维化而形成葫芦状或花瓶状，称为瓷器胆囊。

## 二、胆石症

在胆管系统中，胆汁的某些成分（胆色素、胆固醇、黏液物质及钙等）可以在各种因素作用下析出、凝集而形成结石。发生于各级胆管内的结石称胆管结石，发生于胆囊内的结石称胆囊结石，统称胆石症。多发于肥胖的中年妇女。结石以胆固醇结石和色素结石最常见。

### （一）病因与发病机制

#### 1. 胆汁理化性状的改变

游离胆红素浓度增高可与胆汁中的钙结合形成不溶性的胆红素钙而析出。正常胆汁中的胆红素多与葡萄糖醛酸结合成酯类而不游离。大肠埃希菌等肠道细菌中的葡萄糖醛酸酶则有分解上述酯类使胆红素游离出来的作用。胆汁中如胆固醇含量过多呈过饱和状态则易析出形成胆固醇结石。

**2. 胆汁淤滞**

胆汁中水分被过多吸收，胆汁过度浓缩，可使胆色素浓度增高，胆固醇过饱和可促进胆石形成。

**3. 细菌感染**

炎性水肿和纤维增生可使胆管壁增厚，从而引起胆汁淤滞。炎症时渗出的细胞或脱落上皮、蛔虫残体及虫卵等也可作为结石的核心，促进胆石形成。

**（二）胆石的种类和特点**

**1. 色素性胆石**

有泥沙样及砂粒状两种。常为多个。多见于胆管。

**2. 胆固醇性胆石**

结石常为单个，体积较大，类圆形。多见于胆囊。

**3. 混合性胆石**

由两种以上主要成分构成。以胆红素为主的混合性胆石在我国最多见，多发生于胆囊或较大胆管内，大小、数目不等，常为多个。

# 第十二节 胰 腺 炎

| 重点 | 慢性胰腺炎的主要病理改变。 |
| --- | --- |
| 难点 | 急性胰腺炎临床病理联系。 |
| 考点 | 慢性胰腺炎的主要病理改变。 |

胰腺炎一般是指各种原因导致胰腺酶类的异常激活而出现胰腺自我消化所形成的胰腺炎。根据病程可分为急性胰腺炎和慢性胰腺炎。

## 一、急性胰腺炎

急性胰腺炎是因胰腺自身及其周围组织被消化所致的急性炎症。好发于中年男性暴饮暴食之后或胆管病后。

**（一）病理类型及其病变特点**

**1. 急性水肿性（间质性）胰腺炎**

较多见。胰腺肿大，变硬，间质充血水肿并有中性粒细胞及单核细胞浸润。有时可发生局限性脂肪坏死。预后较好。少数病例也可转变为急性出血性胰腺炎。

**2. 急性出血性胰腺炎**

急性出血性胰腺炎发病急骤，病情危重。以广泛出血坏死为特征。肉眼见胰腺肿大，质软而无光泽，暗红色，胰腺原有的分叶结构模糊消失；胰腺、大网膜及肠系膜等处可见散在浑浊的黄白色斑点（钙皂），或小灶状脂肪坏死。光镜下见胰腺组织大片凝固性坏死，伴出血。患者如幸免于难，则炎性渗出及出血均可吸收，或可纤维化痊愈，或转为慢性胰腺炎。

**（二）临床病理联系**

**1. 休克**

或由于胰液外溢刺激腹膜导致剧烈腹痛所致；或由于大量出血及呕吐造成大量体液丢失及电解质紊乱所

致；或由组织坏死，蛋白物质分解导致机体中毒所致。

**2. 腹膜炎**

常由胰液外溢刺激所致。

**3. 酶的改变**

由于胰液外溢，其中所含的大量淀粉酶及酯酶，可被吸收入血并由尿排出，临床检测患者血和尿中酶含量升高，可协助诊断。

**4. 血清离子改变**

患者血清中钙、钾、钠离子水平下降。

## 二、慢性胰腺炎

由急性胰腺炎反复发作，经久迁延而来。患者常伴有胆管系统疾患，有时并有糖尿病。此外，慢性酒精中毒也常致本病发生。

病理改变 胰腺体积呈结节状增大或萎缩，灰白色、质硬韧，切面分叶不清，大小导管均呈不同程度的扩张。光镜下见胰腺结构可被破坏，腺泡萎缩，纤维组织增生和淋巴细胞、浆细胞浸润。

# 第十三节　消化系统常见肿瘤

| | |
|---|---|
| **重点** | 食管癌、胃癌、大肠癌、肝癌、胰腺癌、胃肠间质瘤、胃肠道腺瘤性息肉、Peutz – Jepher 息肉的病理特点 |
| **难点** | 消化系统常见肿瘤的病因与发病机制，大肠癌的概念，锯齿状息肉、胃肠间质瘤的诊断，胃肠胰神经内分泌肿瘤的分类 |
| **考点** | 食管癌、胃癌、大肠癌、肝癌、胰腺癌、胃肠间质瘤、胃肠道腺瘤性息肉、Peutz – Jepher 息肉的病理形态特点，革囊胃、早期胃癌、早期结直肠癌、小肝癌、大肠癌的概念，良恶性胃溃疡的鉴别 |

## 一、食管癌

食管癌是由食管黏膜上皮或腺体发生的恶性肿瘤，是我国常见肿瘤之一，有明显的地域性。男性发病较高，发病年龄多在 40 岁以上。临床上主要表现为不同程度的吞咽困难。

**（一）病因**

**1. 饮食习惯**

长期食用过热、过硬及粗糙的饮食，刺激和损伤食管黏膜，可能与食管癌发生有关。有些食品中如自制的酸菜，含有较多的亚硝酸盐，可诱发食管癌。

**2. 环境因素**

流行病学调查发现食管癌高发区土壤中所含微量元素与非患病区不同，例如钼缺乏。钼是硝酸盐还原酶的成分，可降低植物中硝酸盐的含量，缺钼可使农作物中硝酸盐的含量增高。

**3. 遗传因素**

食管癌发病可能与遗传易感性有一定的关系。

**（二）病理变化**

食管癌好发于三个生理性狭窄部，以中段最多见，其次为下段，而上段最少。

**1. 早期癌**

食管癌最常见的组织学类型为鳞状细胞癌。如果鳞状细胞癌浸润局限于黏膜层和黏膜下层，无论是否存在淋巴结转移，均称为"浅表性食管癌"。在中国和日本也采用"早期癌"的概念，指黏膜内癌（癌组织浸润局限于黏膜层），无论是否存在淋巴结转移。早期食管癌患者临床无明显症状。

肉眼观：癌变处黏膜轻度糜烂或表面呈颗粒状或微小乳头状。

光镜下：绝大部分为鳞状细胞癌，少部分为腺癌。食管腺癌多由 Barrett 食管癌变而来。

**2. 中晚期癌**

"进展期食管癌"指肿瘤浸润超过固有膜肌层（黏膜肌层）。此期患者已多出现吞咽困难这一典型临床症状。肉眼观类型如下。

（1）髓质型　此型最多见，癌组织在食管壁内浸润性生长累及食管全周或大部分，管壁增厚、管腔变小。切面癌组织质地较软，似脑髓，色灰白。癌组织表面常有溃疡。

（2）蕈伞型　癌呈扁圆形肿块，突向食管腔，表面有浅溃疡，边缘外翻。肿瘤组织侵犯食管管周的部分或大部，浸润较少。

（3）溃疡型　肿瘤表面有较深溃疡，深达肌层，底部凹凸不平。多浸润食管管周的一部分。

（4）缩窄型　癌组织内有明显的结缔组织增生并浸润食管全周，因而使局部食管壁呈环形狭窄。癌组织质硬。狭窄上端食管腔则明显扩张。

光镜下：组织类型主要为鳞状细胞癌，少部分为腺癌。

**（三）扩散**

**1. 直接蔓延**

癌组织穿透食管壁后连续不断地向周围组织及器官浸润。依所发生的部位不同，累及的范围及器官不同，影响亦不同。

**2. 转移**

（1）淋巴道转移　转移部位与食管淋巴引流途径一致。可转移至颈和上纵隔淋巴结；中段常转移到食管旁或肺门淋巴结；下段常转移至食管旁，贲门旁及腹腔上部淋巴结。

（2）血道转移　为晚期转移的方式，常转移至肝、肺。

**（四）临床病理联系**

早期癌组织无明显浸润，无肿块形成，故症状不明显，部分患者出现轻微的胸骨后疼痛、烧灼感、哽噎感，这些可能由于食管痉挛或肿瘤浸润黏膜引起。晚期由于癌肿不断浸润生长，使管壁狭窄，患者出现吞咽困难，甚至不能进食，最终导致恶病质使全身衰竭而死亡。

## 二、胃癌

胃癌是由胃黏膜上皮和腺上皮发生的恶性肿瘤，占我国恶性肿瘤的第一或第二位。好发年龄在 40～60 岁，男性多于女性，男女比例约为 2∶1～3∶1。好发于胃窦部尤以小弯侧多见。临床表现为食欲不振、胃酸缺乏、贫血以及上腹部肿块等。

**（一）病因**

（1）胃癌的发生有一定的地理分布特点，如日本、智利、哥伦比亚、哥斯达黎加、匈牙利、中国的某些地区胃癌发病率高于美国和西欧 4～6 倍。

（2）动物实验证明，用亚硝基胍类化合物饲喂大鼠、小鼠和犬等动物，均可成功诱发胃癌。

（3）流行病学调查揭示，幽门螺杆菌感染与胃癌发生可能有关。

## （二）病理变化

不论肿瘤面积大小，是否伴淋巴结转移，只要病变限于黏膜层或黏膜下层者均称为早期胃癌。而癌浸润超过黏膜下层到达肌层或以上者称为进展期胃癌。10% 早期胃癌病例为多发性，病变范围大小不等，绝大多数直径小于 2cm，最大直径可达 10cm。早期胃癌中，直径在 0.5cm 以下者称微小癌；0.6 ~ 1.0cm 者称小胃癌。内镜检查时疑为癌的黏膜处钳取组织活检，病理确诊为癌，而手术切除标本经阶段性连续切片均未发现癌，称一点癌，也称点状癌。

**1. 早期胃癌**

大体分为以下三种类型。

（1）隆起型（Ⅰ型）　肿瘤从胃黏膜表面明显隆起。此型较少。

（2）表浅型（Ⅱ型）　肿瘤表面较平坦，隆起不明显。又可细分为表浅隆起型（Ⅱa 型），表浅平坦型（Ⅱb 型），表浅凹陷型（Ⅱc 型）。

（3）凹陷型　又称溃疡周边癌性糜烂，系溃疡周边黏膜的早期癌，此型最多见。

镜下早期胃癌以原位癌及高分化管状腺癌多见，其次为乳头状腺癌，最少见者为未分化癌。

**2. 中晚期胃癌（进展期胃癌）**

指癌组织浸润超过黏膜下层或浸润胃壁全层的胃癌。肉眼形态可分以下三型。

（1）息肉型或蕈伞型　息肉型又称结节蕈伞型，癌组织向黏膜表面生长，呈息肉状或蕈状，突入胃腔内。

（2）溃疡型　部分癌组织坏死脱落形成溃疡，溃疡一般比较大，边界不清，多呈皿状。也可隆起如火山口状，底部凹凸不平。溃疡型胃癌（恶性溃疡）与慢性胃溃疡（良性溃疡）的鉴别见表 9-2。

（3）浸润型　癌组织向胃壁内局限性或弥漫性浸润，与周围正常组织分界不清。其表面胃黏膜皱襞大部消失，有时可见浅表溃疡。如为弥漫性浸润，可导致胃壁普遍增厚、变硬，胃腔变小，状如皮革，因而有"革囊胃"之称。

胶样癌：当癌细胞形成大量黏液时，癌组织肉眼呈半透明的胶冻状。其肉眼形态可表现为上述三型中的任何一种。

镜下改变：组织类型主要为腺癌，常见类型有管状腺癌与黏液腺癌。少数病例也可为腺棘皮癌或鳞状细胞癌，此种类型常见于发生在贲门部的胃癌。

胃（腺）癌 Lauren 分型：显微镜下将胃癌分为弥漫型、肠型、混合型和不确定类型。弥漫型癌由粘附性差的癌细胞构成，腺样结构少或无；肠型癌由多量分化程度不同的腺样结构构成；混合型指癌组织由等量的弥漫型和肠型成分构成；未分化癌为不确定类型的癌。

表 9-2　慢性胃溃疡与溃疡型胃癌的鉴别

| 特征 | 良性溃疡（慢性胃溃疡） | 恶性溃疡（溃疡型胃癌） |
| --- | --- | --- |
| 外形 | 圆或椭圆 | 不规则或火山口状 |
| 大小 | 直径一般 <2cm | 直径一般 >2cm |
| 深度 | 较深（底部低于正常黏膜） | 较浅（底有时高出胃黏膜） |
| 边缘 | 平整，不隆起 | 不规则，隆起 |
| 底部 | 平坦，清洁 | 凹凸不平，出血，坏死 |
| 周围黏膜 | 皱襞向溃疡集中 | 皱襞中断或增粗呈结节状 |

### （三）扩散

**1. 直接蔓延**

癌组织向胃壁各层浸润，当穿透浆膜后，癌组织可接连不断的向周围组织和邻近器官广泛蔓延生长，例如向肝脏、大网膜等部位浸润蔓延。

**2. 转移**

（1）淋巴道转移 淋巴道转移为其主要转移途径，首先转移到局部淋巴结，最常见者为幽门下胃小弯的局部淋巴结。进一步转移至腹主动脉旁淋巴结、肝门或肠系膜根部淋巴结。晚期可经胸导管转移至左锁骨上淋巴结（Virchow 信号结）。

（2）血道转移 多发生于胃癌的晚期，常经门静脉转移至肝，也可转移到肺、脑、骨等器官。

（3）种植性转移 胃癌特别是胃黏液癌细胞浸润至胃浆膜表面时可脱落至腹腔，种植于腹腔及盆腔器官的浆膜上。常在双侧卵巢形成转移性黏液癌，称 Krukenberg 瘤。

### （四）**胃癌的组织发生**

**1. 胃癌的细胞来源**

从早期微小胃癌形态学观察推测，胃癌主要发生自胃腺颈部和胃小凹底部的组织干细胞。此处腺上皮的再生修复特别活跃，可向胃上皮及肠上皮分化，癌变常由此部位开始。

**2. 肠上皮化生与癌变**

大肠型化生在胃癌癌旁黏膜上皮的检出率高达 88.2%，并可见肠化生病变向胃癌移行。同时发现肠上皮化生细胞和癌细胞的胞质中氨基酞酶、乳酸脱氢酶及其同工酶活性增高，而正常胃黏膜细胞中该酶不显活性。故认为部分胃癌经肠上皮化生、上皮内瘤变、最后形成胃癌。

**3. 非典型增生与癌变**

癌旁黏膜常见重度非典型增生，有的与癌变呈移行关系，属于癌前病变。

## 三、结直肠癌

结直肠癌是结肠或直肠黏膜上皮和腺体发生的恶性肿瘤，又称大肠癌。老年人多见，青年患者有逐渐增多趋势。临床表现主要有贫血、消瘦、大便次数增多及黏液血便，也有表现为肠梗阻症状。

### （一）病因与发病学

**1. 饮食习惯**

营养而少纤维的饮食与本病发生有关。这可能因为高营养而少消化残渣饮食不利于有规律的排便，延长了肠黏膜与食物中可能含有致癌物质的接触时间。

**2. 遗传因素**

大肠癌的发生与遗传因素有关。另外，遗传性大肠癌主要有两类：家族性腺瘤性息肉病癌变和遗传性非息肉病性大肠癌，分别由 *APC* 基因突变和错配修复基因突变而来。

**3. 某些伴有肠黏膜增生的慢性肠疾病**

例如肠息肉状腺瘤、绒毛状腺瘤、慢性血吸虫病及慢性溃疡性结肠炎等，由于黏膜上皮过度增生而发展为癌。

**4. 大肠黏膜上皮逐步癌变的分子生物学基础**

众多基因改变的作用，如 *APC*、*c - myc*、*ras* 基因等。

### （二）结直肠癌的概念

WHO 肿瘤分类对结直肠癌的定义已有明确界定，结直肠肿瘤组织只有侵犯黏膜肌层到达黏膜下层才称为癌。只要不超过黏膜肌层，就不称为癌，而称为上皮内瘤变。原先的上皮重度非典型增生和原位癌归入高级别上皮内瘤变，黏膜内癌称黏膜内瘤变。

### （三）病理变化

结直肠癌好发部位以直肠最多见（50%），其余依次为乙状结肠（20%）、盲肠及升结肠（16%）、横结肠（8%）、降结肠（6%）。

结直肠癌也有早期和进展期之分。肿瘤限于黏膜下层，无淋巴转移者称早期结直肠癌。肿瘤已累及肠壁肌层者称进展期结直肠癌。进展期癌肉眼形态一般分为四型。

**1. 隆起型**

肿瘤呈息肉状或盘状向肠腔突出，一般伴表浅溃疡，多为分化较高的腺癌。

**2. 溃疡型**

肿瘤表面形成较深溃疡或呈火山口状，本型较多见。

**3. 浸润型**

癌组织向肠壁深层弥漫浸润，常累及肠管全周，导致局部肠壁增厚，变硬，若同时伴有肿瘤间质结缔组织明显增多，则使局部肠管周径明显缩小，形成环状狭窄。

**4. 胶样型**

肿瘤表面及切面均呈半透明、胶胨状。此型肿瘤预后较差。

大肠癌肉眼形态在左右结肠略有不同，左侧大肠癌浸润型多见，易引起肠壁狭窄，早期出现梗阻症状。右侧结肠癌隆起息肉型多见。

镜下组织学类型有：① 乳头状腺癌；②管状腺癌（根据分化程度可分为高、中、低分化三级）；③黏液腺癌或印戒细胞癌；黏液腺癌以形成大片黏液湖为特点；④未分化癌；⑤腺鳞癌；⑥鳞状细胞癌。大肠癌主要以高、中分化管状腺癌及乳头状腺癌多见。少数为未分化癌或鳞状细胞癌，后者常发生于直肠肛门附近。

### （四）扩散

**1. 直接蔓延**

当癌组织浸润肌层达浆膜层后，可直接蔓延至邻近器官，如前列腺、膀胱及腹膜等处。

**2. 转移**

（1）淋巴道转移　癌组织未穿透肠壁肌层时，较少发生淋巴道转移。一旦穿透肌层。则转移率明显增加，一般先转移至癌所在部位的局部淋巴结，再沿淋巴引流方向到达远隔淋巴结，偶尔可侵入胸导管而达锁骨上淋巴结。

（2）血道转移　晚期癌细胞可沿血道转移至肝，甚至更远的器官，例如肺、脑等。

（3）种植性转移　癌组织穿破肠壁浆膜后，到达肠壁表面，癌细胞脱落，播散到腹腔内形成种植性转移。

## 四、胃肠道息肉与上皮内瘤变

### （一）腺瘤性息肉

**1. 管状腺瘤**

光镜下瘤细胞形成腺管结构，细胞具非典型性。可癌变。

**2. 乳头状－管状腺瘤**

光镜下瘤细胞形成腺管和绒毛状（乳头状）结构，细胞具非典型性。可癌变。

**3. 乳头状（绒毛状）腺瘤**

光镜下瘤细胞形成绒毛状（乳头状）结构，细胞具非典型性。易癌变。

**4. 家族性腺瘤性息肉病（familial adenomatous polyposis，FAP）**

家族性多发性息肉病是一种常染色体显性遗传病，特点是在结肠和直肠中存在大量的腺瘤性息肉，并且这些腺瘤有进展成腺癌的内在倾向（癌变率高）。该病是由结肠腺瘤性息肉病 *APC* 基因突变所致。腺瘤性息肉满布结肠或直肠，多数为管状腺瘤。

### （二） 锯齿状息肉

**1. 增生性息肉（HP）**

内镜下为无蒂息肉，体积较小，趋向扁平。与 SSA/P 和 TSA 同属于锯齿状息肉。光镜下见增生的腺体隐窝拉长，呈管状，隐窝上段管腔切面呈锯齿状，增生部分位于基底及下 1/3，隐窝下 1/3 狭窄，间隔被覆未分化细胞及神经内分泌细胞。增生性息肉又细分为微泡型（MVHP）、富杯状细胞型（GCHP）和寡黏液型（MPHP）。

**2. 广基/无蒂锯齿状腺瘤/息肉（SSA/P）**

内镜下见息肉体积稍大，平坦、无蒂、柔软、表面光滑。光镜下见息肉内腺体隐窝拉长、扩张形成倒 T 型或 L 型，锯齿状结构常位于隐窝基底部。通常不具有细胞异型增生。伴细胞异型增生的 SSA/P 可显示普通型腺瘤异型增生的特征（核窄、拉长、深染，胞浆嗜碱性），更多出现的是具有嗜酸性胞浆的立方形细胞，核空泡状，可见核仁，称为"锯齿状异型增生"。

**3. 传统锯齿状腺瘤（TSA）**

少见，光镜下具有复杂的绒毛状结构，隐窝不再"锚定"黏膜肌，形成"异位隐窝"。绒毛被覆高柱状、具有长的笔杆状核、嗜酸性胞浆的细胞，核分裂象非常罕见，细胞增殖指数低。异位隐窝的细胞与表面细胞形态不同，而与基底部的增殖及未分化细胞相同。

锯齿状息肉可伴有一系列基因或表观基因改变，可导致癌的发生。

### （三） 其他息肉

**1. 色斑性息肉**

又称 Peutz-Jegher（P-J）息肉，光镜下见树枝状平滑肌束，其上被覆固有黏膜组织，黏膜上皮和腺上皮形态正常。主要发生于小肠，大肠或胃也可见，为错构瘤性息肉。患者常伴口唇、颊黏膜和手足掌面色素斑，即 Peutz-Jegher 综合征。

**2. 幼年性息肉**

息肉表面黏膜上皮脱落，间质水肿、炎症细胞浸润，可见多量囊状扩张的腺体，细胞反应性增生。

**3. 胃底腺息肉**

发生于胃，由增生的胃底腺构成，伴腺腔扩张。细胞常无不典型性。恶性潜能低。

### （四） 上皮内瘤变

胃肠道上皮内瘤变（intraepithelial neoplasia）包括形态上具有可识别的不典型性的病变（如与 IBD 相关的异型增生）和无不典型的病变（如 SSA/P），即某些上皮内瘤变可能不表现为异型增生的形态特点，但它存在特定的组织学形态（如 SSA/P），仍可定义为上皮内瘤变。该定义的关键在于，所有病变均具有可辨识的形态，具有恶变倾向且无浸润。

## 五、胃肠间质瘤

胃肠间质瘤（gastrointestinal stromal tumor，GIST）是来源于间叶组织的肿瘤，是胃肠道常见的间叶组织来源肿瘤，起源于胃肠 Cajal 细胞或 Cajal 细胞的祖细胞。

### （一） 病因与发病机制

GIST 的病因未明。原癌基因 c-Kit 和血小板源性生长因子受体 α（PDGFR）获得性功能突变在 GIST 的发生过程中起重要作用。当 c-Kit 获得性功能突变时，即使无外部生长因子结合，亦会产生持续的生长信号，促进细胞增生和抑制细胞凋亡，导致肿瘤的发生。分子病理检测有助于 GIST 靶向药物的筛选。

## （二）病理变化

肉眼观，多为圆形肿块，单发或多发，多无完整包膜。可向胃肠腔内或向肠壁外突出。肿瘤大小不等，切面棕褐色或灰白色，多呈实性，常伴出血，可伴坏死或囊性变。镜下多为梭形细胞肿瘤，部分病例瘤细胞呈上皮样。免疫组织化学检测大多数病例肿瘤细胞表达 CD117、DOG1 或 CD34。分子检测可提示存在 $c-Kit$ 基因突变。根据肿瘤大小和核分裂象计数，结合肿瘤原发部位，将 GIST 分为极低危险度、低危险度、中危险度和高危险度 4 级。

## （三）临床表现

GIST 的常见症状是腹部隐痛和包块，也可表现为溃疡或出血，其他少见症状有食欲减退、体重下降、恶心、肠梗阻等。约 60% 的十二指肠间质瘤可引起 Vater 壶腹梗阻，致阻塞性黄疸。

# 六、原发性肝癌

原发性肝癌是肝细胞或肝内胆管上皮细胞发生的恶性肿瘤。肝癌发病隐匿，早期无临床症状，故临床发现时多已为晚期，死亡率较高。原发性肝癌一般包括肝细胞性肝癌（肝细胞癌）、胆管细胞癌和混合型肝癌（肝细胞癌与胆管细胞癌混合）三种。

## （一）病因

### 1. 病毒性肝炎与肝癌

流行病学及病理学资料均表明乙型肝炎病毒与肝癌关系密切，其次为丙型肝炎。有报道肝癌高发地区高达 60%~90% 的肝癌患者有 HBV 感染。

### 2. 肝硬化与肝癌的关系

肝硬化与肝癌两者关系密切，在我国尤为明显，约 84.6% 肝癌中合并有肝硬化，大多数为坏死后性肝硬化。

### 3. 真菌及其毒素

黄曲霉菌、青霉菌等可以引起实验性肝癌，尤其是黄曲霉素与肝细胞肝癌的密切关系受到人们的高度重视。

## （二）病理变化

### 1. 肉眼观

（1）小肝癌　小肝癌指单个癌结节最大直径≤3cm 或两个癌结节合计最大直径≤3cm 的原发性肝癌。形态特点：多呈球形，边界清楚，切面均匀一致，无出血及坏死。根据 2010 年版的 WHO 肿瘤分类，小肝癌不完全等同于早期肝癌，因为少数小肝癌已发生肝内血管癌栓。

（2）晚期肝癌　大体形态有多种分型系统，目前国际上无统一的分型系统，可分以下三型。①巨块型：肿瘤体积巨大，圆形，右叶多见。周围常有多少不一的卫星癌结节。②（多）结节型：最常见，癌结节多个散在或单个，圆形或椭圆形。③弥漫型：癌结节小，弥散于肝内，形态上不易与肝硬化鉴别。

### 2. 光镜下

（1）肝细胞癌　肝细胞癌来源于肝细胞，为最常见的原发性肝癌类型。可分为高、中、低分化，或按照 Edmondson 分级系统分为 Ⅰ~Ⅳ级（级别越高，分化越差）。癌细胞常排列成梁索状、假腺样等结构，梁索常稍粗，含 3 层或更多癌细胞，假腺样的腺腔样结构内可见胆汁；间质血窦丰富，而纤维组织少。多伴肝硬化。

（2）胆管细0胞癌　来源于肝内胆管上皮细胞。为腺癌。癌细胞常呈腺管状排列，间质纤维丰富。一般不伴肝硬化。

（3）混合细胞型肝癌　癌灶内含肝细胞癌及胆管细胞癌两种成分。此型最少见。

### （三）扩散

癌组织首先在肝内直接蔓延，也可并且易于沿门静脉分支在肝内播散、转移，使肝内出现多处转移结节。肝外转移通过淋巴道，可转移至肝门淋巴结、上腹部淋巴结和腹膜后淋巴结。晚期通过肝静脉转移至肺、肾上腺、脑及肾等处。侵入到肝表面的癌细胞脱落后可形成种植性转移。

### （四）临床表现

多有肝硬化病史，进行性消瘦，肝区疼痛，黄疸及腹水等表现。肝细胞癌患者的血清 AFP 水平常升高，有一定提示意义。

## 七、胰腺癌

胰腺癌一般指外分泌胰腺发生的癌。患者年龄多在 40~70 岁，男多于女性。胰腺癌根据其发生的部位可分为胰头癌、胰体癌、胰尾癌和全胰癌。其中胰头癌约占 60%~70%，胰体癌约占 20%~30%，胰尾癌约占 5%~10%，全胰癌约占 5%。大约有 20% 为多发性。

### （一）病理变化

肉眼观：大多数胰腺癌为一质地硬韧并与周围组织界限不清的肿块。切面灰白色或黄白色，有时因出血、囊性变和脂肪坏死而杂有红褐色条纹或斑点。胰腺癌大小和外形不一，呈圆形或长圆形，有时肿瘤呈硬性结节突出于胰腺表面，有时癌结节则埋藏于胰腺内，很难从胰腺外观上被发现，不深部取材难以确诊。癌周围组织常见纤维化，以致全胰腺变硬，甚至剖腹探查时都很难与慢性胰腺炎相鉴别。胰头癌常见早期浸润胆总管和胰管，使胆总管和胰管管腔狭窄甚至闭塞。胰管狭窄或闭塞的远端胰管扩张、胰腺组织萎缩和纤维化。

光镜下：常见组织学类型有导管腺癌、囊腺癌、黏液癌、实性癌。还可见未分化癌或多形性癌，少见类型有鳞状细胞癌或腺鳞癌。胰腺癌 80%~90% 为导管腺癌。肿瘤主要由异型细胞形成不规则或不完整的管状或腺样结构，伴有丰富的纤维间质。

### （二）扩散及转移

胰头部癌早期可直接蔓延至邻近组织和器官，如胆管、十二指肠。稍后可转移至胰头旁及胆总管旁淋巴结。经门静脉肝内转移常见，尤以体尾部癌为甚，进而侵入腹腔神经丛周淋巴间隙，远处转移至肺、骨等处。体尾部常伴有多发性静脉血栓形成。

### （三）临床病理联系

胰头癌大多数因为累及胆总管而表现为进行性阻塞性黄疸。体尾部胰腺癌的主要症状为因侵入腹腔神经丛而发生深部刺痛，因侵入门静脉而产生腹水以及压迫脾静脉而导致脾大。不能早期发现确诊者，预后多不佳。

## 八、胃肠胰神经内分泌肿瘤

### （一）胃肠胰神经内分泌肿瘤的命名

2010 年第 4 版《WHO 消化系统肿瘤分类》将所有源自神经内分泌细胞的肿瘤称为"neuroendocrine neoplasm，NEN"，即"神经内分泌肿瘤"。根据不同分化程度，NEN 分为高分化神经内分泌肿瘤和低分化神经内分泌肿瘤，前者为"neuroendocrine tumor，NET（神经内分泌瘤）"，后者为"neuroendocrine carcinoma，NEC（神经内分泌癌）"。胃肠胰神经内分泌肿瘤（GEP—NEN）常规病理诊断不再使用"类癌"这一名称。

### （二）分类和分级

"中国胃肠胰神经内分泌肿瘤病理诊断共识（2013 版）"仍推荐使用 2010 年 WHO 消化系统肿瘤分类标准，即将 GEP－NEN 根据分化程度分为：①高分化的 NET；②低分化的 NEC；③混合性腺神经内分泌癌（MANEC）；④部位特异性和功能性 NEN，包括节细胞副神经节瘤，促胃液素瘤、胰岛素瘤等。

GEP - NEN 根据肿瘤细胞的增殖活性分级，增殖活性的级别采用核分裂象和（或）Ki - 67 阳性指数两项指标，具体标准详见表9-3。大部分分化好的 NET 为 G1 或 G2 肿瘤，大部分 G3 肿瘤为分化差的 NEC。并且，将分化良好、形态学不符合低分化 NEC，而 Ki - 67 阳性指数超过 20%（一般不超过 60%）的 NEN 命名为"高增殖活性的 NET"，以区别于 NEC G3。

**表9-3　胃肠胰神经内分泌肿瘤的分级标准**

| 分级 | 核分裂象（个/10 高倍视野） | Ki - 67 阳性指数（%） |
| --- | --- | --- |
| G1 | <2 | ≤2 |
| G2 | 2~20 | 3~20 |
| G3 | >20 | >20 |

### （三）病理形态

NEN 具有独特的显微镜下表现。高分化的 NET 具有典型的组织病理学形态特点，瘤细胞排列成实性巢状、缎带状、小梁状或腺管样。肿瘤细胞形态均匀一致，为小细胞或中等大小细胞，多边形，胞质中等量或丰富；核圆形或卵圆形，大小形态规则，染色质呈略粗的颗粒状；核仁一般不明显。在瘤细胞巢外周有丰富的小血管和多少不等的纤维间质围绕。典型的低分化 NEC 包括小细胞神经内分泌癌（简称小细胞癌）和大细胞神经内分泌癌，形态与肺的相应肿瘤相同。

混合性腺神经内分泌癌（mixed adenoneuroendocrine carcinoma，MANEC）是指同时具有腺管形成的经典型腺癌和神经内分泌肿瘤形态特点的上皮性肿瘤，每种成分至少各占肿瘤的 30%，均为恶性，应当分别进行组织学分级。少数情况下，可以是鳞状细胞癌和神经内分泌肿瘤的混合。鉴于此，2017 年有文献建议将此类肿瘤称为混合性神经内分泌 - 非神经内分泌肿瘤（mixed neuroendocrine - non - neuroendocrine neoplasms，MNEN），至少包含 2 种形态类型的肿瘤成分，其中一种为神经内分泌肿瘤。

### （四）临床表现

功能性神经内分泌肿瘤分泌某些激素，引起相应的临床表现，如胰岛素瘤引起低血糖，促胃液素瘤引起难治性消化道溃疡等。无功能性神经内分泌肿瘤可有肿块压迫引起的相应症状，如消化道梗阻和黄疸。也可能出现转移相关的症状。

（廖　冰）

# 第十章　淋巴造血系统疾病

**速览导引图**

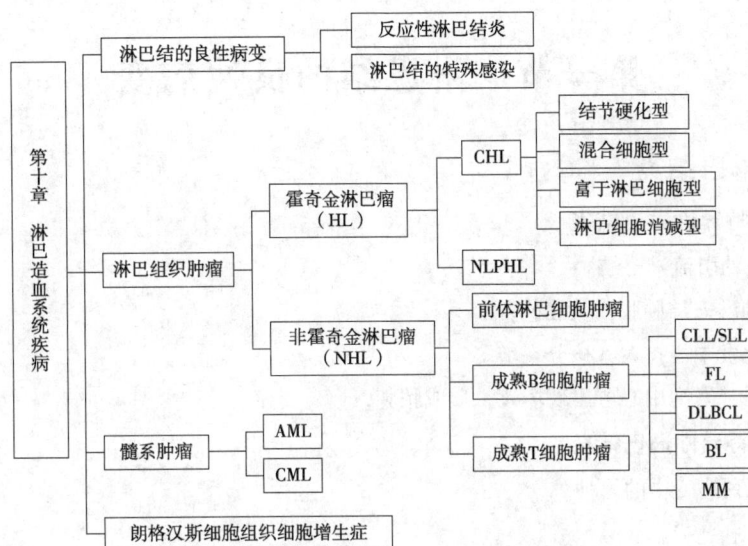

重点

1. 慢性非特异性淋巴结炎的形态学特点

2. 淋巴组织肿瘤的基本概念

3. 霍奇金淋巴瘤的分型和基本形态学特点；R－S 细胞的形态特点和基本免疫表型

4. 非霍奇金淋巴瘤的临床特点，基本形态特点，常见组织学分型

5. 淋巴瘤的诊断原则

6. 急性髓性白血病的临床和形态特点；慢性髓性白血病的分子遗传学改变及其临床和形态特点

7. Langerhans 细胞组织细胞增生症的临床特点和病理变化

难点

1. 霍奇金淋巴瘤的分型和基本形态学特点；R－S 细胞的形态特点和基本免疫表型

2. 非霍奇金淋巴瘤的复杂组织学分类

3. 急性髓性白血病的临床和形态特点；慢性髓性白血病的分子遗传学改变及其临床和形态特点

1. 霍奇金淋巴瘤的分型和基本形态学特点；R-S细胞的形态特点和基本免疫表型
2. 非霍奇金淋巴瘤的临床特点，基本形态特点，常见组织学分型
3. 淋巴瘤的诊断原则
4. 慢性髓性白血病的分子遗传学改变及其临床和形态特点
5. Langerhans细胞组织细胞增生症的临床特点和病理变化

# 第一节　淋巴结的良性病变

## 一、反应性淋巴结炎

### （一）急性非特异性淋巴结炎

常见于局部感染的引流淋巴结。

（1）急性发炎的淋巴结肿胀，灰红色。

（2）镜下可见生发中心扩大，核分裂增多。

（3）严重感染时，滤泡中心可出现坏死，形成脓肿。

### （二）慢性非特异性淋巴结炎

淋巴结会出现下列病变中的一种。

**1. 滤泡增生**

①常由体液免疫反应的刺激而引起；②淋巴滤泡的生发中心明显扩大；③淋巴结内还可见散在的吞噬细胞，胞质内含有吞噬的核碎片；④类风湿关节炎、弓形虫病、HIV感染早期均可引起滤泡增生。

**2. 副皮质区淋巴增生**

①特征是淋巴结T细胞区的增生，活化T细胞的大小是静止淋巴细胞的3~4倍；②淋巴窦和血管内皮细胞增生；③常见于活跃的病毒感染。

**3. 窦组织细胞增生**

①窦组织细胞明显肥大，窦腔扩张，窦组织细胞数量明显增加；②多见于肿瘤引流区的淋巴结。

## 二、淋巴结的特殊感染

（1）结核性淋巴结炎。

（2）淋巴结真菌感染。

（3）组织细胞坏死性淋巴结炎。

（4）猫抓病。

由汉赛巴尔通体属立克次体感染引起的自限性淋巴结炎。

### （五）传染性单核细胞增多症

**1. 好发于青壮年，急性自限性疾病**

**2. 受感染的特征**

（1）发热、喉痛和全身淋巴结肿大。

（2）血中淋巴细胞增多，并有异型性。

（3）抗 EB 病毒抗体滴度增加。

**3. 病理变化**

（1）病变常累及血液、淋巴液、脾脏、肝脏、中枢神经系统。

（2）周围血淋巴细胞绝对数增加，白细胞计数在 12000～18000/L，其中 60% 以上为淋巴细胞。

（3）淋巴细胞体积变大，胞质丰富，含有多个清亮空泡，核卵圆形，边缘锯齿状或皱褶状。

（4）异型的淋巴细胞带有 T 细胞标记，这种细胞在周围血涂片中出现作为本病的诊断依据。

（5）异型淋巴细胞遍布在淋巴组织上，占据整个 T 细胞区。

（6）脾大，重量为 300～500g。

**4. 临床表现**

（1）发热、喉痛、淋巴肿大。

（2）患者的精神行为改变。

（3）临床诊断要点　①周围血淋巴细胞增多，出现特征性异型淋巴细胞；②异染反应（单点试验）阳性；③抗 EB 病毒特异性抗体阳性。

# 第二节　淋巴组织肿瘤

## 一、淋巴组织肿瘤的概念

淋巴组织肿瘤指来源于淋巴细胞及其前体细胞的恶性肿瘤，包括淋巴瘤、淋巴细胞性白血病等。

（1）淋巴瘤可原发于淋巴结和结外淋巴组织。

（2）淋巴瘤是机体免疫系统的免疫细胞发生的一类恶性肿瘤。

## 二、霍奇金淋巴瘤（HL）

### （一）特点

（1）约 90% 的病例原发于淋巴结。

（2）病变往往从一个或一组淋巴结开始，逐渐由近及远地向附近的淋巴结扩散。

（3）HL 肿瘤细胞为 Reed – Sternberg 细胞（R – S 细胞）。

（4）HL 病变组织中常有多量的淋巴细胞、浆细胞以及嗜酸粒细胞等各种炎细胞背景和不同程度的纤维化。

（5）在 HL 的后期，约 10% 的病例可累及骨髓，但不发生白血病转化。

### （二）病理改变

**1. 大体改变**

（1）受累淋巴结肿大。

（2）早期淋巴结可活动，随病情进展，相邻的肿大淋巴结彼此粘连、融合，直径可达 10cm，不活动。

**2. 组织学表现**

（1）以淋巴细胞为主的多种炎细胞混合浸润。

（2）不等量的肿瘤细胞，即 R – S 细胞及变异型细胞散在分布。

（3）R – S 细胞胞体大，胞浆丰富，细胞核大，核仁大，嗜酸性，典型的 R – S 细胞为双核，呈面对面排列，彼此对称，形成所谓"镜影细胞"。

（4）陷窝细胞，常见于经典型结节硬化型霍奇金淋巴瘤，瘤细胞体积大，直径约为 40～50μm，胞质宽而空亮，核呈分叶状，有皱褶，核膜薄，染色质稀疏。

（5）L&H 细胞，亦称"爆米花"细胞，常见于结节性淋巴细胞为主型（非经典型）霍奇金淋巴瘤，瘤细胞的体积大，胞浆丰富淡染，细胞核多呈分叶状，核膜薄，染色质细腻，有多个小的嗜碱性核仁。

### （三）组织学分型

**1. 经典型霍奇金淋巴瘤（CHL）**

（1）结节硬化型（NS）　①多见于年轻女性，好发生于颈锁骨上淋巴结，特别是纵隔淋巴结；②组织学特征是：肿瘤细胞多为陷窝细胞；粗大的胶原分隔病变的淋巴结为大小不等的结节。在由小 T 淋巴细胞、浆细胞、组织细胞和嗜酸粒细胞构成的多种炎细胞浸润背景上，肿瘤细胞散在分布；③HLNS 不会转变为其他亚型的 HL。

（2）混合细胞型（MC）　①HLMC 约占所有 HL 的 20% 到 25%；②病变淋巴结结构破坏，为多种炎细胞的混合浸润所取代；③有小淋巴细胞、嗜酸粒细胞、良性组织细胞和浆细胞等，肿瘤细胞与各种炎细胞混合存在，比例相当，诊断性 R－S 细胞及变异瘤细胞多见；④后期，HLMC 可转为淋巴细胞减少型 HL。

（3）富于淋巴细胞型（LR）　①占霍奇金淋巴瘤的 5%；②肿瘤背景有大量反应性小淋巴细胞与数量不等的良性组织细胞；③缺乏嗜酸粒细胞、中性粒细胞和浆细胞；④肿瘤细胞数量较少。⑤与其他亚型的 HL 相比较，预后较好。

（4）淋巴细胞消减型（LD）　①最少见的 HL 亚型，不到 5%；②分为弥漫纤维化型和网状细胞型；③淋巴细胞数量减少而 RS 细胞或变异型 RS 细胞相对较多；④HLLD 好发于老年人，HIV 阳性者；⑤与其他亚型的 HL 相比较，预后不良。

**2. 结节性淋巴细胞为主型霍奇金淋巴瘤（NLPHL）**

（1）NLPHL 不常见，约占所有 HL 的 5%。

（2）病变淋巴结呈深染的模糊不清的结节状，由大量小 B 淋巴细胞和一些组织细胞组成。

（3）典型 R－S 细胞难觅，常见的是多分叶核的"爆米花"细胞，即 L－H 变异型 R－S 细胞。

（4）嗜酸粒细胞，中性粒细胞和浆细胞少见，几乎无坏死和纤维化改变。

（5）NLPHL 患者多为男性，年龄小于 35 岁。

（6）主要表现是颈和腋下肿块，纵隔和骨髓受累者罕见，较其他 HL 更易复发，但预后好。

### （四）病理诊断

（1）HL 的诊断依赖病理活检，典型的 R－S 细胞对该病具有诊断价值。

（2）经典型 HL 中肿瘤细胞 CD15 和 CD30 常为阳性，是最常用于 HL 的诊断和鉴别诊断的抗原标记。CD20 是针对 B 淋巴细胞分化抗原的单克隆抗体，经典型 HL 中肿瘤细胞常为阴性。

（3）结节性淋巴细胞为主型 HL 之瘤细胞呈阳性，而其他各型均为阴性。

### （五）临床表现、分期和预后

（1）局部淋巴结无痛性肿大是 HL 的主要临床表现。

（2）部分患者在饮酒后发生病变淋巴结疼痛。

（3）部分患者常可有发热等。

### （六）病因与发病机制

（1）R－S 细胞的属性。

（2）EB 病毒感染与 HL。

（3）R－S 细胞与反应性细胞的关系。

### 三、非霍奇金淋巴瘤（NHL）

#### （一）特点

（1）约占所有淋巴瘤的 80% ~ 90%。

（2）约 2/3 原发于淋巴结，1/3 原发于结外器官。

（3）病变范围广，临床表现多样化。

（4）组织学分型复杂。

（5）在某些类型中，淋巴瘤与淋巴细胞性白血病相重叠

#### （二）病理改变

**1. 大体改变**

局部或全身淋巴结无痛性肿大，或出现结外器官肿块，肿瘤质软，呈灰红色，鱼肉状。

**2. 组织学表现**

#### （三）常见组织学类型

**1. 前体淋巴细胞肿瘤**

包括 B 细胞和 T 细胞性淋巴母细胞性白血病/淋巴瘤，绝大多数肿瘤细胞表达原始淋巴细胞标记——末端脱氧核苷酸转移酶（TdT），还可表达 CD10 以及 B 细胞核 T 细胞分化抗原。

**2. 成熟 B 细胞肿瘤**

（1）慢性淋巴细胞性白血病/小淋巴细胞性淋巴瘤（CLL/SLL）　常见于老年人，B 细胞性惰性肿瘤，CLL 与 SLL 在形态学，免疫表型和基因型等方面均相似，外周血白细胞计数 >4000/mm³ 者符合 CLL 的诊断。淋巴结或骨髓内异型小淋巴细胞弥漫增生，细胞核圆形或略不规则，染色质浓集，胞浆少，核分裂少。瘤细胞表达 B 细胞抗原如 CD20，还表达 CD5 和 CD23。CLL/SLL 病程和预后差异很大，主要与临床分期有关，平均生存期为 4 ~ 6 年。

（2）滤泡性淋巴瘤（FL）　滤泡生发中心来源的惰性 B 细胞性肿瘤，肿瘤细胞多排列成模糊的结节状，肿瘤性滤泡主要由中心细胞和中心母细胞以不同比例组成，并根据中心母细胞的数量进行分级。肿瘤细胞表达 B 细胞标记如 CD20，大多数肿瘤细胞表达 BCL – 2 蛋白，而正常滤泡生发中心 BCL – 2 为阴性。BCL – 2 过表达的遗传学基础是 t（14；18）染色体易位。

（3）弥漫大 B 细胞性淋巴瘤（DLBCL）　最常见的 NHL 类型，属侵袭性 B 细胞性肿瘤，约占所有 NHL 的 30% ~ 40%。可发生于身体的任何部位，常在短期内出现淋巴结的肿大或结外肿块。肿瘤由形态相对一致的，体积较大的异型淋巴样细胞组成，弥漫片状分布；细胞形态多样，可类似中心细胞、中心母细胞、免疫母细胞、间变大细胞或浆母细胞，细胞异型性明显，核分裂象易见，可有片状凝固性坏死。肿瘤细胞表达 B 细胞标记，根据其免疫表型和分子遗传学特征可分为多种复杂亚型。

（4）Burkitt 淋巴瘤（BL）　淋巴滤泡生发中心来源的高度侵袭性 B 细胞肿瘤，可为地方性或散发性，多见于儿童和青年人，常发生于结外器官，可出现于颌骨，或腹腔脏器。肿瘤细胞弥漫分布，中等大小，形态较一致，出现高分裂指数和高凋亡率，核分裂象多见。瘤细胞间散在分布吞噬有核碎片的巨噬细胞而形成"星空"或"满天星"现象，肿瘤细胞表达 B 细胞标记，BCL – 2 常为阴性，Ki67 增殖指数几乎为 100%。

（5）边缘区淋巴瘤（MALT）　是一组异质性的 B 细胞肿瘤，可发生于淋巴结、脾脏和结外组织，尤其在黏膜组织相关部位常见。

（6）浆细胞肿瘤（MM）　常见于老年人，是 B 细胞的克隆性增生，瘤细胞合成并分泌单一类型的免疫球蛋白或其片段，包括浆细胞骨髓瘤、骨的孤立性浆细胞瘤、骨外浆细胞瘤、单克隆免疫球蛋白沉积症等。全身骨骼系统可出现多发性溶骨，组织学上肿瘤性浆样细胞弥漫性增生，免疫标记物为 CD38 和 CD138。

**3. 成熟 T 细胞肿瘤**

（1）非特殊性外周 T 细胞淋巴瘤　组织表现多样，淋巴结不同程度破坏，肿瘤细胞弥漫性浸润，细胞大小形态各异，异型性明显，核分裂象多见，胞浆可透明、淡染、嗜酸性、嗜中性或嗜碱性。瘤细胞表达 T 细胞性抗原，如 CD2，CD3，CD5，CD7，可出现部分抗原丢失。大多数病例存在 TCR 基因的克隆性重排。预后不良。

（2）结外 NK/T 细胞淋巴瘤，鼻型　目前认为是自然杀伤细胞（natural killer，NK 细胞）来源的恶性肿瘤，亚洲地区多见，发病年龄在 40 岁左右，男女比例相当，主要发生于鼻腔、鼻咽和鼻窦、口腔等中线部位，局部出现肿块、溃疡形成、骨质破坏。肿瘤细胞大小不等，形态多样，常浸润血管壁而致血管腔狭窄或堵塞，继而出现片状凝固性坏死。常出现 T 细胞标记 CD2、CD3 等及 NK 细胞标记 CD56 阳性。绝大多数病例与 EB 病毒感染相关，可检出 EB 病毒编码的小分子量 RNA（EBER），预后较差。

**（四）病理诊断**

需要综合考虑以下多种因素以明确诊断。

（1）患者临床表现。

（2）组织形态学特点。

（3）肿瘤细胞的免疫表型。

（4）分子遗传学特征。

**（五）临床表现、分期和预后**

（1）淋巴结或结外器官内无痛性迅速增大的肿物。

（2）部分患者可伴有发热、乏力、体重减轻等症状。

（3）目前分期沿用 Ann Arbor 分期标准，分为 Ⅰ，Ⅱ，Ⅲ，Ⅳ期，分期越高预后越差。

**（六）病因与发病机制**

越来越多的研究表明多种淋巴瘤具有特征性的遗传学异常。

# 第三节　髓系肿瘤

## 一、髓样肿瘤

来源于造血干细胞，肿瘤细胞呈单克隆增生，取代正常骨髓细胞。

## 二、髓样肿瘤有 3 大类

（1）急性髓母细胞白血病。

（2）慢性骨髓增生性疾病。

（3）骨髓异常增生综合征。

## 三、急性髓性白血病（AML）

多见于成人，发病的高峰年龄在 15～39 岁之间，也可发生于老人和儿童。

**（一）临床表现**

（1）患者多在数周或数月内发病，主要表现有贫血、白细胞减少、血小板减少、乏力和自发性皮肤、黏膜出血等。

（2）因血小板减少所致的出血倾向是主要的临床特征，表现为皮肤瘀点、瘀斑，体腔和内脏浆膜出血，牙龈和尿路出血等。

（二）病理改变

（1）原始粒细胞在骨髓内弥漫性增生，取代原有骨髓组织。

（2）外周血白细胞总数增高，可达 $100 \times 10^9/L$ 以上，以原始粒细胞为主。

（3）AML 脏器浸润特点是肿瘤细胞主要在淋巴结的副皮质区及窦内浸润，在脾脏红髓浸润以及在肝脏的肝窦内浸润。

（三）诊断

（1）白血病的诊断主要依靠实验室检查，而不依赖于病理活检。

（2）AML 的诊断标准是骨髓中的原始粒细胞的数量超过 20%。

（四）治疗和预后

（1）AML 的治疗多采用化疗，约 60% 的患者可获得完全缓解，但只有 15%～30% 的病例可获 5 年的无病生存期。

（2）尽管维甲酸的诱导分化治疗可使大部分急性早幼粒细胞白血病患者完全缓解，但若仅用维甲酸治疗，所有患者最终都将复发。可能因为维甲酸不能阻止肿瘤性祖细胞的自我复制。

（3）对于化疗反应不良的白血病或复发性白血病患者，可采用同种异体造血干细胞移植进行治疗。骨髓移植是目前唯一能根治白血病的方法。

## 四、慢性骨髓增生性疾病（MPN）

慢性骨髓增生性疾病是指骨髓细胞肿瘤性增生但瘤细胞有终末分化能力，常浸润第二造血器官如脾、肝和淋巴结，造成肝脾大（即肿瘤性髓外造血）、轻度淋巴结肿大，周围血中一种或多种有形成分数量增加。

### （一）分类

（1）慢性髓性白血病（CML）。

（2）真性红细胞增多症。

（3）骨髓化生并骨髓纤维化。

（4）原发性血小板增生症。

### （二）慢性髓性白血病（CML）

**1. 发病机制**

所有 CML 病例均有独特的染色体异常，即 Ph 染色体。大约 95% 的 CML 患者的 Ph 染色体是 22 号染色体长臂转位到 9 号染色体的长臂上。

**2. 病理改变和诊断**

（1）骨髓有核细胞增生明显活跃，取代脂肪组织。

（2）可见各分化阶段的粒细胞，以分叶核和杆状核粒细胞为主。

（3）巨核细胞数量增加，红系细胞数量正常或减少。还可见散在的泡沫细胞。

（4）外周血白细胞计数明显增加，常高于 $100 \times 10^9/L$，循环的细胞以中、晚幼粒细胞为主，原始粒细胞不到 10%。

**3. 临床表现**

（1）CML 起病隐匿，患者主要是成年人，发病的高峰年龄为 30～40 岁。

（2）轻度至中度贫血、易倦、虚弱、体重下降和纳差等。

（3）有的患者以脾脏极度肿大而引起的不适或因脾破裂而致突发性左上腹疼痛为首发症状。

**4. 治疗**

（1）在治疗中引入 BCR－ABL 激酶的阻断剂，使 90% 的患者获得完全血象缓解。但 BCR－ABL 阻断剂只能抑制肿瘤细胞的增生，不能够清除 CML 克隆，其结果并不能阻止肿瘤向母细胞危象的演进。

（2）同种异体骨髓移植对年轻患者而言是较好的治疗选择。

（3）在肿瘤的稳定期进行骨髓移植是最好的，治愈率约为 75%。

**附：类白血病反应**

类白血病反应通常因严重感染、恶性肿瘤、药物中毒、大量出血和溶血反应等刺激造血组织而产生的异常反应。类白血病反应有以下特点可协助鉴别。

（1）引起类白血病反应的原因去除后，血象恢复正常。

（2）一般无明显贫血和血小板减少。

（3）粒细胞有严重中毒性改变。

（4）中性粒细胞的碱性磷酸酶活性和糖原皆明显升高，而粒细胞白血病时，两者均显著降低。

（5）慢性粒细胞白血病时可出现特征性的 Ph1 染色体，类白血病反应时则无。

# 第四节　组织细胞和树突状细胞肿瘤

组织细胞和树突状细胞肿瘤来源于单核吞噬细胞和组织细胞。该组肿瘤包括：组织细胞肉瘤、来自 Langerhans 细胞的肿瘤、指状树突状细胞肉瘤、滤泡树突状细胞肉瘤以及播散性幼年性黄色肉芽肿等。

Langerhans 细胞组织增生症是朗格汉斯细胞的克隆性增生而形成的肿瘤谱系。根据病变部位及累及范围将肿瘤分为以下三型。

## 一、多系统、多病灶 Langerhans 细胞组织增生症（Letterer－Siwe 病）

多见于 2 岁以下儿童，偶见于成年人。

### （一）主要表现

（1）皮肤损害，皮损为脂溢性皮疹，主要分布于躯干前后和头皮等处。

（2）肝、脾和淋巴结肿大。

（3）肺病变。

（4）溶骨性骨质破坏。

（5）贫血、血小板减少，反复感染。

### （二）预后

（1）未经治疗者的病程是快速致死性的。

（2）采用强力化疗，五年生存率可达 50%。

## 二、单系统、单一病灶 Langerhans 细胞组织细胞增生症（嗜酸性肉芽肿）

### （一）病理改变

（1）骨髓腔内病变，以膨胀性、侵蚀性骨病变为特征。

（2）肿瘤细胞与不等量的各种细胞成分混合存在，有嗜酸粒细胞、淋巴细胞、浆细胞和中性粒细胞等。

（3）所有骨骼均受累，最常见的部位有颅骨、肋骨和股骨。

（4）患者可无任何不适，或有局部疼痛和触痛，可发生病理性骨折。

### （二）预后

（1）该病表现为惰性，可自愈。

（2）可经局部切除或放疗而治愈。

### 三、单系统、多病灶 Langerhans 细胞组织细胞增生症

常发生于年龄较小的儿童。

**（一）临床表现**

（1）多发溶骨性占位，并可侵及周围软组织。

（2）尿崩症。

（3）颅骨病变，眼球突出。

**（二）预后**

（1）部分患者可自行消退。

（2）对化疗反应良好。

（彭挺生）

# 第十一章　免疫性疾病

任何原因引起的免疫功能紊乱，出现细胞免疫和体液免疫反应过度或不足，都可引起组织细胞损害，导致免疫性疾病的发生。

## 速览导引图

| | | | | | |
|---|---|---|---|---|---|
| 机体自身产生的抗体或致敏淋巴细胞破坏、损伤自身的组织和细胞成分，导致组织损害和器官功能障碍的原发性免疫性疾病 | 概述 | | | 原发性 | ·先天性免疫缺陷病，少见<br>·婴幼儿受累，出现反复感染，威胁生命<br>·分类：体液免疫缺陷、细胞免疫及重症联合免疫缺陷 |

- 机体自身产生的抗体或致敏淋巴细胞破坏、损伤自身的组织和细胞成分，导致组织损害和器官功能障碍的原发性免疫性疾病 —— 概述
- ·免疫耐受的丢失及隐蔽抗原的暴露 ·遗传因素 ·微生物因素 —— 发病机制
- ·病因：全身性自身免疫病，由抗核抗体为主的多种自身抗体引起遗传因素 ·损伤机制：Ⅲ型和Ⅱ型变态反应 ·病理改变：急性坏死性小动脉、细动脉炎，累及多器官 ·临床病理联系：年轻女性多见，临床表现复杂多样，病程迁延反复，预后不良 —— 系统性红斑狼疮
- ·多发性、对称性增生性滑膜炎为主要表现的慢性全身性自身免疫性疾病 ·病理变化：关节慢性滑膜炎，类风湿小结形成 ·临床病理联系：关节强直畸形，多种器官组织可被累及 —— 类风湿性关节炎
- ·以腺上皮为靶器官的自身免疫性疾病 ·主要累及唾液腺和泪腺，腺泡破坏，间质内大量淋巴细胞和浆细胞浸润 ·临床病理联系：眼干、口干等特征，肾脏病变主要表现为间质性肾炎 —— 口眼干燥综合征
- ·肌肉损伤和炎症反应为特征的自身免疫病 ·病理改变：淋巴细胞浸润及肌纤维的变性和再生 ·临床病理联系：双侧对称性肌肉无力 —— 多发性肌炎
- ·病理改变：全身多器官间质纤维化和炎症性改变 ·临床病理联系：弥漫性硬皮病，广泛皮肤病变伴早期、快速进行性内脏受累；限制性硬皮病，皮肤病变相对局限，常仅累及手指和面部 —— 硬皮病

—— 自身免疫病 —— 免疫性疾病

免疫缺陷病：
- 原发性：·先天性免疫缺陷病，少见 ·婴幼儿受累，出现反复感染，威胁生命 ·分类：体液免疫缺陷、细胞免疫及重症联合免疫缺陷
- 继发性以HIV为例：·病因：免疫缺陷病毒(HIV)感染 ·传播途径：性、体液、血液 ·发病机制：HIV感染和破坏CD4$^+$T细胞 ·病理变化：淋巴组织破坏、继发机会性感染、恶性肿瘤 ·临床病理联系：潜体期长，机体免疫功能全面崩溃后伴发各种感染和恶性肿瘤，预后差

器官和骨髓移植：
- 概述：宿主免疫系统针对移植物的组织相容性抗原产生由细胞和（或）抗体介导的超敏反应称为移植排斥反应
- 排斥反应的机制：受者的免疫系统常对移植物中的人类主要组织相容性抗原HLA产生的免疫反应，供受者HLA的差异程度决定了排斥反应的轻或重
- 排斥反应的类型：
  - 宿主抗移植物反应：·超急性排斥反应：数小时内发生，受体内预存有抗供体的抗体 ·急性排斥反应：T细胞介导/抗体介导 ·慢性排斥反应：移植物失功的主要原因
  - 移植物抗宿主反应：常见于骨髓移植，是指移植物中的淋巴细胞可识别宿主抗原，进而攻击宿主靶细胞产生的排斥反应

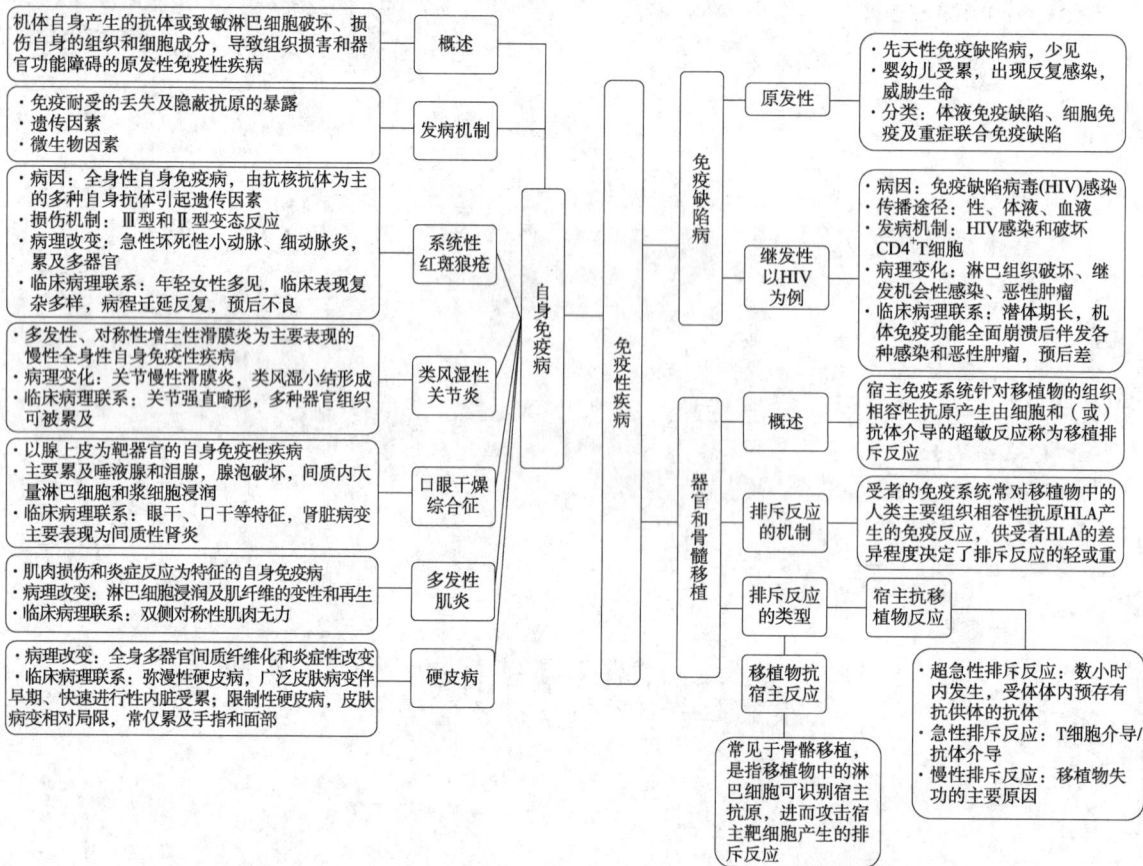

## 第一节　自身免疫病

| | |
|---|---|
| 重点 | 自身免疫病的定义及临床上常见的种类 |
| 难点 | 自身免疫病的发病机制 |
| 考点 | 系统性红斑狼疮的病理改变 |

## 一、定义和发病机制

### 1. 定义

由机体自身产生的抗体或致敏淋巴细胞破坏、损伤自身的组织和细胞成分，导致组织损害和器官功能障碍的原发性免疫性疾病。

**注意**：自身抗体的存在不一定意味着存在自身免疫病，如正常老年人体内可存在低滴度的自身抗体如抗甲状腺球蛋白、胃壁细胞、细胞核 DNA 的抗体等。

### 2. 发病机制

①免疫耐受的丢失及隐蔽抗原的暴露：回避 TH 细胞的耐受、交叉免疫反应、Ts 细胞和 Th 细胞功能失衡、隐蔽抗原释放；②遗传因素；③微生物因素。

## 二、类型

分为器官或细胞特异性和系统性自身免疫病两大类。

### （一）系统性红斑狼疮

### 1. 定义

系统性红斑狼疮（SLE）是一种常见的全身性自身免疫病，由抗核抗体为主的多种自身抗体引起，几乎累及全身各脏器。

### 2. 病因

免疫耐受的终止和破坏导致大量自身抗体产生是本病发生的根本原因。

（1）遗传因素 部分患者有家族聚集倾向。

（2）免疫因素 患者体内有多种自身抗体形成。

（3）其他因素 药物、性激素特别是雌激素、紫外线照射。

### 3. 组织损伤机制

（1）自身抗体引起的免疫复合物介导Ⅲ型变态反应有关，其中主要为 DNA – 抗 DNA 复合物所致的血管和肾小球病变。

（2）特异性抗红细胞、粒细胞、血小板自身抗体，经Ⅱ型变态反应导致相应血细胞的损伤和溶解，引起全血细胞减少。

### 4. 病理变化

系统性红斑狼疮的病变多种多样，但多为特异性改变。急性坏死性小动脉、细动脉炎是本病的基本病变，可累及全身各器官。活动期病变以纤维素样坏死为主，慢性期血管壁纤维化明显，管腔狭窄，血管周围有淋巴细胞浸润伴水肿及基质增加。

（1）皮肤 以面部蝶形红斑最为典型，亦可累及躯干和四肢。

（2）肾脏 狼疮性肾炎为主要表现的肾损害，所有原发性肾小球肾炎的各种病理改变在狼疮性肾炎时均可出现，晚期可发展为硬化性肾小球肾炎。

（3）心脏 心瓣膜非细菌性疣赘性心瓣膜炎，赘生物常累及二尖瓣或三尖瓣。

（4）关节 滑膜炎，急性期有中性粒细胞及纤维素渗出，滑膜下血管周围有单核细胞浸润。

### 5. 临床病理联系

本病多见于年轻女性。临床表现复杂多样，主要有发热及皮肤、肾、关节、心、肝、浆膜等损害，病程迁延反复，预后不良。

## （二）类风湿性关节炎

### 1. 定义

以多发性和对称性增生性滑膜炎为主要表现的慢性全身性自身免疫病。

### 2. 病因与发病机制

尚不完全明确，可能与遗传因素、免疫因素及感染因素有关。

### 3. 病理变化

关节慢性滑膜炎，类风湿小结形成。

（1）关节病变　多累及手、足小关节，呈多发性及对称性，大关节可被累及。镜下：慢性滑膜炎：①滑膜细胞增生肥大；②滑膜下结缔组织多量慢性炎症细胞浸润，形成淋巴滤泡；③血管明显增生；④关节软骨表面形成血管翳，破坏关节软骨，引起永久性关节强直。

（2）关节以外的病变　类风湿小结形成，主要发生于皮肤，其次为肺、脾、心包、大动脉和心瓣膜，具有一定特征性。镜下：小结中央为大片纤维素样坏死，周围有细胞核呈栅状或放射状排列的上皮样细胞，在外围为肉芽组织。动脉可发生急性坏死性动脉炎。累及浆膜可导致胸膜炎或心包炎。

### 4. 临床病理联系

是一种全身性疾病，多种器官组织可被累及。儿童与成人均可发病，女性较男性多见。患者血浆中有类风湿因子及其免疫复合物存在。由于炎症的加剧和缓解反复交替进行，引起关节软骨和关节囊的破坏，最终导致关节强直畸形。

## （三）口眼干燥综合征

### 1. 定义

口眼干燥综合征是以腺管上皮为靶器官的自身免疫病。

### 2. 病理变化

主要累及唾液腺和泪腺，其他外分泌腺包括呼吸道和生殖道的腺体也可受累。镜下：受累腺体间质内大量淋巴细胞和浆细胞浸润，可形成淋巴滤泡，伴腺体结构破坏。

### 3. 临床病理联系

口眼干燥综合征临床上表现为眼干、口干等特征，唾液腺的破坏可引起口腔黏膜干裂及溃疡形成；呼吸道受累可导致相应的鼻炎、喉炎、支气管炎和肺炎；泪腺结构破坏可导致角膜上皮干燥、炎症及溃疡形成（干燥性角膜结膜炎）。肾脏病变主要表现为间质性肾炎伴肾小管运输障碍，极少发生肾小球肾炎。本病可单独存在，也可与其他自身免疫病同时存在，后者最常见的是类风湿性关节炎、系统性红斑狼疮等。

## （四）多发性肌炎

### 1. 病因与发病机制

可能是由细胞毒性 T 细胞所介导，以肌肉损伤和炎症反应为特征的自身免疫病。

### 2. 病理变化

主要表现为淋巴细胞浸润及肌纤维的变性和再生。

### 3. 临床病理联系

很罕见，可单独发生，或伴发其他自身免疫病，如硬皮病等。临床表现主要为肌肉无力，常为双侧对称，往往起始于躯干、颈部和四肢的肌肉。

## （五）硬皮病

### 1. 病因与发病机制

特征性病变是纤维化，可能与免疫系统激活、血管损伤及成纤维细胞活化有关。

**2. 病理改变**

硬皮病以全身多个器官间质纤维化和炎症性改变为特征。

（1）皮肤　病变由指端开始，向心性发展。镜下：早期真皮水肿，血管周围 CD4$^+$ T 细胞浸润，逐渐出现真皮中胶原纤维增加，表皮萎缩，附属器萎缩消失，真皮内小血管壁增厚、玻璃样变。

（2）消化道　主要表现为管壁进行性萎缩和纤维化，伴血管周围淋巴细胞浸润，小血管壁进行性增厚。

（3）肾　叶间小动脉病变最显著，表现为动脉内膜黏液样变性，伴内皮细胞增生及随后的管壁纤维化，引起管腔明显狭窄，部分病例伴有细动脉纤维素样坏死。

（4）肺　可出现弥漫性间质纤维化，肺泡扩张、肺泡隔断裂，形成囊样空腔。

**3. 临床病理联系**

近95%的患者均有皮肤受累的表现，但横纹肌及多器官（消化道、肺、肾和心等）受累是本病主要损害所在，严重者导致器官功能衰竭，危及生命。临床为两类：①弥漫性硬皮病，以广泛皮肤病变伴早期、快速进行性内脏受累为特征；②限制性硬皮病，皮肤病变相对局限，常仅累及手指和面部。内脏损伤出现晚，因此往往呈良性经过。

# 第二节　免疫缺陷病

| 重点 | HIV 的基本病理改变和传播途径 |
| --- | --- |
| 难点 | HIV 的发病机制 |
| 考点 | HIV 的临床表现和疾病分期 |

免疫缺陷病是一组由于免疫系统先天发育不全或后天遭受损害所致的免疫细胞的发育、分化、增殖和代谢异常，导致免疫功能缺陷而引发的疾病。

## 一、原发性免疫缺陷病

原发性免疫缺陷病，又称先天性免疫缺陷病，为少见病，与遗传相关，常发生在婴幼儿，出现反复感染，严重威胁生命。按免疫缺陷性质的不同，可分为体液免疫缺陷为主、细胞免疫缺陷为主以及两者兼有的联合性免疫缺陷三大类。

## 二、继发性免疫缺陷病

继发性免疫缺陷病，又称获得性免疫缺陷病，较原发性者更为常见。

获得性免疫缺陷综合征：一种由逆转录病毒即人类免疫缺陷病毒（HIV）感染引起的，以免疫功能缺陷为特征，伴有机会性感染和（或）继发性肿瘤及神经系统症状的临床综合征。临床表现为发热、乏力、体重下降、全身淋巴结肿大及神经系统症状。

### （一）病因与发病机制

**1. 病因**

由 HIV 感染所引起。该病毒属逆转录病毒科，慢病毒亚科，为单链 RNA 病毒。患者和无症状病毒携带者是本病的传染源。HIV 主要存在于宿主血液、精液、子宫和阴道分泌物和乳汁中。AIDS 的传播途径如下。

（1）性接触传播　同性恋或双性恋男性是高危人群。

（2）血液传播　包括应用污染的针头做静脉注射；污染的输血和血制品的应用。

（3）母婴垂直传播或通过哺乳、黏膜接触等方式感染婴儿。

（4）医务人员职业暴露导致感染，少见。

**2. 发病机制**

（1）HIV 感染 CD4$^+$T 细胞　CD4 分子是 HIV 的主要受体，在 HIV 直接和间接作用下，CD4$^+$T 细胞功能受损和大量细胞被破坏，导致细胞免疫缺陷，其他免疫细胞均不同程度受损，使机体并发各种严重的机会性感染和肿瘤发生。

（2）HIV 感染组织中单核吞噬细胞　存在于脑、淋巴结和肺等器官组织中的单核巨噬细胞可有 10% ~ 50% 被感染。

## （二）病理变化

**1. 淋巴组织**

早期可出现淋巴结肿大。镜下：早期可有淋巴小结明显增生，生发中心活跃，髓质内出现较多浆细胞。晚期的淋巴结呈现一片荒芜，淋巴细胞几乎消失殆尽，仅有一些巨噬细胞和浆细胞残留。特殊染色可显现大量分枝杆菌、真菌等病原微生物，却很少见到肉芽肿形成等细胞免疫反应性病变。

**2. 继发性感染**

患者常出现多发性机会感染，范围广泛，可累及各器官，其中以中枢神经系统、肺、消化道受累最为常见。由于严重的免疫缺陷，感染灶内往往存在大量病原体，但机体的炎症反应往往轻而不典型。

**3. 恶性肿瘤**

约有 30% 的患者可发生 Kaposi 肉瘤，累及皮肤、黏膜、淋巴结和内脏器官。其他常见的伴发肿瘤为淋巴瘤。

## （三）临床病理联系

本病潜伏期较长，一般认为经数月至 10 年或更长时间才发展为 AIDS。病程可分为三个阶段。

**1. 早期（或称急性期）**

感染 HIV 3 ~ 6 周后可出现咽痛、发热、肌肉酸痛等一些非特异性表现。病毒在体内复制，但由于患者尚有较好的免疫反应能力，2 ~ 3 周后这种症状可自行缓解。

**2. 中期（或称慢性期）**

机体的免疫功能与病毒之间处于相互抗衡阶段，此期可长达数年或不再进入末期。病毒复制持续处于低水平，临床无明显症状或出现明显的全身淋巴结肿大，常伴发热、乏力、皮疹等。

**3. 后期（或称危险期）**

机体免疫功能全面崩溃，患者有持续发热、乏力、消瘦、腹泻，并出现神经系统症状，明显的机会性感染及恶性肿瘤，血液化验可见淋巴细胞明显减少，CD4$^+$细胞减少尤为显著，细胞免疫反应丧失殆尽。

# 第三节　器官和骨髓移植

| 重点 | 实体器官排斥反应的分类和病理改变 |
|---|---|
| 难点 | 器官移植排斥反应的发病机制 |
| 考点 | 同种异体器官移植排斥反应的病理改变 |

## 一、器官移植和排斥反应的定义

应用自体、同种异体或异种的某种细胞、组织或器官替换患者病变或功能缺损的相应细胞、组织或器官，以维持和重建机体生理功能的治疗方法称为细胞、组织或器官移植。

根据供体的来源可将移植分为：①自体移植；②同种异体移植；③异种移植。

移植器官能否在宿主体内长期存活，取决于移植排斥反应是否发生及如何降低和抑制移植排斥反应。宿主免疫系统针对移植物的组织相容性抗原产生由细胞和（或）抗体介导的超敏反应称为移植排斥反应。

## 二、移植排斥反应及机制

在同种异体细胞、组织和器官移植时，受者的免疫系统常对移植物产生移植排斥反应，涉及细胞和抗体介导的多种免疫损伤机制，皆针对移植物中的人类主要组织相容性抗原HLA，供者与受者HLA的差异程度决定了排斥反应的轻或重。

## 三、临床同种异体移植排斥反应的类型

### （一）宿主抗移植物反应

宿主免疫系统对移植物产生的排斥反应称宿主抗移植物反应，是临床上移植排斥反应的主要类型。根据发生机制和形态学特征，移植排斥反应分为超急性排斥反应、急性排斥反应、慢性排斥反应三种类型。

**1. 超急性排斥反应**

一般发生于移植术后数分钟至数小时内，本质上属于Ⅲ型超敏反应，受者体内预存有抗供体的抗体，常见于供、受者的ABO血型不合、反复输血、多次妊娠或再次移植的个体。大体表现为移植器官暗红色，伴出血坏死；镜下表现为广泛性急性小动脉炎伴血栓形成及缺血性坏死。

**2. 急性排斥反应**

是同种异体移植中最常见的一种排斥反应，一般在移植术后数天至2周左右发生，进展快速。可由细胞免疫/（或）体液免疫介导。

（1）T细胞介导的排斥反应　由细胞免疫应答所致，CD4$^+$Th1细胞产生大量IL-2、IFN-γ和TNF-α等细胞因子，通过活化吞噬细胞等炎性细胞介导迟发型超敏反应。CD8$^+$CTL可直接识别和杀伤血管内皮细胞和实质细胞。表现为大量CD4$^+$和CD8$^+$T淋巴细胞浸润，可引起局灶性坏死。

（2）抗体介导的排斥反应　抗体通过激活补体系统损害移植物血管，表现为血管内皮细胞坏死，炎性细胞浸润，纤维蛋白渗出，血栓形成及相应部位的梗死，也可引起成纤维细胞、平滑肌细胞和泡沫状巨噬细胞增生，管壁变厚，管腔狭窄或闭塞。

**3. 慢性排斥反应**

可发生于移植后数月至数年，是影响移植物长期存活的主要障碍，常是急性排斥反应反复发作的结果。

### （二）移植物抗宿主反应

移植物抗宿主反应（GVHD）常见于骨髓移植，是指移植物中的淋巴细胞可识别宿主抗原，进而攻击宿主靶细胞产生的排斥反应。其常发生于免疫功能低下的宿主、移植物中有大量免疫活性细胞以及受者与供者间HLA型别不相容的情况下。当移植物植入机体，移植物中的免疫活性细胞可被宿主的组织相容性抗原活化，产生对宿主的免疫反应，导致宿主全身性损伤，临床上出现皮肤、肝脏、肠道上皮细胞坏死等。移植物抗宿主反应一旦发生，就难以逆转，不仅导致移植的失败，还可能危及患者生命。

（陈文芳）

# 第十二章　泌尿系统疾病

## 第一节　肾小球疾病

| 重点 | 肾小球肾炎的主要病理类型、临床表现 |
| --- | --- |
| 难点 | 肾小球肾炎的发病机制 |
| 考点 | 肾小球微小病变、新月体肾炎、膜性肾病 |

**速览导引图**

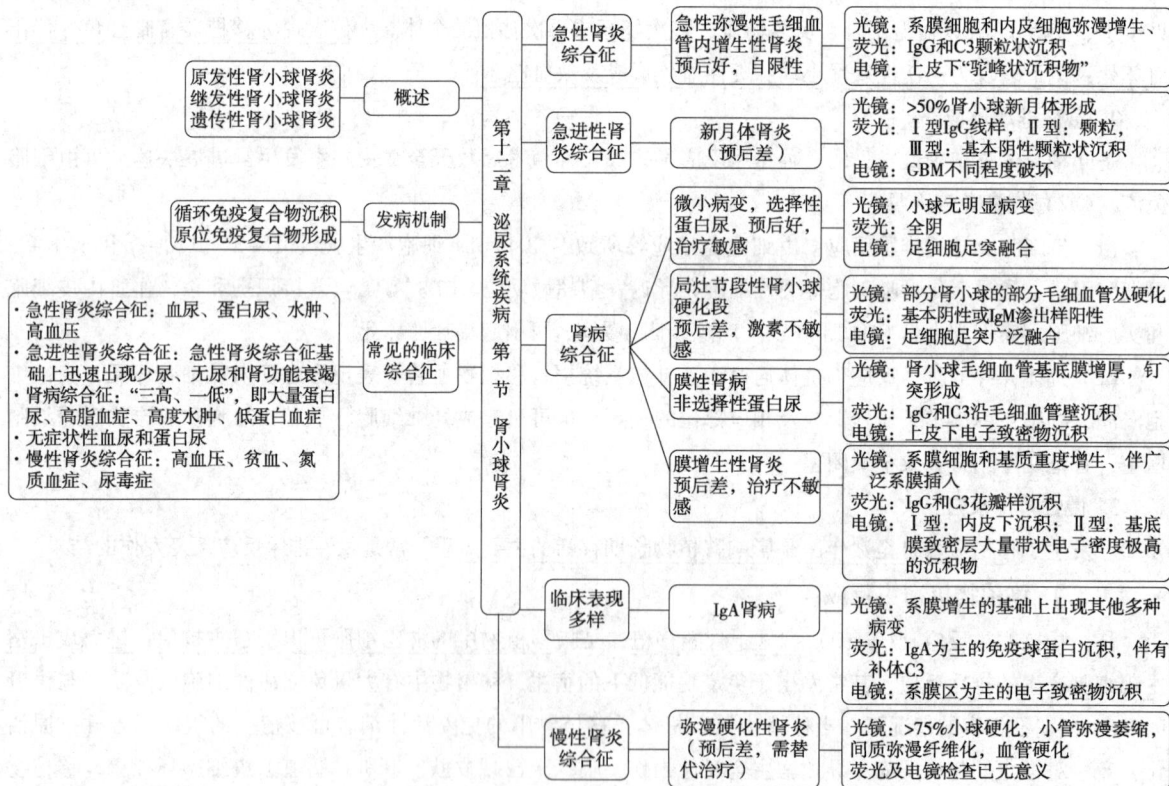

## 一、定义

（1）原发性肾小球肾炎是指原发于肾脏的独立性疾病，肾脏是唯一或主要受累的脏器，且病变的主要部位是肾小球。

（2）继发性肾小球肾炎是指系统性疾病如免疫性、血管性或代谢性全身性疾病累及肾脏，肾小球肾炎为其全身系统性表现的一部分。

（3）遗传性肾炎 是指一组以肾小球改变为主的遗传性肾脏疾病。常见的如薄基底膜肾病和 Alport 综合征。

## 二、病因与发病机制

（1）确切的发病机制未明，但现已明确大部分的原发性肾小球肾炎均由免疫机制引起。

（2）内源性抗原 分为肾小球源性和非肾小球源性。肾小球抗原：基底膜、足突、内皮细胞及系膜细胞膜抗原；非肾小球性抗原：核抗原、免疫球蛋白、肿瘤抗原、甲状腺球蛋白、DNA 等。

（3）外源性抗原 ①生物性抗原：包括侵入体内的细菌、病毒、真菌、寄生虫及其产物；②药物：青霉胺、卡托普利等；③异种蛋白。

（4）循环免疫复合物沉积 指非肾小球的内源性或外源性抗原与相应抗体在循环血中结合形成免疫复合物，随血液到达肾脏，沉积于肾小球不同部位而引发的肾小球损伤，属于Ⅲ型超敏反应。

（5）原位免疫复合物形成 抗体在肾小球内直接与肾小球抗原或植入抗原结合，形成免疫复合物所引起的肾小球损伤。

（6）细胞免疫引起的组织损伤 在无抗原抗体沉积的肾小球肾炎的发病中具有重要作用。

## 三、基本病理变化

（1）增生性病变 不同类型的肾小球肾炎会出现不同的固有细胞为主的增生，内皮细胞、系膜细胞和壁层上皮细胞增生。

（2）渗出性病变 由于毛细血管通透性增加或管壁结构的破坏造成血液内的血浆蛋白、白细胞、红细胞及血小板渗出。

（3）变质性病变 肾小球固有细胞的变性坏死、肾小球基底膜断裂、毛细血管壁纤维素样坏死等。

（4）细胞外基质的增多 包括肾小球基底膜的增厚、系膜基质增多等。

（5）肾小球超微结构病变 包括足突融合，小球基底膜分层撕裂、增厚或变薄，电子致密物（即免疫复合物）和其他特殊亚结构物质沉积。

（6）肾小管和间质病变 可为原发的小管间质病，也可继发于小球病变。急性病变包括上皮细胞的变性坏死脱落，间质水肿、炎症细胞浸润；慢性病变主要指小管不同程度的萎缩和间质纤维化。

## 四、临床表现

肾小球肾炎可有尿量和尿成分异常以及出现肾功能损伤，形成不同的临床综合征，但临床综合征和肾小球肾炎的病理类型之间并无一一对应的关系。

（1）急性肾炎综合征 发病急，常表现有血尿、蛋白尿，水肿和高血压。

（2）急进性肾炎综合征 在急性肾炎综合征的基础上，迅速进展为少尿或无尿，短期内进展为氮质血症、尿毒症。发病急，进展快，预后差。

（3）肾病综合征 临床表现为"三高一低"，即大量尿蛋白（24 小时尿蛋白 > 3.5g）、低蛋白血症（< 30g/L）、重度水肿和高脂血症。

（4）无症状性血尿和蛋白尿 临床主要表现为血尿或蛋白尿，不出现水肿、高血压和肾功能减退等症状。

（5）慢性肾炎综合征 主要表现为夜尿多、尿比重低、高血压、贫血、氮质血症和尿毒症。

（6）氮质血症 由于肾功能受损，体内的代谢产物排泄障碍导致血浆尿素氮和肌酐等代谢产物明显增多的一种生化异常。

（7）尿毒症 肾功能严重衰竭的晚期患者，临床既有严重的氮质血症，又出现一系列自体中毒症状和体征的一种全身中毒综合征。

### （一）急性/急进性肾炎综合征的肾小球肾炎

**1. 急性弥漫性增生性肾小球肾炎**

（1）病因与发病机制　为循环免疫复合物沉积引起的肾小球肾炎，多与A族ß溶血性链球菌感染密切相关，典型病例常在感染后1~2周发病，因而又称为链球菌感染后性肾小球肾炎。

（2）病理变化　肉眼为"大红肾"或"蚤咬肾"，切面皮质增宽，皮髓分界清楚；光镜：肾小球系膜细胞和内皮细胞弥漫性增生伴球内有较多中性粒细胞浸润；免疫病理：IgG和C3颗粒状沉积于系膜区和毛细血管壁；透射电镜：上皮下"驼峰"状电子致密物沉积，系膜细胞和内皮细胞增生肿胀。

（3）临床病理联系　临床表现为急性肾炎综合征。为自限性疾病，多数患者可逐渐缓解。

**2. 新月体性肾小球肾炎**

（1）病因与发病机制　Ⅰ型，患者体内出现抗GBM抗体所致，一些患者的抗GBM抗体与肺泡毛细血管基底膜可发生交叉反应，引起肺出血肾炎综合征（Good–Pasture syndrome）；Ⅱ型CrGN为免疫复合物沉积所致，多继发于其他免疫复合物介导的肾小球肾炎；Ⅲ型CrGN寡免疫复合物型，患者血中有抗中性粒细胞胞质自身抗体（ANCA）存在，免疫荧光检查微弱阳性或阴性。

（2）病理变化　肉眼，双侧肾脏体积增大，"大白肾"；光镜：肾小球体积增大，50%以上的肾小球有新月体形成。新月体是指肾小球壁层上皮细胞增生，在小球毛细血管周围呈多层排列，与其内渗出的单核–吞噬细胞共同形成的半月形结构。电镜：GBM都有不同程度的断裂和缺损，Ⅰ型与Ⅲ型无明显电子致密物沉积，Ⅱ型CrGN肾小球内有典型电子致密物沉积。

（3）临床病理联系　主要发生于青壮年，表现为急进性肾炎综合征。明显血尿、蛋白尿和管型尿，迅速进展为少尿甚至无尿，出现氮质血症和尿毒症。预后差。

### （二）肾病综合征的肾小球肾炎

**1. 膜性肾病**

（1）病因与发病机制　原位免疫复合物形成引发的自身免疫性损伤。足细胞膜的抗原和相应抗体在GBM上皮侧原位结合形成免疫复合物，激活补体使增厚的GBM溶解和足细胞损伤，破坏滤过屏障。

（2）病理变化　光镜：肾小球毛细血管壁弥漫性增厚，无炎症细胞浸润和细胞增生。银染显示GBM增厚，钉突形成；免疫荧光：肾小球毛细血管壁细颗粒状IgG、C3沉积；电镜：上皮下和（或）GBM内有大量的电子致密物。

（3）临床病理联系　多见于中、老年。多表现为难治性非选择性蛋白尿和肾病综合征。如果免疫复合物经溶解吸收，GBM的结构可恢复正常状态，临床症状缓解；如免疫复合物慢性持续形成可逐渐进展至肾小球硬化，出现肾功能不全或衰竭。

**2. 微小病变**

（1）病因与发病机制　肾小球中没有免疫复合物沉积，但患者体内可有多种淋巴因子异常，提示本病的发生与细胞免疫功能异常有关。

（2）病理变化　肉眼观：肾脏体积肿大，色黄或苍白；光镜：肾小球无明显病变，或仅有轻微的系膜轻度增生，肾小管上皮细胞常有不同程度水样变性或脂肪变性（旧称脂性肾病）；电镜：足突弥漫性融合消失、微绒毛样变。

（3）临床病理联系　患者为选择性蛋白尿，临床表现为肾病综合征。90%以上的儿童患者对肾上腺皮质激素治疗敏感，预后好。

**3. 膜增生性肾小球肾炎**

（1）病因与发病机制　多为循环免疫复合物沉积介导的肾小球肾炎。抗原可以是非肾小球性内源性物质，如肿瘤抗原，也可以是外源生物性抗原，如肝炎病毒 HBV 或 HCV 等。

（2）病理变化 肉眼：早期双侧肾脏肿大。晚期可发展为颗粒性固缩肾。光镜：肾小球体积增大、呈分叶状，系膜细胞和基质重度增生并广泛插入 GBM 和内皮之间，导致 GBM 弥漫性增厚、分层，呈双轨及多轨状；免疫荧光：系膜区、毛细血管壁有颗粒、块状 IgG、C3 沉积，呈花瓣样，可伴有其他免疫球蛋白和补体的沉积；电镜：Ⅰ 型 MPGN 电子致密物主要沉积于在内皮下；Ⅲ 型 MPGN 在系膜区、内皮下和上皮下均有电子致密物沉积；旧称 Ⅱ 型 MPGN（DDD）在 GBM 致密层有带状 C3 沉积，在新的分类中已归入 C3 肾小球病，由补体旁路途径异常激活所致。

（3）临床病理联系 大部分患者出现肾病综合征，对治疗反应差，可数年内进展至肾功能不全甚至肾衰竭。

**4. 局灶节段性肾小球硬化症（FSGS）**

（1）病因与发病机制 原发性 FSGS 目前发病机制尚不十分清楚，可能有多种因素参与，可能与某种体液因子或遗传因素有关。继发性 FSGS 多与血流动力学改变、肾毒性免疫反应、感染、肥胖等相关。

（2）病理变化 光镜：基本病变为硬化性病变累及部分肾小球的部分毛细血管袢。硬化区细胞减少，细胞外基质增多，毛细血管塌陷、闭塞。随着病变进展最终导致整个肾小球硬化。免疫荧光：全阴性，或出现 IgM 和 C3 在硬化节段的渗出样阳性。电镜：足细胞弥漫损伤，足突广泛融合消失，节段足突与 GBM 剥离。

（3）临床病理联系 临床多表现为大量非选择性蛋白尿和肾病综合征，对激素治疗不敏感，预后很差，最终演变为慢性硬化性肾小球肾炎。

**（三）肾小球肾炎（IgA 肾病）**

（1）病因与发病机制 原发性 IgA 肾病（IgA nephropathy，IgAN）是以免疫球蛋白 A 在肾小球系膜区沉积为特征，以系膜增生为基本病变的一种最常见的肾小球疾病。为循环免疫复合物沉积所致，多数患者发病前有呼吸道或消化道感染病史，提示可能与黏膜免疫异常、IgA 合成增多有关；在肾组织内沉积的免疫球蛋白为 IgA1，提示可能因 IgA 的结构变化与系膜的亲和度增加有关；明显的地域性发病特点和家族聚集，也表明本病与其他因素（如遗传等）有关。

（2）病理变化 光镜：肾小球不同程度系膜增生，也可出现局灶节段性硬化或球性硬化、球囊粘连，纤维素样坏死，新月体形成，毛细血管内皮增生和血管壁增厚等多种病变。免疫荧光：系膜区伴或不伴毛细血管壁高强度的团块、颗粒状 IgA 沉积，可常伴有其他免疫球蛋白和补体沉积；电镜：系膜细胞和间质增生伴电子致密物沉积，不同程度的足突融合扁平、微绒毛样变等。

（3）临床病理联系 IgA 肾病的病理改变具有多样性，其临床表现也具有多样性，并与年龄有关。儿童患者多表现为肉眼血尿或隐匿性肾病；成人以无症状性血尿、蛋白尿为常见表现，少数患者表现为肾病综合征。病变多呈逐渐进展，部分患者逐渐进展至终末肾。

**（四）弥漫性硬化性肾小球肾炎**

（1）又称终末肾，系由病因与发病机制不同的各种类型的肾小球肾炎进展而来。病变特点为大多数（＞75%）肾小球硬化，肾小管弥漫性萎缩，间质弥漫性纤维化和慢性炎症细胞浸润。

（2）病因与发病机制 GN 长期存在，迁延发展，可引起肾小球的微环境改变、血流动力学改变、细胞因子增多和固有细胞活化一方面引起系膜增生过度，凋亡障碍球内 ECM 增多，另一方面基质金属蛋白酶的活性被抑制，使 ECM 降解不足，聚积导致硬化。肾小球硬化后其所属的肾小管继发性萎缩和间质纤维化。

（3）病理变化 肉眼，颗粒性固缩肾，切面肾皮质变薄，皮髓分界不清，可见小囊腔。肾盂周围和肾窦内的脂肪组织增多；光镜：大部分肾小球纤维化或玻璃样变，残留的肾小球仍可见原发病的病变，如新月体等。肾小管弥漫性萎缩，肾间质多量淋巴细胞和单核细胞浸润，纤维组织增生，肾小动脉壁增厚、细动脉玻璃样变性。残存肾单位代偿性肥大，肾小管扩张。

（4）临床病理联系　临床主要表现为进行性慢性肾炎综合征，患者夜尿增多和低比重尿，肾性高血压；贫血；氮质血症和尿毒症。需进行透析或移植等肾脏替代治疗。

# 第二节　肾小管－间质性肾炎

| 重点 | 急性肾盂肾炎的病因与发病机制和病理变化 |
|---|---|
| 难点 | 慢性肾盂肾炎发病机制 |
| 考点 | 急性肾盂肾炎和慢性肾盂肾炎的异同 |

**速览导引图**

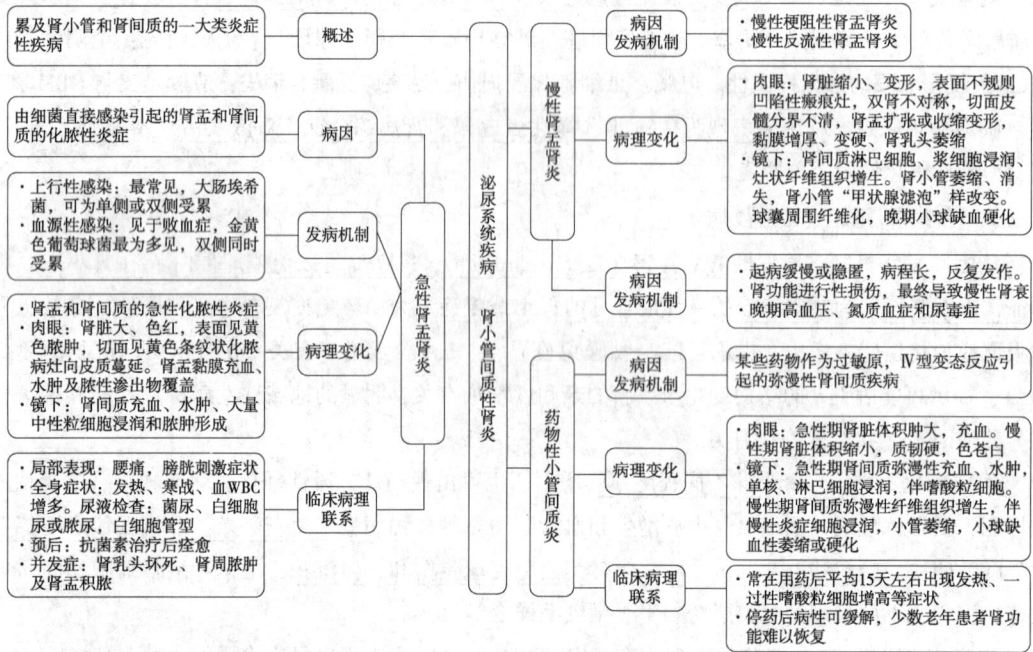

一组主要累及肾小管和肾间质的炎症性疾病。

## （一）肾盂肾炎

### 1. 急性肾盂肾炎

（1）病因与发病机制　是由细菌直接感染引起的肾盂和肾间质的化脓性炎症。育龄期妇女最为常见，男女发病约为1:9。细菌常经两条途径到达肾脏：①上行性感染：是细菌感染的主要途径，多为大肠埃希菌，可为单侧或双侧受累；②血源性感染：细菌经血液循环到达肾脏发病，常见于败血症或感染性心内膜炎，病原菌以金黄色葡萄球菌最为多见。

（2）病理变化　为肾盂和肾间质的急性化脓性炎症。肉眼：肾脏肿大、色红，表面见稍隆起的黄色脓肿，切面肾髓质可见黄色条纹状化脓病灶向皮质蔓延。肾盂黏膜充血、水肿及脓性渗出物覆盖，肾乳头也可见化脓病变。镜下：肾间质可见急性灶状化脓性病变，组织充血、水肿、大量中性粒细胞浸润和不同程度的组织坏死形成脓肿。

（3）临床病理联系　患者常有腰痛、尿频、尿急和尿痛等膀胱刺激症状，全身症状表现为起病急，发热、寒战、外周血白细胞增多等。尿常规检查可见菌尿、白细胞尿或脓尿，并可见白细胞管型。绝大多数经抗菌药物治疗后可痊愈。少见的并发症为肾乳头坏死、肾周脓肿及肾盂积脓。

**2. 慢性肾盂肾炎**

（1）病因与发病机制　慢性梗阻性肾盂肾炎，慢性反流性肾盂肾炎。

（2）病理变化　肉眼：病变肾脏缩小、变形，表面有不规则凹陷性瘢痕灶，双肾受累时可出现肾脏不对称，切面皮髓质分界不清，肾盂扩张或收缩变形，黏膜增厚、变硬、肾乳头萎缩。镜下：肾间质可见淋巴细胞、浆细胞浸润、灶状纤维组织增生。病灶内的肾小管萎缩和消失，萎缩的肾小管腔内有浓稠、红染的管型，形似甲状腺滤泡样改变。肾小球囊周纤维化，晚期肾小球可缺血性硬化。

（3）临床病理联系　起病缓慢或隐匿，病程长，反复发作。肾功能进行性损伤，最终导致慢性肾衰。临床出现高血压、氮质血症和尿毒症。

**3. 药物性小管间质炎**

（1）病因与发病机制　某些药物作为过敏原，通过变态反应而发生的弥漫性肾间质疾病，为细胞免疫介导的Ⅳ型变态反应。

（2）病理变化　肉眼：急性期，双侧肾脏体积弥漫性肿大，充血。慢性则出现双侧肾脏体积缩小，质韧硬，色苍白。镜下：急性期肾间质弥漫性充血、水肿，单核细胞和淋巴细胞浸润，伴多少不等的嗜酸粒细胞浸润，肾小管上皮可有不同程度的变性和坏死，肾小球一般无明显病变。慢性则见肾间质弥漫性纤维组织增生，灶性淋巴细胞和单核细胞浸润，肾小管萎缩或代偿性扩张，肾小球可有缺血性萎缩或硬化。

（3）临床病理联系　患者常在用药后平均 15 天左右出现发热、一过性嗜酸粒细胞增高等症状。停药后病情可缓解，少数老年患者肾功能难以恢复。

# 第三节　肾和膀胱常见的肿瘤

| 重点 | 肾细胞癌、尿路上皮癌 |
|---|---|
| 难点 | 肾细胞癌的常见病理类型，尿路上皮癌的分级 |
| 考点 | 肾透明细胞癌、肾母细胞瘤的病理特点 |

**速览导引图**

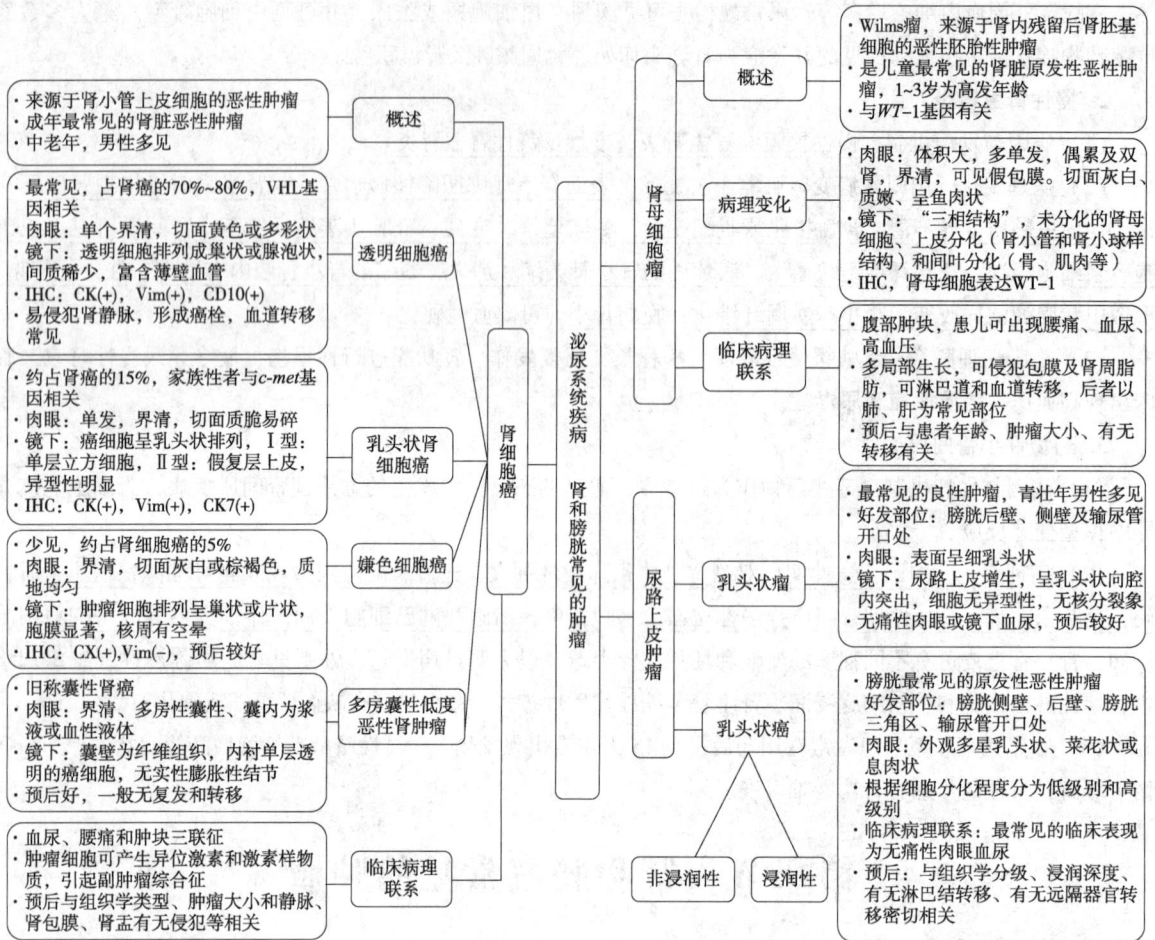

**（一）肾细胞癌**

（1）肾细胞癌是来源于肾小管上皮细胞的恶性肿瘤，是成年最常见的肾脏恶性肿瘤，多发生于40岁以上成年人，男性多见。

（2）病因与发病机制　统计资料表明，吸烟者发病率是非吸烟者的2倍；肥胖和高血压亦是发病的独立危险因素。部分患者为家族性发病，与常染色体显性遗传性疾病VHL综合征相关，患者存在VHL抑癌基因突变。

**1. 肾透明细胞癌**

（1）肾透明细胞癌是最常见的肾细胞癌，约占肾细胞癌的70%～80%，多见于老年男性。

（2）病理变化　肉眼：肿瘤常为单个、球性、界清，可见假包膜。切面多为实性、黄色，常有出血、坏死、钙化和囊性变使切面呈多彩状。镜下：肿瘤细胞常呈巢状或腺泡状排列，瘤细胞胞质内含有丰富的脂质和糖原，HE染色胞质透明，故称透明细胞癌，间质成分少，但富含薄壁血管。免疫组织化学瘤细胞表达PAX8，波形蛋白Vimentin（＋）；CD10（＋）。

（3）肿瘤的扩散　肿瘤可累及肾盂、肾盏和输尿管，穿破肾包膜后侵犯邻近器官（如肾上腺）和肾周脂肪组织及筋膜。通过淋巴道可转移到肾门周围、主动脉旁淋巴结。侵犯肾静脉，形成癌栓，且可经过下腔静脉延续到右心；并可通过血道转移至肺、骨等部位。

（4）临床病理联系　血尿、腰痛和肿块三联征为主要临床表现。肿瘤细胞可产生异位激素和激素样物质，故部分患者可表现高钙血症、红细胞增多症、高血压、男性乳房发育、库欣综合征等副肿瘤综合征的表现。

（5）预后　与肿瘤大小和静脉、肾包膜、肾盂有无侵犯等相关。肾静脉有无侵犯为重要影响因素。5 年生存率约70%，若侵犯肾静脉或肾周邻近组织器官，5 年生存率显著下降，仅有5%。

**2. 乳头状肾细胞癌**

（1）约占肾细胞癌的15%。

（2）病因与发病机制　部分肾细胞乳头状癌与 *c - met* 基因突变有关，并呈现家族性发病的现象，肿瘤可发生于两侧肾脏。

（3）病理变化　肉眼：常为单发，界清，切面质脆易碎。镜下：癌细胞呈乳头状排列，间质内常见泡沫细胞。Ⅰ型：乳头皮肤单层立方上皮，胞浆较少、核大小较一致；Ⅱ型：癌细胞有丰富的胞浆，呈假复层排列，核仁明显。免疫组化 CK7（+）。

（4）临床病理联系　乳头状肾细胞癌预后较透明细胞癌好，5 年生存率为49% ~84%。

**3. 嫌色细胞癌**

（1）少见，约占肾细胞癌的5%。

（2）病理变化　肉眼：实体、界清，切面灰白或棕褐色，质地均匀，一般无出血和坏死。镜下：肿瘤细胞排列呈巢状或片状。瘤细胞呈多边形，胞膜较厚，毛玻璃样胞浆，核周有空晕。部分病例有细颗粒状胞浆。免疫组织化 EMA、CK，N - 钙黏蛋白（+），Vimentin（-）。

（3）临床病理联系　预后较透明细胞肾细胞癌和乳头状肾细胞癌好。

**4. 低度恶性潜能的多房性囊性肾肿瘤**

（1）一种高分化的肾细胞癌，旧称囊性肾癌。

（2）病理改变　肉眼：界清、多房性、囊性，囊内为浆液或血性液体。镜下：囊壁为纤维组织，其内衬覆单层胞质浅染或透明的癌细胞，无实性膨胀性结节。

（3）临床病理联系　预后好，一般无复发和转移。

**（二）肾母细胞瘤**

（1）来源于肾内残留后肾胚基细胞的恶性胚胎性肿瘤，又称 Wilms 瘤。是儿童最常见的肾脏原发性恶性肿瘤，1 ~3 岁为高发年龄。

（2）病理变化　肉眼：体积一般较大，多为单发，单侧多见，偶见累及双侧肾脏，界清，可见假包膜。切面灰白、质嫩，呈鱼肉状，可见坏死、钙化、出血和囊性变，有时可见骨和软骨。镜下：肿瘤由未分化的肾母细胞、上皮分化的细胞（肾小管和肾小球样结构）和间叶分化的细胞组成。免疫组织化学染色，肾母细胞表达表达 WT - 1，向上皮分化常表达角蛋白。

（3）临床与病理联系　临床主要表现为腹部肿块，部分患儿可出现腰痛、血尿、高血压。多为局部生长，可侵犯包膜及肾周脂肪。可发生淋巴道和血道转移，后者以肺、肝为常见部位。肿瘤对手术、放疗和化疗的治疗效果良好，预后与患者年龄、肿瘤大小及有无转移等有关。

**（三）集合系统肿瘤**

**1. 尿路上皮乳头状瘤**

（1）是尿路最常见的良性肿瘤，好发于青壮年，男性多于女性。

（2）病理变化　膀胱后壁、侧壁及输尿管开口处为好发部位。肉眼：表面呈细乳头状。镜下：尿路上皮增生，呈乳头状向腔内突出，似正常尿路上皮，细胞无异型性，无核分裂象。乳头中心为纤维结缔组织和毛细血管。如果乳头表面被覆的上皮层次增多，但极向尚存在，细胞仅轻度异型性，核分裂象偶见，且位于基底层，则为低度恶性潜能的乳头状尿路上皮肿瘤。

（3）临床与病理联系　乳头纤细易折断，导致无痛性肉眼或镜下血尿。预后较好，经手术切除后很少复发。低恶性潜能尿路上皮乳头状肿瘤切除后可复发。

**2. 尿路上皮癌**

（1）来源于尿路上皮的恶性肿瘤，是膀胱最常见的原发性恶性肿瘤，多发生于 50 岁以上男性。

（2）病因与发病机制　尚不完全清楚。有研究表明，芳香胺类化学性物质如苯胺、β‑氨基萘、联苯胺与其发生关系密切。吸烟、膀胱慢性炎症刺激、印度血吸虫、非那西汀及环磷酰胺等都被认为与膀胱尿路上皮癌的发生有关。

（3）病理变化　发生于膀胱者，以膀胱侧壁、后壁、膀胱三角区、输尿管开口处为多见。肉眼：单发或者多发，体积大小不等，外观多呈乳头状、菜花状或息肉状，有蒂与黏膜相连。分化低者常呈斑块状或实性结节状。表面可形成溃疡。切面灰白，可见坏死。镜下：根据细胞分化程度分为低级别和高级别。低级别肿瘤细胞呈乳头状排列，细胞异型性小，细胞排列较规则，核分裂象少，且多见于基底部；高级别肿瘤细胞仍呈乳头状排列，但乳头粗大、部分融合，细胞排列紊乱，异型性明显，核分裂象多见，并可见病理性核分裂。根据有无肿瘤的浸润，分为浸润性癌和非浸润性癌两种。浸润性尿路上皮癌则在外生性生长的同时，向固有层浸润生长，可侵及膀胱壁各层。免疫组织化学染色，肿瘤细胞 CK7（＋）。

（4）临床病理联系　最常见的临床表现为无痛性肉眼血尿，如膀胱黏膜受到刺激或并发感染，则可出现膀胱刺激症状。肿瘤侵犯输尿管开口，引起输尿管阻塞，可引起肾盂积水、肾盂积脓等。肿瘤侵及膀胱颈或广泛累及膀胱壁时，则可出现排尿困难。发生于膀胱的尿路上皮癌可累输尿管、尿道、前列腺和精囊或子宫、阴道等。部分也可发生淋巴道转移至盆腔淋巴结。晚期可通过血道转移，常见的转移部位是肺、肝、骨和中枢神经系统。尿路上皮癌组织学分级、浸润深度、有无淋巴结转移、有无远隔器官转移与其预后密切相关。

（陈文芳）

# 第十三章　生殖系统和乳腺疾病

## 第一节　子宫颈疾病

| 重点 | 慢性宫颈炎的病理形态；宫颈上皮内病变（CIN）的概念和形态学改变；宫颈癌的病理类型、扩散和转移 |
|---|---|
| 难点 | 宫颈上皮内病变（CIN）的概念和形态学改变；CINⅢ和原位癌的关系 |
| 考点 | 慢性宫颈炎的病理形态；宫颈上皮内病变（CIN）的概念和形态学改变；宫颈原位癌的概念；子宫颈早期浸润癌及子宫颈浸润性癌的概念；宫颈癌的病理类型、扩散和转移 |

**速览导引图**

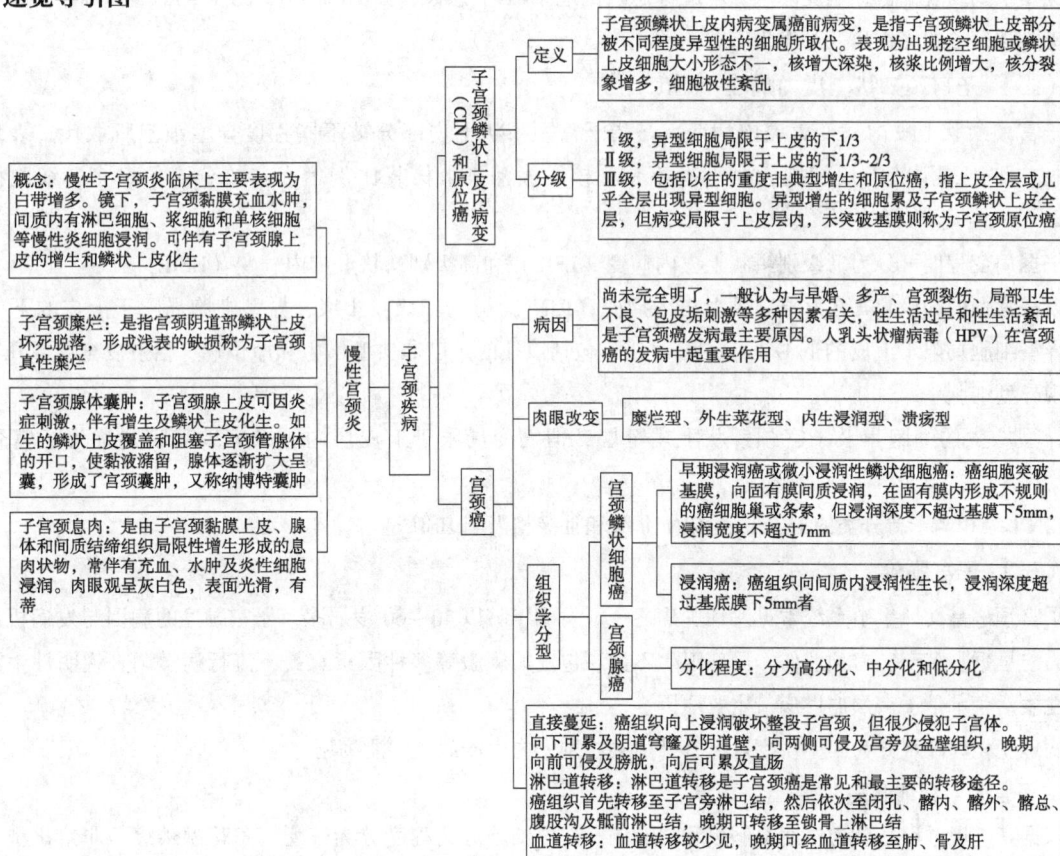

## 一、慢性宫颈炎

慢性子宫颈炎常由链球菌、肠球菌、大肠埃稀菌和葡萄球菌引起，还有乳头瘤病毒和单纯疱疹病毒。临床上主要表现为白带增多。慢性子宫颈炎是育龄期女性最常见的妇科疾病。

镜下，子宫颈黏膜充血水肿，间质内有淋巴细胞、浆细胞和单核细胞等慢性炎细胞浸润。可伴有子宫颈腺上皮的增生和鳞状上皮化生。

### （一）子宫颈糜烂

糜烂是指宫颈阴道部鳞状上皮坏死脱落，形成浅表的缺损称为子宫颈真性糜烂。临床上常见的子宫颈糜烂实际上是子宫颈损伤的鳞状上皮被子宫颈管黏膜柱状上皮增生下移取代。

### （二）子宫颈腺体囊肿

子宫颈腺上皮可因炎症刺激，伴有增生及鳞状上皮化生。如增生的鳞状上皮覆盖和阻塞子宫颈管腺体的开口，使黏液潴留，腺体逐渐扩大呈囊，形成子宫颈囊肿，又称纳博特囊肿。

### （三）子宫颈息肉

是由子宫颈黏膜上皮、腺体和间质结缔组织局限性增生形成的息肉状物，常伴有充血、水肿及炎性细胞浸润。子宫颈息肉属良性病变。切除即可治愈，极少恶变。

## 二、子宫颈鳞状上皮内病变和子宫颈癌

### （一）病因与发病机制

病因与发病机制尚未完全明了，一般认为与早婚、多产、子宫颈裂伤和局部卫生不良等有关。高危型HPV感染，如HPV-18、HPV-16等与宫颈癌发生密切相关。P16蛋白是高危型HPV基因表达和活动的指标，也是早期发现子宫颈病变的重要辅助标志。低危型HPV感染，如HPV-6、HPV-11等与扁平湿疣、尖锐湿疣等生殖道的疣类病变等发生有关。

### （二）子宫颈鳞状上皮内病变（SIL）

子宫颈鳞状上皮内病变属癌前病变，是指子宫颈鳞状上皮部分被不同程度异型细胞所取代。表现为出现挖空细胞或鳞状上皮细胞大小形态不一，核增大深染，核浆比例增大，核分裂象增多，细胞极性紊乱。

依据病变程度可分为低级别鳞状上皮内病变（LSIL）和高级别鳞状上皮内病变（HSIL）。

以往宫颈的SIL也被称为子宫颈上皮内瘤变（CIN）。分为三级：Ⅰ级，异型细胞局限于上皮的下1/3；Ⅱ级异型细胞局限于上皮的下1/3~2/3；Ⅲ级，包括以往的重度非典型增生和原位癌，指上皮全层或几乎全层出现异型细胞。

异型增生的细胞累及子宫颈鳞状上皮全层，但病变局限于上皮层内，未突破基膜则称为子宫颈原位癌。

CIN Ⅰ级相当于新分类的LSIL；而CIN Ⅱ级和Ⅲ级相当于HSIL。

### （三）子宫颈癌

子宫颈癌是女性生殖系统常见恶性肿瘤之一。发病年龄以40~60岁居多。子宫颈癌的病因与发病机制一般认为与早婚、多产、宫颈裂伤、局部卫生不良、包皮垢刺激等多种因素有关，流行病学调查说明性生活过早和性生活紊乱是子宫颈癌发病最主要原因。

病理变化肉眼观分为四型：糜烂型、外生菜花型、内生浸润型、溃疡型。

**1. 子宫颈鳞状细胞癌**

依据其进展过程，分为早期浸润癌和浸润癌。按癌细胞分化程度分为三型：角化型鳞癌、非角化型大细

胞鳞癌和非角化型小细胞鳞癌。

（1）早期浸润癌或微小浸润性鳞状细胞癌 子宫颈癌细胞突破上皮基底膜，向固有层间质内浸润，在固有膜内形成不规则的癌细胞巢或条索，但浸润深度不超过基膜下 5mm，浸润深度不超过 7mm。早期浸润癌一般肉眼不能判断，只有在显微镜下才能确诊。

（2）浸润癌 癌组织向间质内浸润性生长，浸润深度超过基底膜下 5mm 者称为浸润癌。

**2. 子宫颈腺癌**

子宫颈腺癌较鳞癌少见。肉眼观类型和鳞癌无明显区别。依据腺癌组织结构和细胞分化程度亦可分为高分化、中分化和低分化三型。

**3. 扩散和转移**

（1）直接蔓延。

（2）淋巴道转移。

（3）血道转移。

**4. 临床病理联系**

早期子宫颈癌常无自觉症状，与子宫颈糜烂不易区别。

随病变进展，癌组织破坏血管，出现不规则阴道流血及接触性出血。继发感染以及癌组织刺激宫颈腺体分泌亢进使白带增多，有特殊腥臭味。晚期因浸润或侵犯盆腔神经、膀胱直肠时，可出现疼痛、尿路阻塞、子宫膀胱癌、子宫直肠癌。

# 第二节 子宫体疾病

| 重点 | 子宫内膜增生症概念；子宫内膜异位症和子宫腺肌病的概念；子宫内膜癌的组织学类型以及扩散、转移；子宫平滑肌瘤的大体及镜下改变；子宫平滑肌瘤的病理特点及临床病理联系 |
|---|---|
| 难点 | 子宫内膜异位症的病因 |
| 考点 | 子宫内膜增生症概念；子宫内膜异位症和子宫腺肌病的概念；子宫内膜癌的组织学类型以及扩散、转移；子宫平滑肌瘤的大体及镜下改变；子宫平滑肌瘤的病理特点及临床病理联系 |

### 速览导引图

子宫体疾病

**子宫内膜异位症**

- 病因：有以下几种可能：月经期子宫内膜经输卵管反流至腹腔器官；子宫内膜因手术种植在手术切口或经血流播散至远方器官；异位的子宫内膜由体腔上皮化生而来
- 病理变化：
  - 肉眼观：紫红色或棕黄色，结节状，质软似桑葚，因出血后机化可与周围器官发生纤维性粘连。如果发生在卵巢，反复出血可致卵巢体积增大，形成囊腔，内含黏稠的咖啡色液体，称巧克力囊肿
  - 镜下：可见与正常子宫内膜相似的子宫内膜腺体、子宫内膜间质及含铁血黄素

**子宫内膜增生症**

- 病因：子宫内膜增生症是由于内源性或外源性雌激素增高引起的子宫内膜腺体或间质增生，临床主要表现为功能性子宫出血，育龄期和更年期妇女均可发病
- 病理变化：
  - 单纯性增生：腺体数量增加，某些腺体扩张成小囊。衬覆腺体的上皮一般为单层或假复层，细胞呈柱状，无异型性，细胞形态和排列与增生期子宫内膜相似。1%的单纯性子宫内膜增生可进展为子宫内膜腺癌
  - 复杂性增生：腺体明显增生，相互拥挤，出现背靠背现象。腺体结构复杂且不规则，由于腺上皮细胞增生，可向腺腔内呈乳头状或各间质内出芽样生长，无细胞异型性。内膜间质明显减少。约3%可发展为腺癌
  - 非典型增生：在增生的基础上，伴有上皮细胞异型性，细胞极性紊乱，体积增大，核浆比例增加，核染色质浓聚，核仁醒目，可见多少不等的核分裂象。1/3的患者可发展为腺癌

**子宫内膜腺癌**

- 病因：一般认为与雌激素长期持续作用有关，患者常有内分泌失调的表现，肥胖、糖尿病、高血压和不孕是其高危因素
- 病理变化：
  - 肉眼：分为弥漫型和局限型
  - 镜下：高、中、低分化，以高分化腺癌居多。在高分化的子宫内膜癌中，可伴有良性化生的鳞状上皮 腺癌伴有鳞癌上皮成分，称为腺鳞癌
- 扩散：直接蔓延 淋巴道转移 血行转移
- 临床病理联系

**子宫平滑肌肿瘤**

- 概述：子宫平滑肌瘤是女性生殖系统最常见的肿瘤。多数肿瘤在绝经期以后可逐渐萎缩。发病有一定的遗传倾向，雌激素可促进其生长
- 病理变化：
  - 肉眼：多发生于肌层，也可位于黏膜下或浆膜下。单发或多发。肿瘤表面光滑，界清，无包膜。切面灰白，质韧，编织状或漩涡状
  - 镜下：瘤细胞与正常子宫平滑肌细胞相似，梭形，束状或漩涡状排列，胞质红染，核呈长杆状，两端钝圆，核分裂象少见，缺乏异型性。肿瘤与周围正常平滑肌界限清楚
- 临床病理联系：即便平滑肌瘤的体积很大，也可没有症状。最主要的症状是黏膜下平滑肌瘤引起的出血。平滑肌肉瘤切除后有很高的复发倾向，一半以上可通过血流转移到肺、骨、脑等远隔器官，也可在腹腔内播散

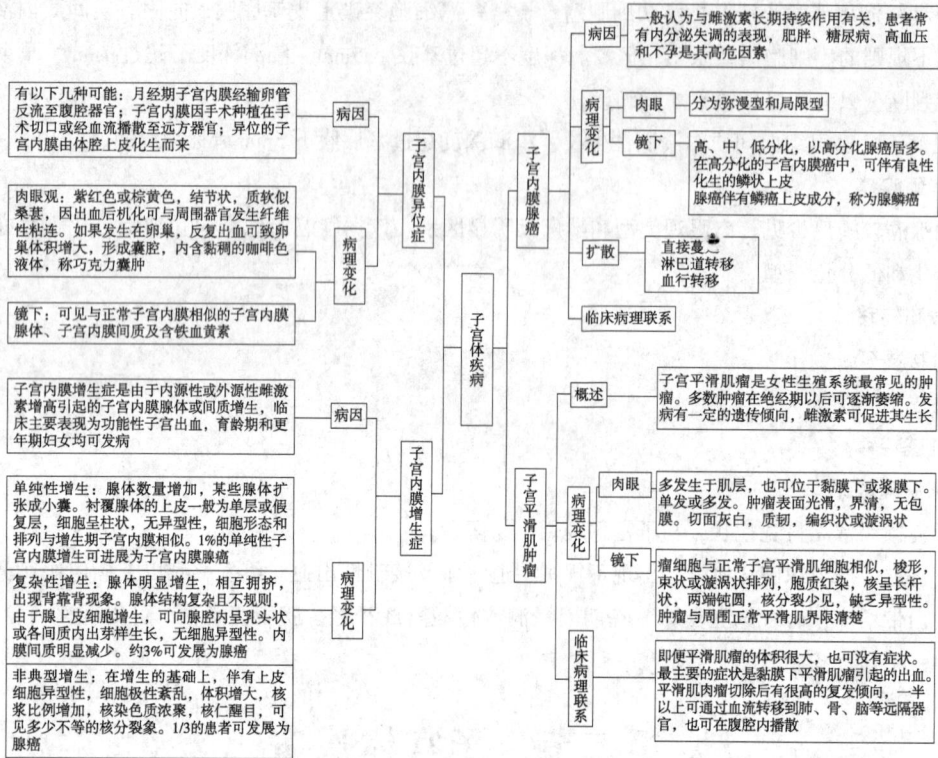

## 一、子宫内膜异位症

子宫内膜异位症是指子宫内膜腺体和间质出现于子宫内膜以外的部位，80%发生于卵巢。如子宫内膜腺体及间质异位于子宫肌层中（至少距子宫内膜基底2~3mm以上），称作子宫腺肌病。子宫内膜异位症的临床症状和体征因子宫内膜异位的位置不同而表现不一，患者常表现为痛经或月经不调。

### （一）病因

病因可能有以下几种可能：月经期子宫内膜经输卵管反流至腹腔器官；子宫内膜因手术种植在手术切口或经血流播散至远方器官；异位的子宫内膜由体腔上皮化生而来。

### （二）病理变化

受卵巢分泌激素的影响，异位子宫内膜产生周期性反复性出血，肉眼观为紫红色或棕黄色，结节状，质软似桑葚，因出血后机化可与周围器官发生纤维性粘连。如果发生在卵巢，反复出血可致卵巢体积增大，形成囊腔，内含黏稠的咖啡色液体，称巧克力囊肿。镜下可见与正常子宫内膜相似的子宫内膜腺体、子宫内膜间质及含铁血黄素。

## 二、子宫内膜增生症

子宫内膜增生症是由于内源性或外源性雌激素增高引起的子宫内膜腺体或间质增生，临床主要表现为功能性子宫出血，育龄期和更年期妇女均可发病。子宫内膜增生、不典型增生和子宫内膜癌，无论是形态学还是生物学都为一连续的演变过程，病因和发生机制也极为相似。

病理变化如下。

### 1. 单纯性增生

以往称为轻度增生或囊性增生，腺体数量增加，某些腺体扩张成小囊。衬覆腺体的上皮一般为单层或假

复层，细胞呈柱状，无异型性，细胞形态和排列与增生期子宫内膜相似。1%的单纯性子宫内膜增生可进展为子宫内膜腺癌。

### 2. 复杂性增生

以往称腺瘤型增生，腺体明显增生，相互拥挤，出现背靠背现象。腺体结构复杂且不规则，由于腺上皮细胞增生，可向腺腔内呈乳头状或向间质内出芽样生长，无细胞异型性。内膜间质明显减少。约3%可发展为腺癌。

### 3. 非典型增生

在增生的基础上，伴有上皮细胞异型性，细胞极性紊乱，体积增大，核浆比例增加，核染色质浓聚，核仁醒目，可见多少不等的核分裂象。重度不典型增生有时和子宫内膜癌较难鉴别，若有间质浸润则归属为癌，往往需经子宫切除后全面检查才能确诊。1/3 的患者可发展为腺癌。

## 三、子宫肿瘤

### （一）子宫体癌

子宫体癌又称子宫内膜腺癌，是由子宫内膜上皮细胞发生的恶性肿瘤，多见于50岁以上绝经期和绝经期后妇女，以 55~65 岁为高峰。子宫内膜腺癌分主Ⅰ型和Ⅱ型子宫内膜癌。Ⅰ型子宫内膜癌又称为子宫内膜样腺癌，Ⅱ型子宫内膜癌主要包括子宫浆液性癌和透明细胞癌。

### 1. 病因

宫内膜样腺癌一般认为与雌激素长期持续作用有关，患者常有内分泌失调的表现，肥胖、糖尿病、高血压和不孕是其高危因素，而Ⅱ型子宫内膜癌的发生与体内雌激素增加及子宫内膜增生无关。

### 2. 病理变化

肉眼观：子宫内膜样腺癌分为弥漫型和局限型。弥漫型表现为子宫内膜弥漫性增厚，表面粗糙不平，灰白质脆，常有出血坏死或溃疡形成，并不同程度地浸润子宫肌层。局限型多位于子宫底或子宫角，常呈息肉或乳头状突向宫腔。如果癌组织小而表浅，可在诊断性刮宫时全部刮出，在切除的子宫内找不到癌组织。

镜下：子宫内膜样腺癌癌组织可呈高、中、低分化，以高分化腺癌居多。

（1）高分化腺癌 腺管排列拥挤、紊乱，细胞轻度异型，结构貌似增生的内膜腺体。

（2）中分化腺癌 腺体不规则，排列紊乱，细胞向腺腔内生长可形成乳头或筛状结构，并见实性癌灶。癌细胞异型性明显，核分裂象易见。

（3）低分化腺癌 癌细胞分化差，很少形成腺样结构，多呈实体片状排列，核异型性明显，核分裂象多见。

在高分化的子宫内膜样腺癌中，可伴有良性化生的鳞状上皮；腺癌伴有鳞癌上皮成分，则称为腺鳞癌。

### 3. 扩散

（1）直接蔓延。

（2）淋巴道转移。

（3）血行转移。

### 4. 临床病理联系

早期，患者可无任何症状，最常见的临床表现是阴道不规则流血，部分患者可有阴道分泌物增多，呈淡红色。如继发感染则呈脓性，有腥臭味。晚期，癌组织侵犯盆腔神经，可引起下腹部及腰骶部疼痛等症状。

### （二）子宫平滑肌肿瘤

子宫平滑肌瘤是女性生殖系统最常见的肿瘤。如果将微小的平滑肌瘤也计算在内，30 岁以上妇女的发病高达 70%，多数肿瘤在绝经期以后可逐渐萎缩。发病有一定的遗传倾向，雌激素可促进其生长。

**1. 病理变化**

肉眼观：多数肿瘤发生于子宫肌层，一部分可位于黏膜下或浆膜下，脱垂于子宫腔或子宫颈口。肌瘤小者仅镜下可见，大者可超过 30cm。单发或多发，多者达数十个，称多发性子宫肌瘤。肿瘤表面光滑，界清，无包膜。切面灰白，质韧，编织状或漩涡状。有时肿瘤可出现均质的透明变性、黏液变性或钙化。当肌瘤间质血管内有血栓形成时，肿瘤局部可发生梗死伴出血，肉眼呈暗红色，称红色变性。

光镜下：瘤细胞与正常子宫平滑肌细胞相似，梭形，束状或漩涡状排列，胞质红染，核呈长杆状，两端钝圆，核分裂少见，缺乏异型性。肿瘤与周围正常平滑肌界限清楚。

多数平滑肌肉瘤从开始即为恶性，极少由平滑肌瘤恶变而来。如肿瘤细胞高度异型，出现凝固性坏死，每 10 个高倍视野核分裂，10 个以上应考虑为平滑肌肉瘤。

**2. 临床病理联系**

即便平滑肌瘤的体积很大，也可没有症状。最主要的症状是由黏膜下平滑肌瘤引起的出血，或压迫膀胱引起的尿频。血流阻断可引起突发性疼痛和不孕。其次，平滑肌瘤可导致自然流产，胎儿先露异常和绝经后流血。

平滑肌肉瘤切除后有很高的复发倾向，一半以上可通过血流转移到肺、骨、脑等远隔器官，也可在腹腔内播散。

# 第三节　滋养层细胞疾病

| 重点 | 葡萄胎、侵袭性葡萄胎以及绒癌的镜下特点及主要区别 |
| --- | --- |
| 难点 | 葡萄胎的病因 |
| 考点 | 葡萄胎、侵袭性葡萄胎以及绒癌的镜下特点；绒癌的转移途径；葡萄胎、侵袭性葡萄胎以及绒癌的病变特点及主要区别 |

**速览导引图**

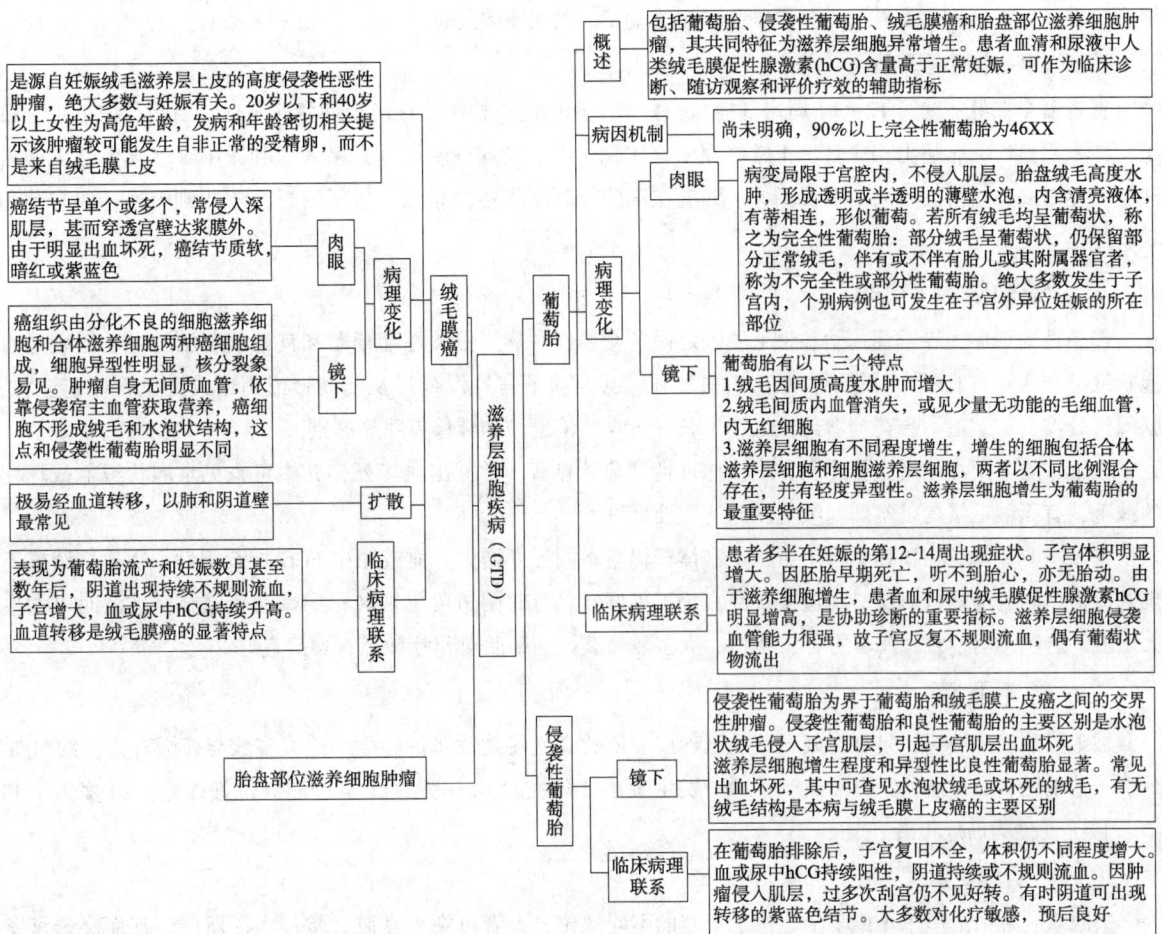

## 一、葡萄胎

葡萄胎又称水泡状胎块，是胎盘绒毛的一种良性病变，可发生于育龄期的任何年龄，以20岁以下和40岁以上女性多见，这可能与卵巢功能不足或衰退有关。

### （一）病因与发病机制

病因尚未明确，但有关研究表明，90%以上完全性葡萄胎为46XX，可能的原因是，在受精时父方的单倍体精子23X 在丢失了所有的母方染色体的空卵中自我复制而成纯合子46XX，两组染色体均来自父方；缺乏母方功能性DNA。其余10%的完全性葡萄胎为空卵在受精时和两个精子结合（23X 和23Y），染色体核型为46XY，故完全性葡萄胎均为男性遗传起源。由于缺乏卵细胞的染色体，故胚胎不能发育。

### （二）病理变化

肉眼观：病变局限于宫腔内，不侵入肌层。胎盘绒毛高度水肿，形成透明或半透明的薄壁水泡，内含清亮液体，有蒂相连，形似葡萄。若所有绒毛均呈葡萄状，称之为完全性葡萄胎；部分绒毛呈葡萄状，仍保留部分正常绒毛，伴有或不伴有胎儿或其附属器官者，称为不完全性或部分性葡萄胎。

光镜下：葡萄胎有以下三个特点。

（1）绒毛因间质高度水肿而增大。

（2）绒毛间质内血管消失或见少量无功能的毛细血管，内无红细胞。

（3）滋养层细胞有不同程度增生，增生的细胞包括合体滋养层细胞和细胞滋养层细胞，两者以不同比例混合存在，并有轻度异型性。滋养层细胞增生为葡萄胎的最重要特征。

### （三）临床病理联系

患者多半在妊娠的第12～14周出现症状，妊娠早期的超声检测可在出现症状前发现。因胎盘绒毛水肿致子宫体积明显增大，超出相应月份正常妊娠子宫体积。由于滋养细胞增生，患者血和尿中绒毛膜促性腺激素hCG明显增高，是协助诊断的重要指标。滋养层细胞侵袭血管能力很强，故子宫反复不规则流血，偶有葡萄状物流出。

## 二、侵袭性葡萄胎

侵袭性葡萄胎为界于葡萄胎和绒毛膜癌之间的交界性肿瘤。侵袭性葡萄胎和良性葡萄胎的主要区别是水泡状绒毛侵入子宫肌层，引起子宫肌层出血坏死，甚至向子宫外侵袭累及阔韧带或阴道或经血管栓塞至肺、脑等远处器官，绒毛不会在栓塞部位继续生长并可自然消退，和转移有明显区别。

镜下，滋养层细胞增生程度和异型性比良性葡萄胎显著。常见出血坏死，其中可查见水泡状绒毛或坏死的绒毛，有无绒毛结构是本病与绒毛膜癌的主要区别。

临床主要表现是在葡萄胎排出后，子宫体积仍呈不同程度增大。血或尿中hCG持续阳性，阴道持续或不规则流血。因肿瘤侵入肌层，经过多次刮宫仍不见好转。有时阴道可出现转移的紫蓝色结节，破溃时可发生大出血。若肺内有栓塞，患者可伴有咯血。大多数侵袭性葡萄胎对化疗敏感，预后良好。

## 三、绒毛膜癌

绒毛膜癌简称绒癌，是源自妊娠绒毛滋养层上皮的高度侵袭性恶性肿瘤。绝大多数与妊娠有关，约50%继发于葡萄胎，25%继发于自然流产，20%发生于正常分娩后，5%发生于早产和异位妊娠等。20岁以下和40岁以上女性为高危年龄。

### （一）病理变化

肉眼观：癌结节呈单个或多个，位于子宫的不同部位，大者可突入宫腔，常侵入深肌层，甚而穿透宫壁达浆膜外。由于明显出血坏死，癌结节质软，暗红或紫蓝色。

光镜下：癌组织由分化不良的细胞滋养细胞和合体滋养细胞两种癌细胞组成，细胞异型性明显，核分裂象易见。两种细胞混合排列成巢状或条索状，偶见个别癌巢主要由一种细胞组成。肿瘤自身无间质血管，依靠侵袭宿主血管获取营养，故癌组织和周围正常组织有明显出血坏死，有时癌细胞大多坏死，仅在边缘部查见少数残存的癌细胞。癌细胞不形成绒毛和水泡状结构，这一点和侵袭性葡萄胎明显不同。

### （二）扩散

绒毛膜癌侵袭破坏血管能力很强，除在局部破坏蔓延外，极易经血道转移，以肺和阴道壁最常见，其次为脑、肝、脾、肾和肠等。少数病例在原发灶切除后，转移灶可自行消退。

### （三）临床病理联系

临床主要表现为葡萄胎流产和妊娠数月甚至数年后，阴道出现持续不规则流血，子宫增大，血或尿中hCG持续升高。血道转移是绒毛膜癌的显著特点，出现在不同部位的转移灶可引起相应症状。

## 四、胎盘部位滋养细胞肿瘤

胎盘部位滋养细胞肿瘤（PSTT）源自胎盘绒毛外中间滋养层细胞，相当少见。

### （一）病理变化

肉眼观：肿瘤位于胎盘种植部位，呈结节状，棕黄色，切面肿瘤侵入子宫肌层，与周围组织界限不清，肌层的浸润程度不一，少数情况下，肿瘤可穿透子宫全层。一般无明显出血。

光镜下：当中间型滋养叶细胞呈肿瘤增生时，浸润的方式和胎盘附着部位的正常滋养叶上皮相似，仍然位于滋养叶上皮生长旺盛的典型部位。细胞形态比较单一，多数为单核，胞质丰富，边界清楚，淡红色，体积大于细胞滋养层细胞。少数细胞呈多核或双核，瘤细胞在肌层细胞之间呈单个、条索状、片状或岛屿状排列。一般无坏死和绒毛。免疫组织化学染色大多数中间型滋养叶细胞胎盘催乳素（HPL）阳性；而仅少部分细胞 hCG 阳性。

### （二）临床病理联系

胎盘部位滋养细胞肿瘤虽然在局部呈浸润性生长，但一般较局限，临床表现多为良性，10% 的病例可发生转移，偶致患者死亡。若 hCG 持续阳性，则预后和绒毛膜上皮癌相似。

# 第四节　卵巢肿瘤

| | |
|---|---|
| 重点 | 卵巢浆、黏液性肿瘤的镜下特点及区别；畸胎瘤的病理变化 |
| 难点 | 卵巢肿瘤的分类 |
| 考点 | 卵巢浆、黏液性囊腺瘤的病变特点及异同；畸胎瘤的病理变化 |

**速览导引图**

卵巢肿瘤种类繁多，结构复杂，依照其组织发生可分为三大类。

**1. 上皮性肿瘤**

浆液性肿瘤、黏液性肿瘤、子宫内膜样肿瘤、透明细胞肿瘤及移行细胞肿瘤。

**2. 生殖细胞肿瘤**

畸胎瘤、无性细胞瘤、内胚窦瘤及绒毛膜癌。

**3. 性索－间质肿瘤**

颗粒细胞－卵泡膜细胞瘤、支持－间质细胞瘤。

## 一、卵巢上皮性肿瘤

卵巢上皮性肿瘤是最常见的卵巢肿瘤，占所有卵巢肿瘤的60%～70%，可分为良性、交界性和恶性。交界性卵巢上皮肿瘤是指形态和生物学行为界于良性和恶性之间，具有低度恶性潜能的肿瘤。绝大多数上皮肿瘤来源于卵巢的表面上皮，由胚胎时期覆盖在生殖嵴表面的体腔上皮转化而来。依据上皮的类型可将卵巢上皮性肿瘤分为浆液性、黏液性和子宫内膜样等。

### （一）浆液性肿瘤

浆液性囊腺瘤是卵巢最常见的肿瘤，其中浆液性囊腺癌占全部卵巢癌的40%。良性和交界性肿瘤多发于20～40岁的女性，而囊腺癌患者则年龄偏大。

肉眼观：典型的浆液性囊腺瘤由单个或多个纤维分隔的囊腔组成，囊内含有清亮液体，偶混有黏液。浆液性囊腺瘤囊内壁光滑，一般无囊壁的上皮性增厚和乳头状突起。交界性囊腺瘤可见较多的乳头，大量的实体和乳头在肿瘤中出现时应疑为癌。双侧发生多见。

光镜下：浆液性囊腺瘤的囊腔由单层立方或矮柱状上皮衬覆，具有纤毛，与输卵管上皮相似，无异型性。交界性浆液性囊腺瘤上皮细胞层次增加，达2～3层，乳头增多，细胞轻到中度异型，无间质的破坏和浸润。浆液性囊腺癌除细胞层次增加超过3层外，最主要的特征是伴有间质浸润。肿瘤细胞异型性明显，核分裂象多见，乳头分支多而复杂，呈树枝状分布。常可见砂粒体。

### （二）黏液性肿瘤

黏液性肿瘤较浆液性肿瘤少见，占所有卵巢肿瘤的25%。其中80%是良性，交界性和恶性各占10%。发病年龄与浆液性肿瘤相同。

肉眼观：肿瘤表面光滑，由多个大小不一的囊腔组成，腔内充满富于糖蛋白的黏稠液体，双侧发生比较少见。如肿瘤查见较多乳头和实性区域或有出血，坏死及包膜浸润，则有可能为恶性。

光镜下：良性黏液性囊腺瘤的囊腔被覆单层高柱状上皮，核在基底部，核的上部充满黏液，无纤毛，和胃小凹及小肠的上皮相似。交界性肿瘤含有较多的乳头结构，细胞层次增加，一般不超过3层，核轻至中度异型，但无间质浸润。囊腺癌上皮细胞明显异型，形成复杂的腺体和乳头结构，可有出芽、搭桥及实性巢状区，如能确认有间质浸润，则可诊断为癌。如间质浸润不能确定，上皮细胞超过3层亦应诊断为癌。

## 二、性索－间质肿瘤

卵巢性索－间质肿瘤起源于原始性腺中的性索和间质组织，分别在男性和女性衍化成各自不同类型的细胞，并形成一定的组织结构。女性的性索－间质细胞称作颗粒细胞和卵泡膜细胞，男性则为支持细胞和间质细胞，它们可各自形成女性的颗粒细胞瘤和卵泡膜细胞瘤或男性的支持细胞瘤和间质细胞瘤。亦可混合构成颗粒－卵泡膜细胞瘤或支持－间质细胞瘤。

### （一）颗粒细胞瘤

颗粒细胞瘤是伴有雌激素分泌的功能性肿瘤。该瘤极少发生转移，但可发生局部扩散，应被看作低度恶性肿瘤。

颗粒细胞瘤和其他卵巢肿瘤一样，体积较大，呈囊实性。肿瘤的部分区域呈黄色，为含脂质的黄素化的颗粒细胞，间质呈白色，常伴发出血。

镜下，瘤细胞大小较一致，体积较小，椭圆形或多角形，细胞质少，细胞核通常可查见核沟，呈咖啡豆样外观。癌细肌分化较好时常围绕 – 腔隙，排列成卵泡样的结构，中央为粉染的蛋白液体或退化的细胞核，称为 Call – Exner 小体。

### （二） 卵泡膜细胞瘤

卵泡膜细胞瘤为良性功能性肿瘤，因为肿瘤细胞可产生雌激素，绝大多数患者有雌激素增多的体征，患者常表现为月经不调和乳腺增大，多发生于绝经后的妇女。卵泡膜细胞瘤呈实体状，由于细胞含有脂质，切面呈黄色。镜下，瘤细胞由成束的短梭形细胞组成，核卵圆形，胞质由于含脂质而呈空泡状。玻璃样变的胶原纤维可将瘤细胞分割成巢状。瘤细胞黄素化时，细胞大而圆，核圆居中，与黄体细胞相像，称为黄素化的卵泡膜细胞瘤。

### （三） 支持 – 间质细胞瘤

支持 – 间质细胞瘤主要发生于睾丸，较少发生于卵巢，任何年龄均可发病，多发于年轻育龄期妇女。

肿瘤单侧发生，呈实体结节分叶状，色黄或棕黄。镜下，由支持细胞和间质细胞按不同比例混合而成，高分化支持 – 间质细胞瘤由和胎儿睾丸的曲细精管相似的腺管构成，细胞为柱状。腺管之间为纤维组织和数量不等的间质细胞，间质细胞体积较大，胞质丰富嗜酸，核圆形或卵圆形，核仁明显；中分化者，分化不成熟的支持细胞，呈条索或小巢状排列；低分化者，细胞呈梭形，肉瘤样弥漫分布。

## 三、卵巢生殖细胞肿瘤

来源于生殖细胞的肿瘤约占所有卵巢肿瘤的1/4。儿童和青春期的卵巢肿瘤60%为生殖细胞肿瘤，绝经期后则很少见。原始生殖细胞具有向不同方向分化的潜能，由原始性生殖细胞组成的肿瘤称作无性细胞瘤；原始生殖细胞向胚胎的体壁细胞分化称为畸胎瘤；向胚外组织分化，瘤细胞和胎盘的间充质细胞或它的前身相似，称作卵黄囊瘤；向覆盖在胎盘绒毛表面的细胞分化，则称为绒毛膜癌。

### （一）畸胎瘤

畸胎瘤是来源于生殖细胞的肿瘤，具有向体细胞分化的潜能，大多数肿瘤含有至少两个或三个胚层组织成分。约占肿瘤的15%～20%，好发于20～30岁女性。

#### 1. 成熟畸胎瘤

成熟畸胎瘤又称成熟型囊性畸胎瘤，是最常见的生殖细胞肿瘤，约占所有卵巢肿瘤的1/4。

肉眼观：肿瘤呈囊性，充满皮脂样物、囊壁上可见头节，表面附有毛发，可见牙齿。

光镜下：肿瘤由三个胚层的各种成熟组织构成。常见皮肤、毛囊、汗腺、脂肪、肌肉、骨、软骨、呼吸道上皮、消化道上皮、甲状腺和脑组织等。以表皮和附件组成的单胚层畸胎瘤称为皮样囊肿；以甲状腺组织为主的单胚层畸胎瘤则称为卵巢甲状腺肿。

成熟畸胎瘤中1%可发生恶性变，多发生在老年女性，组织学特点和发生在机体其他部位的癌相似。

#### 2. 未成熟性畸胎瘤

卵巢未成熟性畸胎瘤和成熟型囊性畸胎瘤的主要不同是在肿瘤组织中查见未成熟组织。未成熟性畸胎瘤占20岁以下女性所有恶性肿瘤的20%，随年龄的增大，发病率逐渐减少。

肉眼观：未成熟性畸胎瘤呈实体分叶状，可含有许多小的囊腔。实体区域常可查见未成熟的骨或软骨组织。

光镜下：在与成熟性畸胎瘤相似的组织结构背景上，可见未成熟神经组织组成的原始神经管和菊形团，偶见神经母细胞瘤的成分，此外，常见未成熟的骨或软骨组织。预后和肿瘤分化有关，高分化的肿瘤一般预后较好，而主要由未分化的胚胎组织构成的肿瘤则预后较差。

### （二）无性细胞瘤

卵巢无性细胞瘤是由未分化、多潜能原始生殖细胞组成的恶性肿瘤，同一肿瘤发生在睾丸则称为精原细胞瘤。大多数患者的年龄在 10～30 岁之间。无性细胞瘤仅占卵巢恶性肿瘤的 2%，精原细胞瘤则是睾丸最常见的肿瘤。

肉眼观：肿瘤一般体积较大，质实，表面结节状。切面质软鱼肉样。

光镜下：细胞体积大而一致，细胞膜清晰，胞质空亮，充满糖原，细胞核居中，有 1～2 个明显的核仁，核分裂多见。瘤细胞排列成巢状或条索状。瘤细胞巢周围的纤维间隔中常有淋巴细胞浸润，并可有结核样肉芽肿结构。约 15% 的无性细胞瘤含有和胎盘合体细胞相似的合体细胞滋养层成分。肿瘤细胞胎盘碱性磷酸酶（PLAP）阳性可有助于诊断的确立。

### （三）胚胎性癌

胚胎性癌主要发生于 20～30 岁的青年人，比无性细胞瘤更具有浸润性，是高度恶性的肿瘤。

肉眼观：肿瘤体积小于无性细胞瘤，切面肿瘤边界不清，可见出血和坏死。

光镜下：肿瘤细胞排列成腺管、腺泡或乳头状，分化差的细胞则排列成片状。肿瘤细胞形态呈上皮样，细胞大，显著异型，细胞之间界限不清，细胞核大小形态不一，核仁明显，常见核分裂象和瘤巨细胞。若伴有畸胎瘤、绒毛膜癌和卵黄囊瘤成分，应视为混合性生殖细胞肿瘤。

### （四）卵黄囊瘤

卵黄囊瘤又称内胚窦瘤，多发生在 30 岁以下妇女，是婴幼儿生殖细胞肿瘤中最常见的类型，生物学行为呈高度恶性。体积一般较大，结节分叶状，边界不清。切面灰黄色，呈实体状，局部可见囊腔形成，可有局部出血坏死。临床上患者血清 AFP 水平常显著增高。

镜下见多种组织形态：①疏网状结构，是最常见的形态。②S-D 小体，由含有肾小球样结构的微囊构成，中央有一纤维血管轴心。③多泡性卵黄囊结构，形成与胚胎时期卵黄囊相似大小不等的囊腔，内衬扁平上皮、立方上皮或柱状上皮，囊之间为致密的结缔组织。④细胞外嗜酸性小体也是常见的特征性结构。

# 第五节　前列腺疾病

| 重点 | 良性前列腺增生以及前列腺癌的好发部位、前列腺癌的转移 |
|---|---|
| 难点 | 前列腺癌的病理变化 |
| 考点 | 良性前列腺增生以及前列腺癌的好发部位、病理变化以及转移 |

**速览导引图**

前列腺疾病
- 前列腺增生症
  - 概述：良性前列腺增生又称结节状前列腺增生或前列腺肥大，以前列腺上皮和间质增生为特征，发生与激素平衡失调有关。多发生在前列腺的中央区、移行区和尿道周围区。是50岁以上男性的常见疾病，发病率随年龄的增加而递增
  - 病理变化
    - 肉眼：呈结节状增大，颜色和质地与增生的成分有关，以腺体增生为主的呈淡黄色，质地较软，切面可见大小不一的蜂窝状腔隙，挤压可见奶白色前列腺液体流出；而以纤维平滑肌增生为主者，色灰白，质地较韧，和周围正常前列腺组织界限不清
    - 光镜：前列腺增生的成分主要由纤维、平滑肌和腺体组成
  - 临床病理联系：由于多发生在前列腺的中央区、移行区和尿道周围区，尿道前列腺部受压而产生尿道梗阻的症状和体征，患者可有排尿困难、尿流变细、滴尿、尿频和夜尿增多
- 前列腺癌
  - 概述：是源自前列腺上皮的恶性肿瘤，多发于50岁以后，发病率随年龄增加逐步提高，60~85岁为高峰。雄激素和前列腺癌的发生相关
  - 病理变化
    - 肉眼：约有70%的肿瘤发生在前列腺的周围区，以后叶多见，切面质硬沙砾样
    - 光镜：多数为分化较好的腺癌，高分化的前列腺癌最可靠的恶性证据是包膜、淋巴管、血管和周围神经的浸润
  - 临床病理联系：约有5%~20%的前列腺可发生局部浸润和远处转移，常直接向精囊和膀胱底部浸润，后者可引起尿道梗阻。血道转移可转移到骨、肺和肝，其中骨转移尤其以脊椎骨最常见

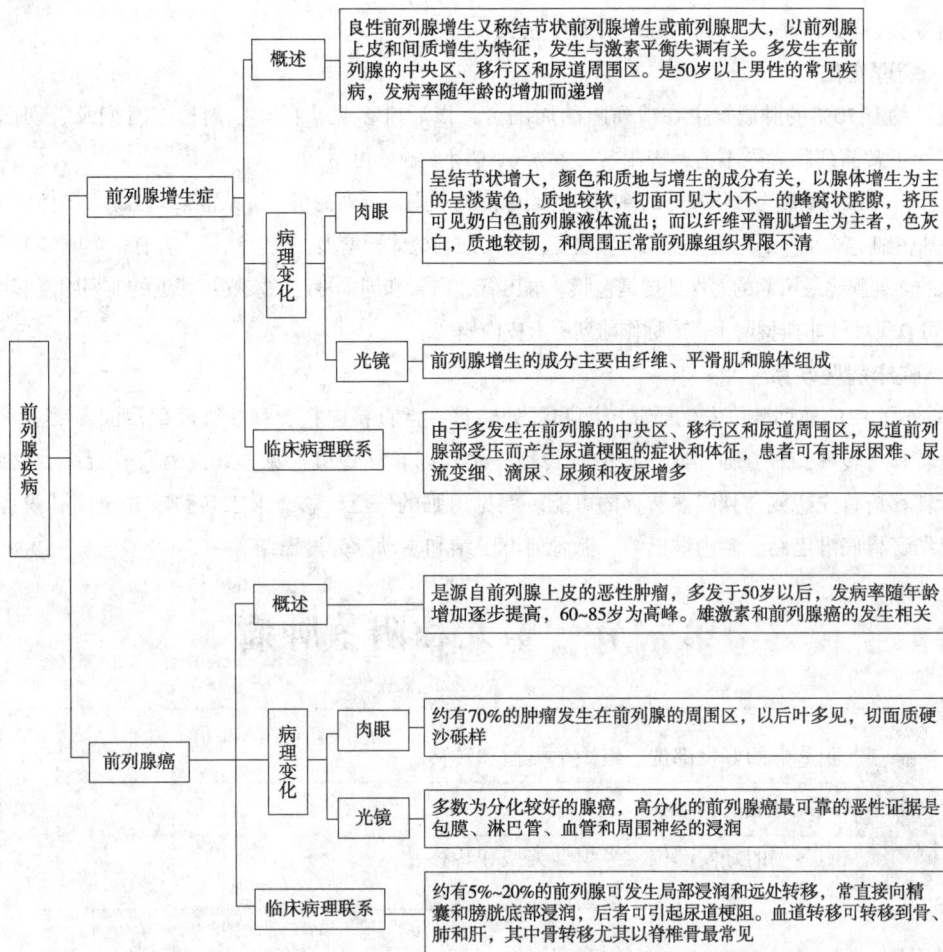

## 一、前列腺增生症

良性前列腺增生又称结节状前列腺增生或前列腺肥大，以前列腺上皮和间质增生为特征，发生与雄激素平衡失调有关。由于增生多发生在前列腺的中央区、移行区和尿道周围区，尿道受压而产生尿道梗阻或尿流不畅。是50岁以上男性的常见疾病，发病率随年龄的增加而递增。

### （一）病理变化

肉眼观：呈结节状增大，重者可达300g，颜色和质地与增生的成分有关，以腺体增生为主的呈淡黄色，质地较软，切面可见大小不一的蜂窝状腔隙，挤压可见奶白色前列腺液体流出；而以纤维平滑肌增生为主者，色灰白，质地较韧，和周围正常前列腺组织界限不清。

光镜下：前列腺增生的成分主要由纤维、平滑肌和腺体组成，三种成分所占比例因人而异。增生的腺体和腺泡相互聚集或在增生的间质中散在随机排列，腺体的上皮由两层细胞构成，内层细胞呈柱状，外层细胞呈立方或扁平形，周围有完整的基膜包绕。上皮细胞向腔内出芽呈乳头状或形成皱褶。腔内常含有淀粉小体。

### （二）临床病理联系

前列腺增生由于多发生在前列腺的中央区、移行区和尿道周围区，尿道前列腺部受压而产生尿道梗阻的症状和体征，患者可有排尿困难、尿流变细、滴尿、尿频和夜尿增多。

## 二、前列腺癌

前列腺癌是源自前列腺上皮的恶性肿瘤，多发于50岁以后，发病率随年龄增加逐步提高，60~85岁为高

峰。其发病率和死亡率在欧美国家仅次于肺癌，居所有癌肿的第二位。去势手术（切除睾丸）或服用雌激素可抑制肿瘤生长，说明雄激素和前列腺癌的发生相关。

### （一）病理变化

肉眼观：约有70%的肿瘤发生在前列腺的周围区，以后叶多见，可在肛门检查时扪及。切面质硬沙砾样，但由于和正常前列腺界限不清，肉眼常不易辨认，用手触摸可感知。

光镜下：前列腺癌多数为分化较好的腺癌，肿瘤腺泡较规则，排列拥挤，可见背靠背现象。腺体由单层细胞构成，外层的基底细胞缺如。细胞质一般无明显改变，但是细胞核体积增大，呈空泡状，含有一个或多个大的核仁。

高分化的前列腺癌最可靠的恶性证据是包膜、淋巴管、血管和周围神经的浸润。邻近的前列腺浸润性癌的腺管和腺泡中常可查见灶性非典型增生，或称作前列腺上皮内瘤变。

### （二）临床病理联系

约有5%~20%的前列腺可发生局部浸润和远处转移，常直接向精囊和膀胱底部浸润，后者可引起尿道梗阻。血道转移可转移到骨，肺和肝，其中骨转移，尤其以脊柱骨最常见，其次为股骨近端、盆骨和肋骨。男性肿瘤骨转移应首先想到前列腺癌转移的可能。偶见内脏的广泛转移。淋巴转移首先至闭孔淋巴结，随之到内脏淋巴结、胃底淋巴结、髂内淋巴结、骶骨前淋巴结和主动脉旁淋巴结。

# 第六节　睾丸和阴茎肿瘤

| 重点 | 阴茎癌的好发部位、组织学类型和转移 |
|---|---|
| 难点 | 睾丸肿瘤的类型 |
| 考点 | 阴茎癌的好发部位、组织学类型和转移 |

**速览导引图**

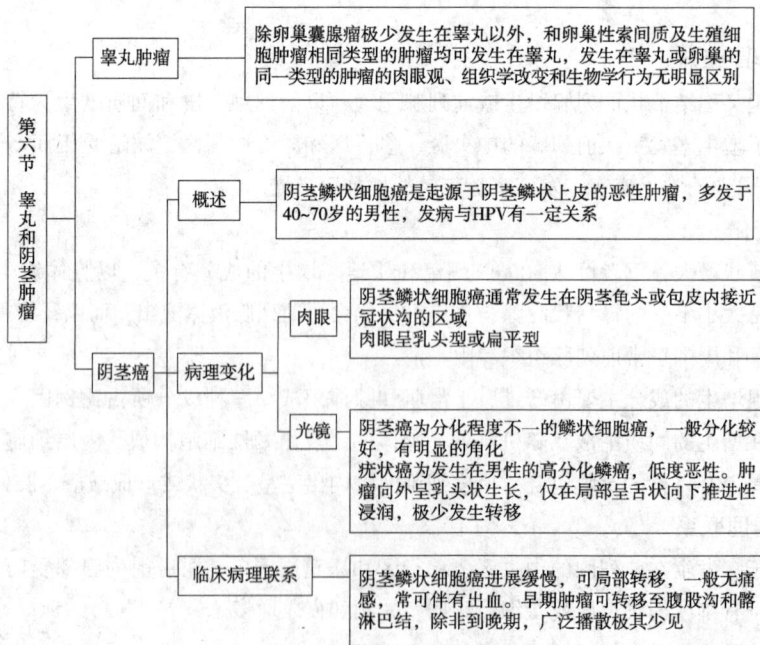

## 一、睾丸肿瘤

除卵巢囊腺瘤极少发生在睾丸以外，和卵巢性索间质及生殖细胞肿瘤相同类型的肿瘤均可发生在睾丸，发生在睾丸或卵巢的同一类型的肿瘤的肉眼观、组织学改变和生物学行为无明显区别。

## 二、阴茎癌

阴茎鳞状细胞癌是起源于阴茎鳞状上皮的恶性肿瘤，多发于 40~70 岁的男性。发病与 HPV 有一定关系，包皮环切可保持生殖器局部的卫生，减少含有 HPV 和其他致癌物质的包皮垢，减低 HPV 的感染概率，有效地防止阴茎癌的发生。

### （一）病理变化

阴茎鳞状细胞癌通常发生在阴茎龟头或包皮内接近冠状沟的区域。

肉眼观：呈乳头型或扁平型：乳头型似尖锐湿疣，或呈菜花样外观；扁平型局部黏膜表面灰白，增厚，表面可见裂隙，逐渐形成溃疡。

光镜下：阴茎癌为分化程度不一的鳞状细胞癌，一般分化较好，有明显的角化。

疣状癌为发生在男性的高分化鳞癌，低度恶性，也可发生在女性的外阴黏膜。肿瘤向外呈乳头状生长，仅在局部呈舌状向下推进性浸润，极少发生转移。

### （二）临床病理联系

阴茎鳞状细胞癌进展缓慢，可局部转移，除非有溃疡形成，一般无痛感，常可伴有出血。早期肿瘤可转移至腹股沟和髂淋巴结，除非到晚期，广泛播散极其少见。

（朱俊峰）

# 第七节 乳腺疾病

| 重点 | 乳腺癌的组织学类型、病理变化，乳腺癌的扩散及转移途径 |
|---|---|
| 难点 | 乳腺癌的病因，乳腺纤维囊性变的病理和临床特点<br>乳腺癌辅助治疗及预后判断的免疫组化标记 |
| 考点 | 乳腺纤维腺瘤的病理变化，乳腺癌的组织学类型 |

**速览导引图**

末梢导管和腺泡扩张成囊肿，间质纤维组织增生，上皮常可见大汗腺（顶泌汗腺）化生 → 非增生型纤维囊性变 → 乳腺纤维囊性变

除了囊肿形成和间质纤维增生外，还伴有末梢导管和腺泡上皮不同程度的增生 → 增生性纤维囊性变 → 乳腺纤维囊性变 → 乳腺增生性病变

常呈结节状病灶，主要特征为小叶间质纤维组织增生、增生的小管腺上皮萎缩而肌上皮保留或增生 → 硬化性腺病 → 乳腺增生性病变 → 乳腺疾病

乳腺最常见的良性肿瘤，多见于20~30岁之间。肿瘤主要由增生的腺体和纤维组织组成 → 乳腺纤维腺瘤 → 乳腺疾病 → 乳腺癌

乳腺癌 → 非浸润性癌 → 导管原位癌：病变导管明显扩张，癌细胞局限于扩张的导管内，导管基膜完整。可分为粉刺型和非粉刺型

非浸润性癌 → 小叶原位癌：常累及双侧乳腺，常为多中心性

乳腺癌 → 浸润性癌 → 浸润性导管癌：最常见的乳腺癌类型

浸润性癌 → 浸润性小叶癌：常累及双侧乳腺，在同侧乳腺中呈弥漫性多灶性分布

浸润性癌 → 佩吉特病：癌细胞累及乳头和乳晕，呈湿疹样改变，故又称湿疹样癌

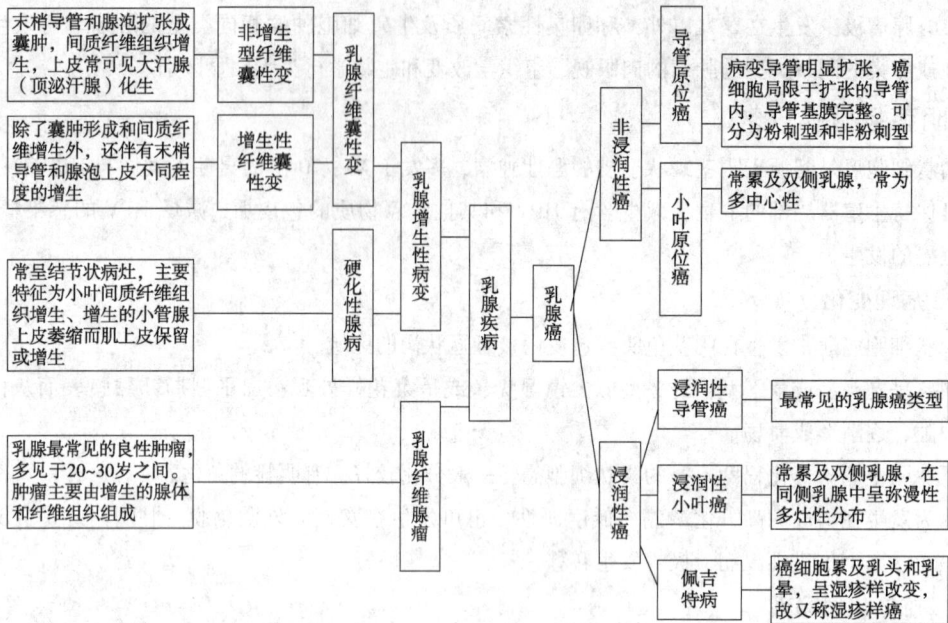

# 一、乳腺增生性病变

## （一）乳腺纤维囊性变

乳腺纤维囊性变是最常见的乳腺疾病，以末梢导管和腺泡扩张、腺上皮和间质纤维组织不同程度的增生为特点，好发于 25～45 岁之间的女性。发病多与卵巢内分泌失调有关，雌激素分泌过多对此病的发生起一定的作用。

病理变化：分为非增生型和增生型两种。

**1. 非增生型纤维囊性变**

肉眼观：常双侧发生，多灶、小结节性分布，边界不清，囊肿大小不一、多少不等，聚集的小囊肿和增生的间质纤维组织交错，形成斑驳不一的外观。

光镜下：囊腔被覆的上皮多数为扁平上皮，也可为柱状或立方上皮，亦可完全缺如，仅见纤维性囊壁。上皮常可见大汗腺（顶泌汗腺）化生。囊肿内偶见钙化。若囊肿破裂，内容物外溢进入周围的间质，可致炎症反应和间质纤维组织增生，纤维化间质进一步发生玻璃样变。

**2. 增生性纤维囊性变**

增生性纤维囊性变除了囊肿形成和间质纤维增生外，还伴有末梢导管和腺泡上皮不同程度的增生。上皮增生可使细胞层次增多，并形成乳头突入囊内，乳头顶部相互吻合，构成筛状结构。囊肿伴有上皮增生，尤其是有上皮异型增生时，属于癌前病变。

## （二）硬化性腺病

硬化性腺病常呈结节状病灶，主要特征为小叶间质纤维组织增生、增生的小管腺上皮萎缩而肌上皮保留或增生。

肉眼观：灰白质硬，与周围乳腺分界不清。

光镜下：小叶体积增大，轮廓尚存，小叶内腺泡数目增加。由于间质不同程度的纤维化致病灶内增生的小管挤压变形，管腔狭窄或闭塞，尤以病灶中央区明显。病灶周围的腺泡扩张。腺泡外层的肌上皮细胞明显可见。明显受挤压的腺泡管腔消失，仅存肌上皮细胞条索，易误诊为浸润性癌。

## 二、乳腺纤维腺瘤

纤维腺瘤是乳腺最常见的良性肿瘤，可发生于青春期后的任何年龄，多见于 20 ~ 30 岁之间。单个或多个，单侧或双侧发生，以单发为多见。

肉眼观：实性，圆形或卵圆形结节状，境界清楚，切面灰白色、质韧、可见细小结节，常有黏液样外观。

光镜下：肿瘤主要由增生的腺体和纤维组织组成。腺体管腔扩张或被周围的纤维组织挤压呈裂隙状；间质可为疏松、黏液样，也可呈致密的胶原化、玻璃样变。

## 三、乳腺癌

乳腺癌是来自乳腺终末导管小叶单元上皮的恶性肿瘤。好发于 40 ~ 60 岁的妇女。发生于乳腺外上象限最多见。乳腺癌的病因与发病机制尚未完全阐明，已知高雌激素水平、家族遗传倾向（BRCA1 基因）、环境因素和长时间大剂量的放射线接触与乳腺癌发病相关。

### （一）非浸润性癌

包括导管原位癌和小叶原位癌。病变有进展为浸润癌的可能性，但并非必然。

**1. 导管原位癌**

病变导管明显扩张，癌细胞局限于扩张的导管内，导管基膜完整。可分为粉刺型和非粉刺型导管原位癌。

（1）粉刺癌　肉眼观肿瘤切面可见扩张的导管内含灰黄色软膏样坏死物，挤压时由导管内溢出，状如皮肤粉刺，故称为粉刺癌。镜下，癌细胞体积较大、大小不一，胞质丰富嗜酸，核仁明显，伴丰富的核分裂象。癌细胞呈实性排列，中央见大片坏死，是其特征性的改变。坏死区常伴钙化。

（2）非粉刺型导管内癌　癌细胞呈不同程度异型，但不如粉刺癌明显，一般无坏死或仅有少量坏死。癌细胞在导管内排列成实性、乳头状或筛状等不同的组织学构象。

**2. 小叶原位癌**

约 30% ~ 67% 的小叶原位癌累及双侧乳腺，常为多中心性。扩张的乳腺小叶末梢导管和腺泡内充满癌细胞，癌细胞体积较小，大小形状较为一致，核圆形或卵圆形。增生的癌细胞未突破基膜。

### （二）浸润性癌

**1. 浸润性导管癌**

是最常见的乳腺癌类型，约占乳腺癌的 70%。

肉眼观：肿瘤无包膜，灰白色，质硬，切面有砂粒感，与周围组织分界不清，常可见癌组织呈树根状浸润至邻近组织内，大者可深达筋膜。如果肿瘤侵及乳头并伴有大量纤维组织增生时，增生的纤维组织收缩可导致乳头下陷。如果癌组织阻塞真皮淋巴管，可导致皮肤水肿，而毛囊汗腺处皮肤相对下陷，呈现橘皮样外观。肿瘤浸润周围组织可形成多个卫星结节。如癌组织穿破皮肤，可形成溃疡。

光镜下：组织学形态多种多样，癌细胞排列成腺样或巢状、条索状、小梁状。肿瘤内可有或无导管原位癌成分。癌细胞大小形态各异，多形性常较明显，核分裂象多少不等，可见肿瘤细胞坏死。癌细胞在肿瘤纤维间质内浸润生长，二者比例各不相同。

**2. 浸润性小叶癌**

大约 20% 的浸润性小叶癌累及双侧乳腺，在同侧乳腺中呈弥漫性多灶性分布。大约占乳腺癌的 5% ~ 10%。肿瘤转移部位较特殊，常转移至子宫、骨髓、卵巢、脑脊液和浆膜等。

肉眼观：可见界限不清的肿块，或无明显肿块。切面色灰白，质柔韧，呈橡皮样。

光镜下：癌细胞形态单一，体积较小，核分裂少见，呈单行串珠状或细条索状浸润于纤维间质之间或靶环状浸润于正常导管周围。

### 3. 佩吉特病

伴有或不伴有间质浸润的导管原位癌的癌细胞沿乳腺导管向上扩散，累及乳头和乳晕，在表皮内可见大而异型、胞质透明的肿瘤细胞呈孤立散在或簇状分布。乳头和乳晕可见渗出和浅表溃疡，呈湿疹样改变，故又称湿疹样癌。

### （三）扩散和转移

#### 1. 直接蔓延

癌细胞沿乳腺导管直接蔓延，可累及相应小叶的腺泡。或沿导管周围组织间隙向周围扩散到脂肪组织，甚至可侵及胸大肌和胸壁。

#### 2. 淋巴道转移

乳腺癌最常见的转移途径。首先转移至同侧腋窝淋巴结，晚期可至锁骨下淋巴结、逆行转移至锁骨上淋巴结。位于乳腺内上象限的乳腺癌常转移至乳内动脉旁淋巴结，进而至纵隔淋巴结。少部分病例可转移到对侧腋窝淋巴结。

#### 3. 血道转移

晚期乳腺癌可经血道转移至肺、骨、肝、肾上腺和脑等组织或器官。

（石慧娟）

# 第十四章　内分泌系统疾病

## 一、基本概念

### 1. 内分泌系统

包括内分泌腺、内分泌组织（如胰岛）和散在于各系统或组织内的内分泌细胞。内分泌系统与神经系统共同调节机体的生长发育和代谢，维持体内平衡和稳定。

### 2. 激素

由内分泌腺或散在的内分泌细胞所分泌的高效能的生物活性物质，经组织液或血液传递而发挥其调节作用的化学物质。

### 3. 远距离分泌

大多数激素经血液运输至远距离的靶细胞或组织而发挥作用。

### 4. 旁分泌

某些激素不经血液运输，仅由组织液扩散而作用于邻近细胞，这种分泌方式称为旁分泌。

### 5. 自分泌

激素作用于分泌激素细胞的本身，这种方式称为自分泌。

### 6. 胞内分泌

内分泌细胞的信息物质不分泌出来，原位作用该细胞质内的效应器上。

## 二、分类

### 1. 含氮激素

主要在粗面内质网和高尔基复合体内合成，其分泌颗粒有膜包绕。

### 2. 类固醇激素

在滑面内质网内合成，不形成有膜包绕的分泌颗粒。

# 第一节　垂体疾病

| 重点 | 尿崩症、垂体巨人症与肢端肥大症、垂体性侏儒症、Simmond 综合征、Sheehan 综合征的病因及临床表现。 |
|---|---|
| 难点 | 下丘脑–垂体后叶疾病、垂体前叶功能亢进与低下相关疾病的病因、分类及临床表现。 |
| 考点 | 垂体肿瘤的分类及临床病理特点。 |

### 速览导引图

肉眼观：大小不一；大部分有包膜；可有灶性出血、坏死、囊性变、纤维化和钙化

镜下观：瘤细胞较单一，排列成多种生长方式；可有异型性及核分裂像

分类：
催乳素细胞腺瘤
生长激素细胞腺瘤
促肾上腺皮质激素细胞腺瘤
促性腺激素细胞腺瘤
促甲状腺细胞腺瘤
多种激素细胞腺瘤
无功能性细胞腺瘤

垂体腺瘤

较少见，必须有转移才能诊断 — 垂体腺癌

垂体疾病

下丘脑 - 垂体后叶疾病 → 尿崩症；性早熟症

垂体前叶功能亢进与低下

垂体前叶功能亢进 → 垂体性巨人症；垂体性肢端肥大症；催乳素过高症

垂体前叶功能低下 → 垂体性侏儒症；Simmond综合征；Sheehan综合征

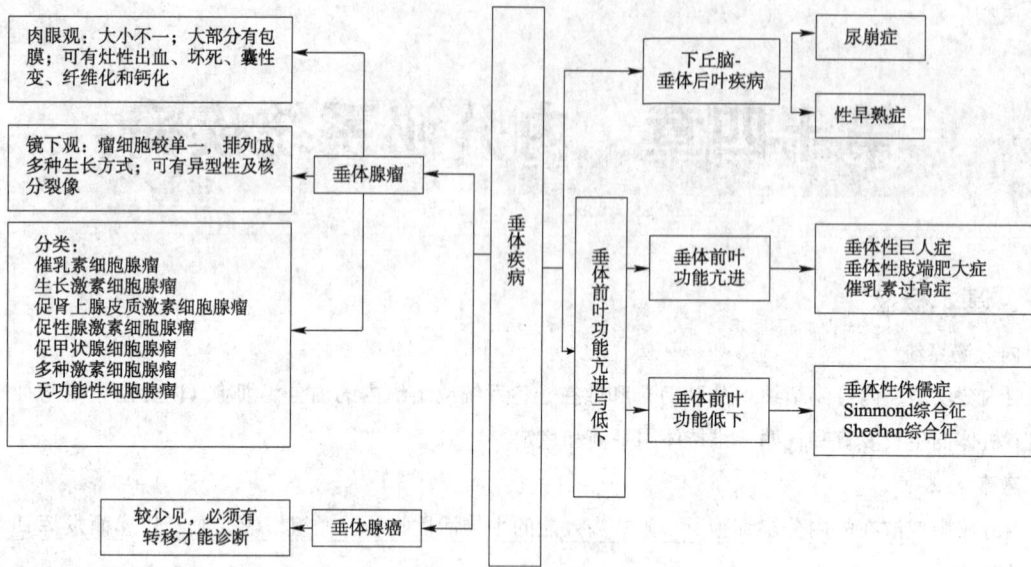

## 一、下丘脑 – 垂体后叶疾病

下丘脑 – 垂体后叶轴的功能性或器质性病变，均可引起其内分泌功能异常而出现各种综合征，如尿崩症和性早熟症等。

### （一）尿崩症

**1. 概念**

尿崩症是由于抗利尿激素（ADH）缺乏或减少而出现多尿、低比重尿、烦渴和多饮等的临床综合征。

**2. 病因和分类**

（1）因垂体后叶释放 ADH 不足引起，称为垂体性尿崩症。

（2）因肾小管对血内正常 ADH 水平缺乏反应，则称为肾性尿崩症。

（3）因下丘脑 – 垂体后叶轴的肿瘤、外伤、感染等引起，则称为继发性尿崩症。

（4）原因不明者，则称为特发性或原发性尿崩症等。

### （二）性早熟症

性早熟症是因中枢神经系统疾病（如脑肿瘤、脑积水等）或遗传异常而使下丘脑——垂体过早分泌释放促性腺激素所致，表现为女孩6~8岁、男孩8~10岁前出现性发育。

## 二、垂体前叶功能亢进与低下

### （一）垂体前叶功能亢进

**1. 概念**

垂体前叶的某一种或多种激素分泌增加，一般由前叶功能性肿瘤引起，少数由下丘脑作用或其靶器官的反馈抑制作用消失所致。

**2. 病因**

（1）肿瘤。

（2）外科手术。

（3）外伤。

（4）血液循环障碍等。

**3. 临床表现**

（1）垂体性巨人症及肢端肥大症 ①病因：多由垂体生长激素细胞腺瘤分泌过多的生长激素所致；②分类：垂体性巨人症，在青春期以前发生，骨骺未闭合时，各组织、器官、骨骼和人体按比例的过度生长，身材异常高大（但生殖器官发育不全）。肢端肥大症，在青春期后发生，骨骺已闭合，表现为头颅骨增厚，下颌骨、眶上嵴及颧骨弓增大突出，鼻、唇、舌增厚肥大，皮肤增厚粗糙，面容特异，四肢手足宽而粗厚，手（足）指（趾）粗钝。

（2）催乳素过高症 ①病因：由于垂体催乳激素细胞腺瘤分泌过多的催乳素（PRL）引起；由下丘脑病变或药物所致；②临床表现：溢乳 – 闭经综合征。女性闭经、不育和溢乳，男性性功能下降，少数也可溢乳。

（3）垂体性侏儒症 ①因垂体前叶分泌生长激素（GH）部分或完全缺乏（常伴促性腺激素缺乏）所致儿童期生长发育障碍性疾病；②临床表现：骨骼、躯体生长发育迟缓，体型停滞于儿童期，身材矮小，皮肤和颜面可有皱纹，常伴性器官发育障碍，但智力发育正常。

（4）Simmond 综合征 ①概念：由于炎症、肿瘤、血液循环障碍、损伤等原因使垂体前叶各种激素分泌障碍的一种综合征，导致相应的靶器官如甲状腺、肾上腺、性腺等的萎缩，病程呈慢性经过；②特征：出现恶病质、过早衰老及各种激素分泌低下和产生相应临床症状。

（5）Sheehan 综合征 ①概念：Sheehan 综合征是垂体缺血性萎缩、坏死，前叶各种激素分泌减少的一种综合征，多由于分娩时大出血或休克引起；②典型病例：分娩后乳腺萎缩、乳汁分泌停止，相继出现生殖器官萎缩、闭经，甲状腺、肾上腺萎缩，功能低下，进而全身萎缩和老化。

## 三、垂体肿瘤

### （一）垂体腺瘤

来源于垂体前叶上皮细胞的良性肿瘤，是鞍内最常见的肿瘤。占颅内肿瘤的 10% ~ 20%，多在 30 ~ 60 岁之间，女性较多见。垂体腺瘤中功能性腺瘤约占 65%。

**1. 临床表现**

①分泌某种过多的激素，表现相应的功能亢进；②肿瘤浸润、破坏、压迫垂体，使其激素分泌障碍，表现为功能低下；③肿瘤压迫视神经表现为视野损失、视力下降或失明等。

**2. 肉眼观**

①垂体腺瘤生长缓慢，大小不一，直径可由数毫米达 10cm，直径小于 1cm 者为小腺瘤，大于 1cm 者为大腺瘤；②功能性腺瘤一般较小，无功能性的一般较大；③肿瘤一般境界清楚，约 30% 的腺瘤无包膜（当肿瘤侵入周围脑组织时，称之为侵袭性垂体腺瘤），肿瘤质软、色灰白、粉红或黄褐；④可有灶性出血、坏死、囊性变、纤维化和钙化。

**3. 镜下**

①肿瘤失去了正常组织结构特点；②瘤细胞似正常的垂体前叶细胞，核圆或卵圆形，有小的核仁；③多数腺瘤由单一细胞构成，少数可由几种瘤细胞构成；④瘤细胞排列成片块、条索、巢状、腺样或乳头状；⑤有的瘤细胞可有异型性或核分裂，瘤细胞巢之间为血管丰富的纤细间质。

**4. 分类**

根据 HE 染色特点：①嫌色性细胞腺瘤，约占垂体腺瘤的 2/3；②嗜酸细胞腺瘤；③嗜碱细胞腺瘤；④混合细胞腺瘤。

根据内分泌检测的新技术、免疫组织化学、电镜等，将形态和功能特点结合分类如下。

（1）催乳素细胞腺瘤 为垂体腺瘤中最多的一种，约占 30%；功能性垂体腺瘤近半数为此瘤；瘤细胞多由嫌色性或弱嗜酸细胞构成，胞质中可见稀疏的小神经内分泌颗粒；血中催乳素（PRL）水平增高，出现溢

乳 – 闭经综合征，免疫组化染色：PRL（+）。

**(2) 生长激素细胞腺瘤**　约占垂体腺瘤的 25%；主要由嗜酸性和嫌色性瘤细胞构成，胞质内可见神经内分泌颗粒；血中生长激素（GH）水平增高，免疫组化染色：GH（+）；可出现巨人症或肢端肥大症，也可出现垂体前叶功能低下。

**(3) 促肾上腺皮质激素细胞腺瘤**　约占垂体腺瘤的 15%；瘤细胞嗜碱性，部分患者可出现 Cushing 综合征和 Nelson 综合征（表现在双肾上腺切除术后全身皮肤、黏膜色素沉着）；免疫组化染色：ACTH 及其相关肽 β – LPH 和内啡肽等均为阳性。

**(4) 促性腺激素细胞腺瘤**　约占 5%～15%；为嫌色或嗜碱性瘤细胞构成，瘤细胞可同时产生促黄体素 LH 和促卵泡素 FSH 两种激素；临床表现为性功能减退或无症状；免疫组化染色：FSH 或 LH 阳性或两者均为阳性；胞质内可见较小的分泌颗粒。

**(5) 促甲状腺细胞腺瘤**　约占 1%；大多数患者有甲状腺功能低下，仅少数患者伴 "甲亢" 及血中 TSH 升高；瘤细胞为嫌色性和嗜碱性；PAS（+），免疫组化染色：TSH（+）。

**(6) 多种激素细胞腺瘤**　约占 10%；多数为 GH 细胞及 PRL 细胞混合腺瘤，瘤细胞染色呈多样性。

**(7) 无功能性细胞腺瘤**　嫌色瘤细胞构成。

**(二) 垂体腺癌**

较少见，必须有肿瘤转移。单纯从瘤细胞形态很难区别腺瘤和腺癌。垂体腺癌可有或无分泌激素的功能。有的垂体腺癌可能由侵袭性腺瘤转变而来。

# 第二节　甲状腺疾病

| 重点 | 弥漫性非毒性甲状腺肿的病因、病理变化特点及临床病理联系；毒性甲状腺肿的病因、病理变化特点及临床病理联系；结节性甲状腺肿与甲状腺腺瘤的主要区别；甲状腺瘤及甲状腺癌的主要组织学类型及病理变化特点 |
| --- | --- |
| 难点 | 弥漫性非毒性甲状腺肿的病因、病理变化特点及临床病理联系；甲状腺非典型腺瘤和甲状腺滤泡癌的区别；甲状腺髓样癌和甲状腺未分化癌的临床病理特点 |
| 考点 | 弥漫性非毒性甲状腺肿的病因、病理变化特点及临床病理联系；甲状腺癌的常见组织学类型及病理特点 |

**速览导引图**

```
┌─────────────────┐                                      ┌──────────────────────────┐
│1.慢性淋巴细胞性甲│                      ┌────────────┐  │1.概念                    │
│  状腺炎          │     ┌────────┐       │弥漫性非毒   │  │2.临床表现                │
│2.纤维性甲状腺炎  │◄────│甲状腺炎 │       │性甲状腺肿  │──│3.病理变化：①增生期；     │
│3.亚急性甲状腺炎  │     └────────┘       └────────────┘  │  ②胶质贮积期；③结节期    │
└─────────────────┘                                      │4.病因及发病机制          │
                                                         └──────────────────────────┘

┌─────────────────┐                                      ┌──────────────────────────┐
│1.单纯型腺瘤      │                      ┌────────────┐  │1.概念                    │
│2.胶样型腺瘤      │     ┌────────┐       │弥漫性毒性   │  │2.临床表现                │
│3.胎儿型腺瘤      │◄────│甲状腺   │       │甲状腺肿    │──│3.病理变化                │
│4.胚胎型腺瘤      │     │腺瘤     │       └────────────┘  │4.病因及发病机制          │
│5.滤泡性腺瘤      │     └────────┘                       └──────────────────────────┘
│6.嗜酸细胞腺瘤    │        ┌────────┐
└─────────────────┘        │甲状腺   │
                           │肿瘤     │      ┌────────────┐  ┌──────────────────────────┐
┌─────────────────┐        └────────┘      │甲状腺功能   │  │克汀病(呆小症)             │
│1.乳头状癌        │     ┌────────┐        │低下症      │──└──────────────────────────┘
│2.滤泡癌          │◄────│甲状腺   │        └────────────┘  ┌──────────────────────────┐
│3.髓样癌          │     │腺癌     │                        │黏液水肿                  │
│4.未分化癌        │     └────────┘                        └──────────────────────────┘
└─────────────────┘
```
甲状腺腺疾病

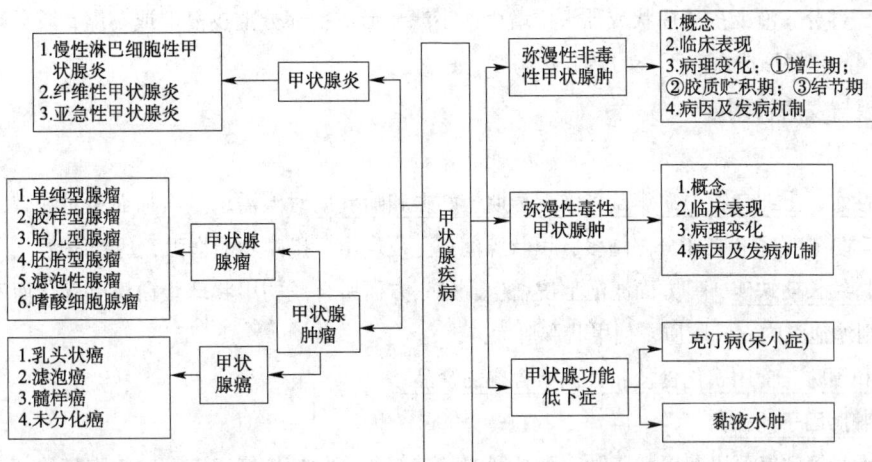

## 一、弥漫性非毒性甲状腺肿

### （一）概念

亦称单纯性甲状腺肿，是由于缺碘使甲状腺素分泌不足，促甲状腺素（TSH）分泌增多，甲状腺滤泡上皮增生，滤泡内胶质堆积而使甲状腺肿大。

### （二）特点

（1）一般不伴甲状腺功能亢进症。

（2）常常是地方性分布，又称地方性甲状腺肿，也可为散发性。

（3）主要表现为甲状腺肿大，一般无临床症状，部分患者后期可引起压迫、窒息、吞咽和呼吸困难，少数患者可伴甲状腺功能亢进或低下等症状，极少数可癌变。

### （三）病理变化

**1. 增生期**

又称弥漫性增生性甲状腺肿

（1）肉眼观　甲状腺弥漫性对称性中度增大，一般不超过150g（正常20～40g），表面光滑。

（2）镜下　滤泡上皮增生呈立方或低柱状，伴小滤泡和小假乳头形成，胶质较少，间质充血。

（3）甲状腺功能无明显改变。

**2. 胶质贮积期**

又称弥漫性胶样甲状腺肿。

（1）病因　长期持续缺碘，胶质大量贮积。

（2）肉眼观　甲状腺弥漫性对称性显著增大，重约200～300g，有的可达500g以上；表面光滑，切面呈棕褐色，半透明胶冻状。

（3）镜下　部分上皮增生；可有小滤泡或假乳头形成，大部分滤泡上皮复旧变扁平；滤泡腔高度扩大，腔内大量胶质贮积。

**3. 结节期**

又称结节性甲状腺肿

（1）本病后期滤泡上皮局灶性增生、复旧或萎缩不一致，分布不均，形成结节。

（2）肉眼观　甲状腺呈不对称结节状增大，结节大小不一，有的结节境界清楚（但无完整包膜），切面可有出血、坏死、囊性变、钙化和瘢痕形成。

（3）镜下 部分滤泡上皮呈柱状或乳头样增生，小滤泡形成；部分上皮复旧或萎缩，胶质贮积；间质纤维组织增生、间隔包绕形成大小不一的结节状病灶。

### （四）病因与发病机制

**1. 缺碘**

（1）地方性水、土、食物中缺碘及机体青春期、妊娠和哺乳期对碘需求量增加而相对缺碘，甲状腺素合成减少，通过反馈刺激垂体 TSH 分泌增多，甲状腺滤泡上皮增生，摄碘功能增强，达到缓解。

（2）如果持续长期缺碘，一方面滤泡上皮增生，另一方面所合成的甲状球蛋白没有碘化而不能被上皮细胞吸收利用，则滤泡腔内充满胶质，使甲状腺肿大。

（3）治疗和预防 食用碘化食盐和其他富含碘的食品。

**2. 致甲状腺肿因子的作用**

（1）水中大量钙和氟可引起甲状腺肿，因其影响肠道碘的吸收，且使滤泡上皮细胞膜的钙离子增多，从而抑制甲状腺素分泌。

（2）某些食物（如卷心菜、木薯、菜花、大头菜等）可致甲状腺肿。如木薯内含氰化物，抑制碘化物在甲状腺内运送。

（3）硫氰酸盐及过氯酸盐妨碍碘向甲状腺聚集。

（4）药物如硫脲类药、磺胺类药，锂、钴及高氯酸盐等，可抑制碘离子的浓集或碘离子有机化。

**3. 高碘**

常年饮用含高碘的水，因碘摄食过高，过氧化物酶的功能基团过多地被占用，影响了酪氨酸氧化，因而碘的有机化过程受阻，甲状腺呈代偿性肿大。

**4. 遗传与免疫**

家族性甲状腺肿的原因是激素合成中有关酶的遗传性缺乏，如过氧化物酶、去卤化酶的缺陷及碘酪氨酸耦联缺陷等。

## 二、弥漫性毒性甲状腺肿

### （一）概念

指血中甲状腺素过多，作用于全身各组织所引起的临床综合征，临床上统称为甲状腺功能亢进症，简称"甲亢"，由于约有 1/3 患者有眼球突出，故又称为突眼性甲状腺肿，也有人将毒性甲状腺肿称之为 Graves 病。

### （二）临床表现

（1）甲状腺肿大，基础代谢率和神经兴奋性升高，$T_3$、$T_4$ 高，吸碘率高。

（2）心悸、多汗、烦热、潮汗、脉搏快、手震颤、多食、消瘦、乏力、突眼等。

（3）本病多见于女性，男女之比为 1:4～1:6，以 20～40 岁最多见。

### （三）病理变化

**1. 肉眼观**

（1）甲状腺弥漫性对称性增大，约为正常的 2～4 倍（60g～100g）。

（2）表面光滑，血管充血，质较软。

（3）切面灰红呈分叶状，胶质少，棕红色，质如肌肉。

**2. 镜下**

（1）滤泡上皮增生呈高柱状，有的呈乳头样增生，并有小滤泡形成。

（2）滤泡腔内胶质稀薄，滤泡周边胶质出现许多大小不一的吸收空泡。

（3）间质血管丰富、充血，淋巴组织增生。

（4）往往甲亢手术前须经碘治疗，治疗后甲状腺病变有所减轻，甲状腺体积缩小、质变实。<u>镜下：①上皮细胞变矮、增生减轻</u>；②胶质增多变浓，吸收空泡减少；③间质血管减少、充血减轻；④淋巴细胞也减少。

**3. 电镜下**

（1）滤泡上皮细胞有吸收空泡。

（2）间质淋巴组织增生，滤泡上皮细胞胞质内内质网丰富、扩张，高尔基体肥大、核糖体增多，分泌活跃。

**4. 免疫荧光**

<u>滤泡基底膜上有 IgG 沉着。</u>

**5. 全身病变**

（1）淋巴组织增生、胸腺和脾脏增大。

（2）心脏肥大、扩大，心肌和肝细胞可有变性、坏死及纤维化。

（3）眼球外突的原因是眼球外肌水肿、球后纤维脂肪组织增生、淋巴细胞浸润和黏液水肿。

**（四）病因与发病机制**

（1）是一种自身免疫病

①血中球蛋白增高，并有多种抗甲状腺的自身抗体，且常与一些自身免疫病并存。

②血中存在与 TSH 受体结合的抗体，具有类似 TSH 的作用。

（2）可能与遗传有关。

（3）与精神创伤有一定关系。

## 三、甲状腺功能低下

### （一）克汀病或呆小症

**1. 病因**

<u>地方性缺碘。</u>

**2. 临床症状**

在<u>胎儿和婴儿期从母体获得或合成甲状腺素不足或缺乏，导致生长发育障碍</u>，表现为大脑发育不全、智力低下、表情呆滞、愚钝容貌，骨形成及成熟障碍，四肢短小，形成侏儒。

### （二）黏液水肿

**1. 组织学特点**

（1）由于甲状腺功能低下，<u>组织间质内出现大量类黏液（氨基多糖）积聚。</u>

（2）镜下可见间质胶原纤维分解、断裂变疏松，可见 HE 染色为蓝色的胶状液体。

（3）临床上可出现怕冷、嗜睡、月经周期不规律，动作、说话及思维减慢，皮肤发凉、粗糙及非凹陷性水肿。氨基多糖沉积的组织和器官可出现相应的功能障碍或症状。

### （三）甲状腺功能低下的主要原因

（1）甲状腺肿瘤、炎症、外伤、放射等实质性损伤。

（2）发育异常。

（3）缺碘、药物及先天或后天性甲状腺素合成障碍。

（4）自身免疫病。

（5）垂体或下丘脑病变。

## 四、甲状腺炎

### （一）慢性淋巴细胞性甲状腺炎

亦称桥本甲状腺炎或自身免疫性甲状腺炎；是一种自身免疫病，多见于中年女性。

**1. 临床表现**

（1）甲状腺弥漫性肿大，晚期一般有甲状腺功能低下症的表现。

（2）TSH 较高，$T_3$、$T_4$ 低，患者血内出现一系列自身抗体。

**2. 病理变化**

（1）肉眼观　①甲状腺弥漫性对称性肿大，稍呈结节状；②质较韧，重量一般为 60～200g 左右；③被膜轻度增厚，但与周围组织无粘连；④切面呈分叶状，色灰白或灰黄。

（2）镜下　①甲状腺实质组织广泛破坏、萎缩；②大量淋巴细胞及不等量的嗜酸粒细胞浸润、淋巴小结形成、纤维组织增生；③有时可出现多核巨细胞。

### （二）纤维性甲状腺炎

又称 Riedel 甲状腺肿或慢性木样甲状腺炎，罕见。男女之比为 1:3，年龄为 30～60 岁。

**1. 临床表现**

（1）早期症状不明显，功能正常。

（2）晚期甲状腺功能低下，增生的纤维瘢痕组织压迫可产生声音嘶哑、呼吸及吞咽困难等。

**2. 病理变化**

（1）肉眼观　甲状腺肿大，病变范围和程度不一，结节状，质硬似木样，与周围明显粘连，切面灰白。

（2）镜下　甲状腺滤泡萎缩，小叶结构消失，而大量组织增生、玻璃样变，有少量淋巴细胞浸润。

**3. 本病与慢性淋巴细胞性甲状腺炎主要区别是**

（1）本病向周围组织侵犯、粘连；后者仅限于甲状腺内。

（2）本病虽有淋巴细胞浸润，但不形成淋巴小结。

（3）本病有显著的纤维化及玻璃样变，质硬。

### （三）亚急性甲状腺炎

又称肉芽肿性甲状腺炎，巨细胞性甲状腺炎等。与病毒感染有关的巨细胞性或肉芽肿性炎症。

临床表现：

（1）女性多于男性，中青年多见。

（2）起病急，发热不适。

（3）颈部有压痛。

（4）可有短暂性甲状腺功能异常，病程短，常在数月内恢复正常。

## 五、甲状腺肿瘤

### （一）甲状腺腺瘤

甲状腺滤泡上皮发生的一种常见的良性肿瘤。中青年女性多见。肿瘤生长缓慢，随吞咽活动而上下移动。

**1. 肉眼观**

（1）多为单发，圆或类圆形，直径一般 3～5cm。

（2）切面多为实性，色暗红或棕黄。

（3）可并发出血、囊性变、钙化和纤维化。

（4）有完整的包膜，周围正常甲状腺组织受压萎缩。

**2. 分类**

（1）**单纯型腺瘤**　又称正常大小滤泡型腺瘤；肿瘤包膜完整，肿瘤组织由大小较一致、排列拥挤、内含胶质、与成人正常甲状腺相似的滤泡构成。

（2）**胶样型腺瘤**　又称巨滤泡型腺瘤；肿瘤组织由大滤泡或大小不一的滤泡组成，滤泡内充满胶质，并可互相融合成囊。肿瘤间质少。

（3）**胎儿型腺瘤**　又称小滤泡型腺瘤；主要由小而一致、仅含少量胶质或没有胶质的小滤泡构成，上皮细胞为立方形，似胎儿甲状腺组织，间质呈水肿、黏液样，此型易发生出血、囊性变。

（4）**胚胎型腺瘤**　瘤细胞小，大小较一致，分化好，呈片状或条索状排列；偶见不完整的小滤泡，无胶质，间质疏松呈水肿状。

（5）**滤泡性腺瘤**　一般将单纯性腺瘤、胶样腺瘤、胎儿型腺瘤、胚胎型腺瘤统归为滤泡性腺瘤。

（6）**嗜酸细胞腺瘤**　较少见，瘤细胞大而多角形，核小，胞质丰富嗜酸性，内含嗜酸颗粒；电镜下见嗜酸细胞内有丰富的线粒体。瘤细胞排列成索网状或巢状，很少形成滤泡。

**3. 结节性甲状腺肿和甲状腺腺瘤的鉴别要点**

（1）前者常为多发结节、无完整包膜；后者一般单发，有完整包膜。

（2）前者滤泡大小不一致，一般比正常的大；后者则相反。

（3）前者周围甲状腺组织无压迫现象，邻近的甲状腺内与结节内有相似病变；后者周围甲状腺有压迫现象，周围和邻近处甲状腺组织均正常。

### （二）甲状腺癌

是一种较常见的恶性肿瘤，约占所有恶性肿瘤的 1.3%，占癌症死亡病例的 0.4%，约占甲状腺原发性上皮性肿瘤的 1/3；男女之比约 2:3，任何年龄均可发生，但以 40～50 岁多见。

**1. 各类型的甲状腺癌生长规律**

（1）有的生长缓慢似腺瘤；有的原发灶很小，而转移灶较大，首先表现为颈部淋巴结肿大而就诊。

（2）有的短期内生长很快，浸润周围组织引起临床症状。

（3）多数甲状腺癌患者甲状腺功能正常，仅少数引起内分泌紊乱（甲状腺功能亢进或低下症）。

**2. 分类**

（1）**乳头状癌**　①是甲状腺癌中最常见的类型，约占 60%。②青少年、女性多见，约为男性的 3 倍。③肿瘤生长慢，恶性程度较低，预后较好，10 年存活率达 80% 以上，肿瘤大小和是否有远处转移与生存率有关，而是否有局部淋巴结转移与生存率无关，但局部淋巴结转移较早。④肉眼观：肿瘤一般呈圆形，直径约 2～3cm；<u>无包膜，质地较硬，切面灰白</u>；部分病例有囊腔形成，囊内可见乳头，肿瘤常伴有出血、坏死、纤维化和钙化。⑤镜下：乳头分枝多，乳头中心有纤维血管间质（真乳头）；间质内常见呈同心圆状的钙化小<u>体，即砂粒体</u>，有助于诊断。乳头上皮可呈单层或多层，癌细胞可分化程度不一，核染色质少，常呈透明或毛玻璃状，无核仁。乳头状癌有时以微小癌出现，直径小于 1cm 的乳头状癌称为甲状腺微小乳头状癌，临床又称之为"隐匿性癌"。甲状腺微小癌预后较好，远处转移也少见。

（2）<u>滤泡癌</u>　①一般比乳头状癌恶性程度高、预后差，较常见。②多发于 40 岁以上的女性，早期易血道转移，癌组织侵犯周围组织或器官时可引起相应的症状。③肉眼观：<u>结节状，包膜不完整，境界较清楚</u>；切面灰白、质软；④镜下：可见不同分化程度的滤泡，有时分化好的滤泡癌很难与腺瘤鉴别，须多处取材、切片，注意是否有包膜浸润和血管侵犯加以鉴别；分化差的呈实性巢片状，瘤细胞异型性明显，滤泡少而不完整。<u>少数病例由嗜酸性癌细胞构成，称嗜酸细胞癌。</u>

（3）髓样癌　①又称 C 细胞癌，是由滤泡旁细胞（即 C 细胞）发生的恶性肿瘤。②属于 APUD 瘤，约占甲状腺癌的 5%～10%，40～60 岁为高发期。③部分为家族常染色体显性遗传。④90% 的肿瘤分泌降钙素，产生严重腹泻和低钙血症。⑤有的病例分泌多种激素和物质。⑥肉眼观：单发或多发，可有假包膜，直径约 1～11cm，切面灰白或黄褐色，质软而实。⑦镜下：瘤细胞圆形、多角或梭形，核圆或卵圆，核仁不明显；瘤细胞呈实体片巢状或乳头状、滤泡状排列；间质内常有淀粉样物质沉积（可能与降钙素分泌有关）。胞浆内有大小较一致的神经分泌颗粒。

（4）未分化癌　①概念：又称间变性癌或肉瘤样癌，较少见，多发生在 50 岁以上，女性较多见，生长快，早期即可发生浸润和转移，恶性程度高，预后差；②肉眼观：肿块较大，病变不规则，无包膜，广泛浸润、破坏，切面灰白，常有出血、坏死；③镜下：癌细胞大小、形态、染色深浅不一，核分裂象多。组织学上可分为小细胞型、梭形细胞型、巨细胞型和混合细胞型。

# 第三节　肾上腺疾病

| 重点 | 肾上腺皮质功能亢进症和皮质功能低下症常见的疾病类型及临床表现；肾上腺肿瘤的常见组织学类型及临床病理特点 |
|---|---|
| 难点 | 肾上腺皮质功能亢进症和皮质功能低下症各相关综合征的病变特点 |
| 考点 | 肾上腺肿瘤的常见组织学类型及临床病理特点 |

**速览导引图**

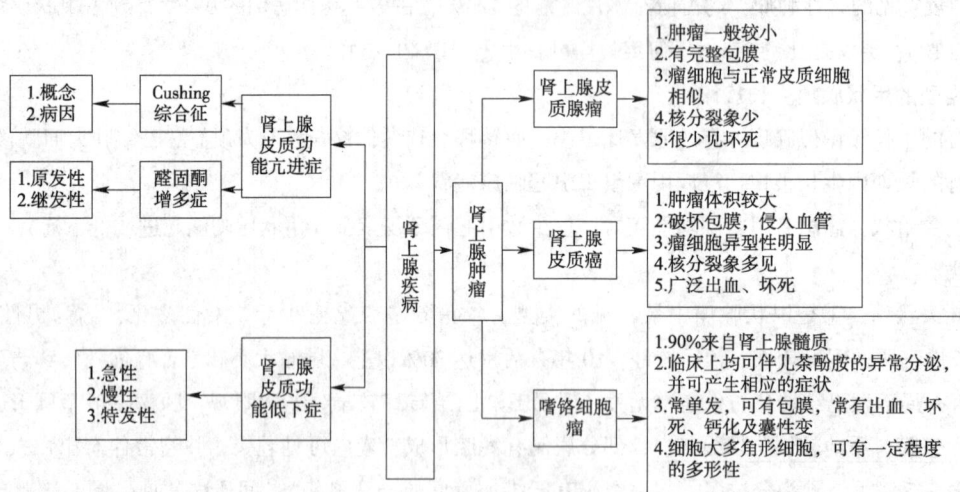

## 一、肾上腺皮质功能亢进症

### （一）Cushing 综合征

**1. 概念**

由于长期分泌过多的糖皮质激素，促进蛋白质异化、脂肪沉积。本病成人多于儿童，常见 20～40 岁，女性多于男性，约 2.5∶1。

**2. 临床表现**

表现为满月脸、向心性肥胖、高血压、皮肤紫纹、多毛、糖耐量降低、月经失调、性欲减退、骨质疏松、肌肉乏力等。

**3. 病因与发病机制**

（1）**垂体性** 由于垂体肿瘤或下丘脑功能紊乱，分泌过多的 ACTH 或下丘脑分泌皮质激素释放因子过多，血清中 ACTH 增高。双肾上腺弥漫性中度肥大，重量可达 20g（正常约 8g），切面皮质厚度可达 2mm。镜下主要为网状带和束状带细胞增生，又称为垂体性 Cushing 综合征。

（2）**肾上腺性** 由于肾上腺功能性肿瘤或增生，分泌大量皮质醇，血中 ACTH 降低。双肾上腺增生并显著肥大，可超过 50g。镜下：主要为网状带和束状带细胞增生，而结节增生者多为束状带细胞。

（3）**异位性** 为异位分泌的 ACTH 引起。最常见的原因为肺小细胞癌，其他有恶性胸腺瘤等，血内 ACTH 增高。

（4）**医源性 Cushing 综合征** 长期使用糖皮质激素引起，如地塞米松等，由于反馈抑制垂体释放 ACTH 等，故血中 ACTH 降低，双肾上腺皮质萎缩。

**（二）醛固酮增多症**

醛固酮增多症分为原发性和继发性两种。

**1. 原发性醛固酮增多症**

（1）大多数由功能性肾上腺肿瘤引起，少数为肾上腺皮质增生所致。

（2）临床主要表现为高血钠症、低钾血症及高血压，血清中肾素降低，这是因为钠潴留使血容量增多，抑制肾素的释放。

（3）镜下主要为球状带细胞增生，少数也可混有束状带细胞。

**2. 继发性醛固酮增多症**

系指各种疾病（或肾上腺皮质以外的因素）引起肾素 - 血管紧张素分泌过多，刺激球状带细胞增生而引起继发性醛固酮分泌增多的疾病。

## 二、肾上腺皮质功能低下症

本病可分为急、慢性二类。

**1. 急性肾上腺皮质功能低下症**

①主要原因是皮质大片出血或坏死、血栓形成或栓塞、重症感染或应急反应及长期使用皮质激素治疗后突然停药等；②临床表现为血压下降、休克、昏迷等症状，少数严重者可致死。

**2. 慢性肾上腺皮质功能低下症**

①又称 Addison 病，少见，主要病因为双肾上腺结核和特发性肾上腺萎缩，极少数为肿瘤转移和其他原因，双肾上腺皮质严重破坏（约90%以上）；②主要临床表现为皮肤和黏膜及瘢痕处黑色素沉着增多、低血糖、低血压、食欲不振、肌力低下、易疲劳、体重减轻等；③黑色素沉着增多是由于肾上腺皮质激素减少，促使具有黑色素细胞刺激活性的垂体 ACTH 及 β - LPH 分泌增加，促进黑色素细胞制造黑色素之故。

**3. 特发性肾上腺萎缩**

（1）又称自身免疫性肾上腺炎，是一种自身免疫病。

（2）多见于青年女性。

（3）患者血中常有抗肾上腺皮质细胞线粒体和微粒体抗体，往往和其他自身免疫病并存。

（4）双肾上腺高度萎缩、皮质菲薄，内有大量淋巴细胞和浆细胞浸润。

## 三、肾上腺肿瘤

**（一）肾上腺皮质腺瘤**

肾上腺皮质腺瘤是肾上腺皮质细胞发生的一种良性肿瘤，可分为无功能性和功能性皮质腺瘤。临床上女性多于男性，约 2:1，且儿童多见。

**1. 肉眼观**

（1）肿瘤一般较小，直径约 1 ~ 5cm，重 5 ~ 10g，大者可达 1000g，有完整包膜（亦有突出包膜之外的）。

（2）切面实性，金黄色或棕黄色，可见出血或小囊变区，偶有钙化。

**2. 镜下**

（1）主要由富含类脂质的透明细胞构成（少数瘤细胞胞质含类脂质少，可为嗜酸性）。

（2）瘤细胞与正常皮质细胞相似，核较小，瘤细胞排列成团，由内含毛细血管的少量间质分隔。

（3）大多数皮质腺瘤是非功能性，少数为功能性，可引起醛固酮增多症或 Cushing 综合征。

**3. 皮质腺瘤与灶性结节状皮质增生的区别**

（1）前者常为单侧单发有包膜，对周围组织有压迫现象。

（2）后者常为双侧多发，直径一般在 1cm 以下，多见于高血压患者。

（3）有时二者很难区别，有人将直径超过 1cm 以上者归入腺瘤。

**（二）肾上腺皮质癌**

少见，12 岁以下儿童相对较多见，仅少数发生在成年人。

**1. 肉眼观**

肿瘤体积一般较大，常在 100g 以上，偶可达 1000g 以上；呈侵袭性生长，境界不清；切面呈棕黄色或多色性，质较软，常有出血、坏死及囊性变。

**2. 镜下**

（1）分化差者瘤细胞异型性大，常可见多核瘤巨细胞及核分裂象。

（2）如果肿瘤体积小、有包膜，很难与腺瘤区别。两者的区别可参考以下几点：① 皮质癌常见广泛出血、坏死，而腺瘤很少有坏死；②破坏包膜、侵入血管及周围组织者一般为癌；③核分裂象多，大于 2/10 个高倍视野者多为恶性，而腺瘤核分裂很少；④癌有广泛而明显的核异型、多核瘤巨细胞、较大的核仁及核内有包涵体；⑤肿瘤体积、重量有一定参考价值，腺瘤直径多在 5cm 以下，重量不到 50g。

（3）皮质癌多为功能性，常表现女性男性化及肾上腺功能亢进症。

（4）易发生局部浸润和转移，如果有淋巴道和血道播散，一般平均存活期为 2 年。

**3. 功能性和无功能性肾上腺皮质肿瘤的鉴别**

主要依靠临床表现、生化和激素测定。

**（三）肾上腺髓质肿瘤**

**1. 分类**

肾上腺髓质来自神经嵴，可发生神经母细胞瘤、神经节细胞瘤和嗜铬细胞瘤。

**2. 嗜铬细胞瘤**

（1）由肾上腺髓质嗜铬细胞发生的一种少见的肿瘤，又称肾上腺内副神经节瘤。

（2）90% 来自肾上腺髓质，余下 10% 左右发生在肾上腺髓质以外的器官或组织内。

（3）本瘤多见于 20 ~ 50 岁，性别无差异。

（4）嗜铬细胞瘤　①表现为间歇性或持续性高血压、头痛；②出汗；③心动过速、心悸；④基础代谢率升高；⑤高血糖；⑥可出现心力衰竭、肾衰竭；⑦脑血管意外和猝死。

（5）肉眼观　①常为单侧单发，右侧多于左侧；②肿瘤大小、重量不一，从数毫克至数千克重均有报道，但一般大小在 2 ~ 6cm，平均重约 100g；③可有完整包膜，切面灰白或粉红色，经 Zellker 或 Helly 固定液（含重铬酸盐）固定后显棕黄或棕黑色；④常有出血、坏死、钙化及囊性变。

（6）镜下　①瘤细胞为大多角形细胞，少数为梭形或柱状细胞，并有一定程度的多形性；②可出现瘤巨细胞；③瘤细胞质内可见大量嗜铬颗粒，瘤细胞呈索、团状排列，间质为血窦；④电镜下，胞质内含有被包膜包绕的、具有一定电子密度的神经内分泌颗粒。

（7）免疫组织化学标记　对嗜铬细胞瘤的诊断具有一定的价值，对嗜铬蛋白 A、Syn 和 NSE 表达阳性。

# 第四节　胰岛疾病

| 重点 | 糖尿病的分类及病理变化 |
|---|---|
| 难点 | 胰岛素依赖型和非胰岛素依赖型糖尿病的临床病理区别 |
| 考点 | 胰腺神经内分泌肿瘤的类型、形态学特点及临床特点 |

**速览导引图**

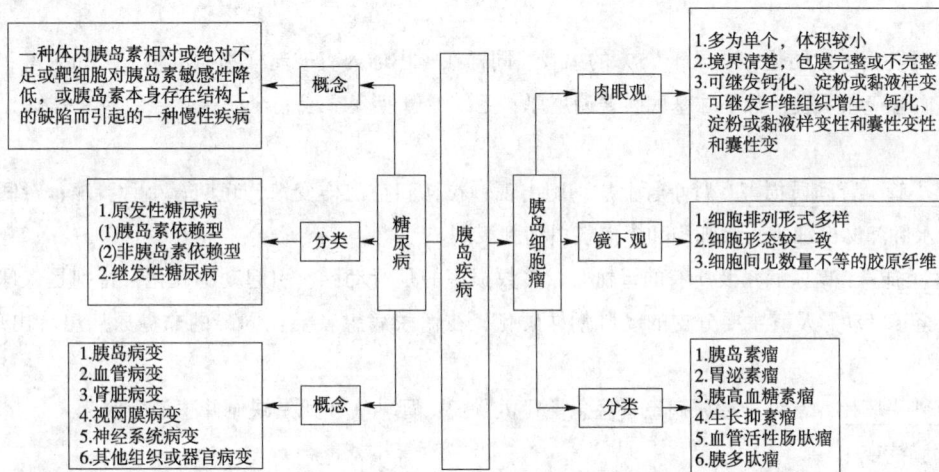

## 一、糖尿病

### （一）概念

一种体内胰岛素相对或绝对不足或靶细胞对胰岛素敏感性降低，或胰岛素本身存在结构上的缺陷而引起的碳水化合物、脂肪和蛋白质代谢紊乱的一种慢性疾病。

### （二）分类

**1. 原发性糖尿病**

（1）胰岛素依赖型。

（2）非胰岛素依赖型。

**2. 继发性糖尿病**

### （三）病理变化

**1. 胰岛病变**

不同类型、不同时期病变不同。1 型糖尿病早期为非特异性胰岛炎，继而胰岛 B 细胞颗粒脱失、空泡变性、坏死、消失，胰岛变小、数目减少，纤维组织增生，玻璃样变；2 型糖尿病早期病变不明显，后期 B 细胞减少，常见胰岛淀粉样变性。

**2. 血管病变**

（1）毛细血管到大中动脉均可有不同程度的病变，且病变发病率较一般人群高、发病早、病变严重。

（2）毛细血管和细、小动脉内皮细胞增生，基底膜明显增厚，有的比正常厚几倍乃至十几倍。

（3）血管壁增厚、玻璃样变性、变硬，血压增高。

（4）血管壁发生纤维素样变性，血管壁通透性增强。

（5）可有血栓形成或管腔狭窄，导致血液供应障碍，引起相应组织或器官缺血、功能障碍和病变。

（6）电镜下　①内皮细胞增生；②基底膜高度增厚，有绒毛样突起，突向管腔；③内皮细胞间连结增宽，可见窗孔形成，内皮细胞饮液小泡增加；④管壁有纤维素样坏死，有的可见血小板聚集，血栓形成。

（7）大、中动脉有动脉粥样硬化或中层钙化，粥样硬化病变程度重。临床表现为主动脉、冠状动脉、下肢动脉、脑动脉和其他脏器动脉粥样硬化，引起冠心病、心肌梗死、脑萎缩、肢体坏疽等。

**3. 肾脏病变**

（1）肾脏体积增大　由于糖尿病早期肾血流量增加，肾小球滤过率增高，导致早期肾脏体积增大，通过治疗可恢复正常。

（2）结节性肾小球硬化　表现为肾小球系膜内有结节状玻璃样物质沉积；结节增大可使毛细血管腔阻塞。

（3）弥漫性肾小球硬化　约见于75%的患者，同样在肾小球内有玻璃样物质沉积，分布弥漫；主要损害肾小球毛细血管壁和系膜；肾小球基底膜普遍增厚，毛细血管腔变窄或完全闭塞；导致肾小球缺血和玻璃样变性。

（4）肾小管－肾间质损害　肾小管上皮细胞出现颗粒样和空泡样变性，晚期肾小管萎缩；肾间质病变包括纤维化、水肿和淋巴细胞、浆细胞和多形核白细胞浸润。

（5）血管损害　糖尿病累及所有的肾血管，多数损害的是肾动脉，引起动脉硬化，特别是入球和出球小动脉硬化；至于肾动脉及其主要分支的动脉粥样硬化，在糖尿病患者要比同龄的非糖尿病患者出现得更早、更常见。

（6）肾乳头坏死　常见于糖尿病患者患急性肾盂肾炎；肾乳头坏死是缺血并感染所致。

**4. 视网膜病变**

（1）早期表现为微小动脉瘤和视网膜小静脉扩张，继而出现渗出、水肿、微血栓形成、出血等非增生性视网膜病变。

（2）可因血管病变引起缺氧，刺激纤维组织增生，形成新生血管形成等增生性视网膜性病变。

（3）视网膜病变可造成白内障或失明。

**5. 神经系统病变**

（1）周围神经可因血管病变引起缺血性损伤。

（2）脑细胞也可发生广泛变性。

**6. 其他组织或器官病变**

（1）皮肤黄色瘤。

（2）肝脂肪变和糖原沉积。

（3）骨质疏松。

（4）糖尿病性外阴炎。

（5）化脓性和真菌性感染等。

## 二、胰岛细胞瘤

胰岛细胞瘤又称胰岛细胞腺瘤。好发部位依次为胰尾、体、头部，异位胰腺也可发生。常见于20~50岁。

**（一）肉眼观**

（1）肿瘤多为单个，体积较小，约 1～5cm 或更大，可重达 500g，圆形或椭圆形。

（2）境界清楚，包膜完整或不完整。

（3）色浅灰红或暗红，质软、均质。

（4）可继发纤维组织增生、钙化、淀粉或黏液样变性和囊性变。

**（二）镜下**

（1）细胞排列形式多样

①呈岛片状排列（似巨大的胰岛）或团块状。

②呈脑回状、梁状、索带状、腺泡和腺管状。

③呈菊形团样结构。

④呈实性、弥漫、不规则排列及各种结构混合或单独排列。

（2）细胞间为毛细血管，可见多少不等的胶原纤维分隔瘤组织，可有黏液、淀粉样变性、钙化等继发改变。

（3）瘤细胞形似胰岛细胞，呈小圆形、短梭形或多角形，形态较一致。

（4）细胞核呈圆或椭圆形、短梭形。

（5）染色质细颗粒状，可见小核仁，核分裂少见，偶见巨核细胞。

（6）胰岛细胞瘤多数具有分泌功能，已知的功能性胰岛细胞瘤有 6 种。

①胰岛素瘤。

②促胃液素瘤。

③胰高血糖素瘤。

④生长抑素瘤。

⑤血管活性肠肽瘤。

⑥胰多肽瘤。

（7）胰岛细胞瘤在 HE 染色切片上不能区别细胞种类，常需特殊染色、电镜及免疫组织化学加以鉴别。

# 第五节　弥散性神经内分泌肿瘤

| 重点 | APUD 的概念；肺神经内分泌肿瘤的分类及临床病理特点 |
|---|---|
| 难点 | 神经内分泌细胞的分布及形态学特点；消化系统神经内分泌肿瘤 WHO 新分类 |
| 考点 | APUD 瘤的瘤细胞特点；肺神经内分泌肿瘤的分类及临床病理特点 |

**速览导引图**

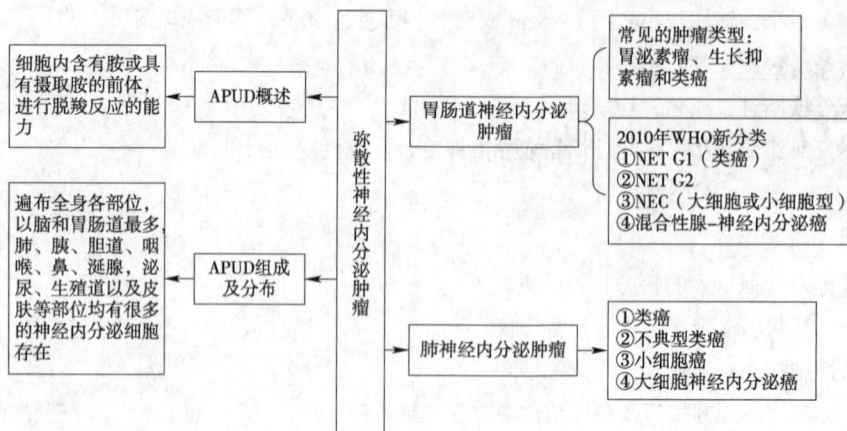

**1. APUD 细胞系统**

（1）概念　即弥散性神经内分泌系统，是指广泛分布在全身各部位的一些内分泌细胞和细胞群，这些细胞内含有胺或具有摄取胺的前体，进行脱羧反应的能力，把具有这种特性能力的所有细胞统称为 APUD 细胞系统。

（2）由于 APUD 细胞银染色呈阳性，又称为嗜银细胞。

（3）APUD 细胞来自神经外胚层的神经嵴细胞或内胚层细胞（即神经上皮分化的内胚层细胞），且均有内分泌功能，故有人又称之为神经 – 内分泌细胞。

（4）APUD 细胞的分布　遍布全身各部位，以脑和胃肠道最多，肺、胰、胆管、咽喉、鼻、涎腺，泌尿、生殖道以及皮肤等部位均有很多的神经内分泌细胞存在。

**2. APUD 瘤**

（1）由 APUD 系统的细胞（弥散的神经内分泌细胞）发生的肿瘤，统称为 APUD 瘤。

（2）根据 APUD 细胞的来源可分为　①神经型：嗜铬细胞瘤；副神经节瘤等；②上皮型：胃肠道和其他部位的类癌、小细胞未分化癌、甲状腺髓样癌、胰岛细胞瘤等。

（3）APUD 瘤的瘤细胞特点　①圆形或卵圆形、核短梭形或多边形。②胞膜清楚。③胞质空或淡粉细颗粒状。④核小圆形或卵圆形，居中或偏位，核染色细颗粒状，可见小核仁。⑤有的瘤细胞核较大，空泡状或短梭形；有的瘤细胞大小、形态较一致，核分裂很少。⑥APUD 瘤细胞多呈片块状、索带状、巢状或腺泡状排列，有的可见菊形团样结构。⑦间质血管丰富，有时可见淀粉样物质沉积。⑧低分化、恶性程度高的APUD 瘤的瘤细胞多呈弥漫性分布，瘤细胞大，核异型性明显、核分裂多，可见病理性核分裂象。

**3. 消化系统神经内分泌肿瘤**

（1）胃肠道 最常见的神经内分泌肿瘤有促胃液素瘤、生长抑素瘤和类癌。

（2）消化系统神经内分泌肿瘤2010 年 WHO 新分类，根据瘤组织中核分裂象多少和免疫组化 Ki－67增殖指数分为：①NET G1；②NET G2；③NEC（G3）（大细胞或小细胞型）；④混合性腺——神经内分泌癌。

（3）促胃液素瘤　本瘤的特点是：①体积小并且多发；②恶性率高（50% ～70%）；③产生 Zollinger -Ellison 综合征；④常有水样泻及脂性腹泻。

（4）类癌综合征　主要表现为间歇性面部皮肤潮红、阵发性水样泻、哮喘样发作、四肢抽搐、休克、右心功能不全等。这些表现可能与其分泌过多的 5 - 羟色胺等生物活性物质有关。

**4. 肺神经内分泌肿瘤**

肺的神经内分泌肿瘤包含 4 种类型：①类癌，分化好，恶性程度比较低。②不典型类癌，一般为中分化神经内分泌癌，恶性程度介于类癌与小细胞癌之间。③小细胞癌，恶性程度比较高，易发生转移，转移部位多为中枢神经系统；瘤细胞小，形态大小较一致，呈燕麦样；免疫组化 CD56、Syn、CgA、TTF-1 阳性，CK 也可呈阳性表达。④大细胞神经内分泌癌，癌细胞较大，呈多角形，核仁明显；癌细胞呈实性、巢、小梁状、片块状、栅栏状排列，并有器官样或菊团样结构；癌细胞核分裂象多见，常伴有广泛坏死。

（李　辉）

# 第十五章　神经系统疾病

## 第一节　神经系统疾病的基本病变

| | |
|---|---|
| **重点** | 神经元变性的主要病理改变、病毒包涵体 |
| **难点** | 脱髓鞘的发病机制 |
| **考点** | 红色神经元、Waller 变性、卫星现象、胶质小结、噬神经细胞现象 |

**速览导引图**

```
神经元基本病变
急性损伤性病变 ──── 神经元基本
单纯性神经元萎缩      病变            神
                              经            神
                              系            经
                              统            系
                              疾   ── 神经纤维的 ── Waller变性
噬神经细胞现象              病      基本病变      脱髓鞘样变性
卫星现象                    的
格子细胞 ──── 神经胶质细胞   基
胶质结节      的基本病变      本
胶质瘢痕                    病
                           变
```

## 一、神经元基本病变

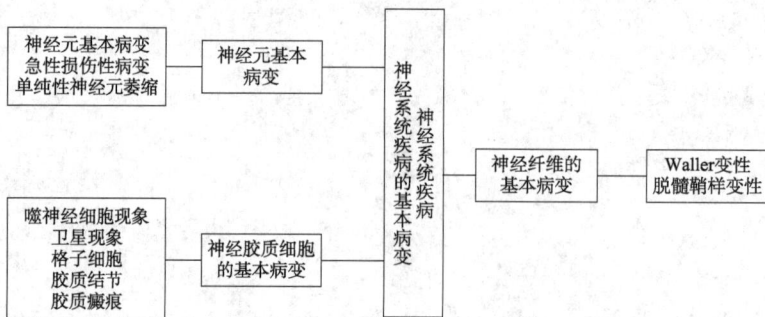

### （一）神经元的基本病变

（1）急性损伤导致的神经元坏死、噬神经现象、单纯性神经元萎缩、中央性尼氏小体溶解和轴索反应。

（2）病毒感染或代谢产物导致细胞内包涵体形成。

（3）细胞结构蛋白异常等。

### （二）急性损伤性病变

（1）红色神经元为急性缺血性、缺氧和感染引起的神经元坏死的一种表现形式。主要改变为核固缩、胞体浓缩、嗜酸变性、胞质尼氏小体消失。

（2）形态学改变为细胞胞质胞质收缩、深伊红色，核固缩，核膜和染色体结构不清。

### （三）单纯性神经元萎缩

**1. 概念**

单纯性神经元萎缩多见于缓慢进展，病程较长的变性疾病，如多系统萎缩及肌萎缩性侧索硬化。

**2. 病理变化**

（1）神经元呈慢性进行性变性和死亡。

（2）神经元胞体及胞核固缩、消失，无炎症反应。

（3）局部胶质细胞增生则提示该处曾有神经元存在。

**3. 神经元胞质内包涵体形成**

神经元胞质内包涵体形成可见于某些病毒感染和变性疾病等，其形态、大小、着色不同和其分布部位也有一定规律，如 Parkinson 病的黑质，蓝斑等处的神经细胞中的 Lewy 小体，狂犬病时海马和小脑浦肯野细胞中的 Negri 小体。

**4. 神经原纤维缠结**

神经原纤维变粗、扭曲，并在细胞核周围凝结卷曲呈缠结状，嗜银染色为阳性，电镜下为直径 7～10nm 双螺旋微丝成分，此乃神经元受损伤而趋向死亡的一种标志，常见于 Alzheimer 病。

## 二、神经纤维的基本病变

### （一）Waller 变性

（1）中枢或周围神经纤维轴索离断后，其远端和部分近端的轴索及其所属髓鞘发生变性，崩解并被细胞吞噬的过程称 Waller 变性。

（2）整个过程包括轴索断裂崩解、髓鞘崩解脱失和胶质细胞增生反应三个阶段。

### （二）脱髓鞘

神经纤维损伤后或在一些病理条件下，由于髓鞘形成细胞（包括 Schwann 细胞和少突胶质细胞）变性或髓鞘损伤导致髓鞘板层分离、肿胀、断裂、崩解成脂质小滴，并被吞噬细胞吞噬，最后完全脱失，而轴索相对保存；随着病情的发展，轴索出现继发性损伤。

## 三、神经胶质细胞的基本病变

**1. 噬神经细胞现象**

坏死的神经元被增生的小胶质细胞或巨噬细胞吞噬的过程称为噬神经细胞现象，例如乙型脑炎时，是小胶质细胞对坏死的神经元的一种反应。

**2. 卫星现象**

是指神经元胞体被 5 个以上的少突胶质细胞所围绕形成卫星样结构，此与神经元损害的程度和时间无明确关系，意义不明，可能和神经营养有关。

**3. 格子细胞**

小胶质细胞或巨噬细胞吞噬神经组织崩解产物后，胞体增大，胞质中出现大量小脂滴，称为格子细胞或泡沫细胞，苏丹染色呈阳性反应。

**4. 胶质小结**

中枢神经系统感染，特别是病毒性脑炎时小胶质细胞常呈局灶性增生聚集成团称胶质小结。

**5. 胶质瘢痕**

神经组织受到损伤后星形细胞增生形成大量胶质纤维。

# 第二节 中枢神经系统疾病常见并发症

| 重点 | 颅内压升高、脑疝、脑水肿、脑积水的定义 |
|---|---|
| 难点 | 颅内压升高的发病机制 |
| 考点 | 脑疝、脑水肿、脑积水的定义以及脑积水的分型 |

**速览导引图**

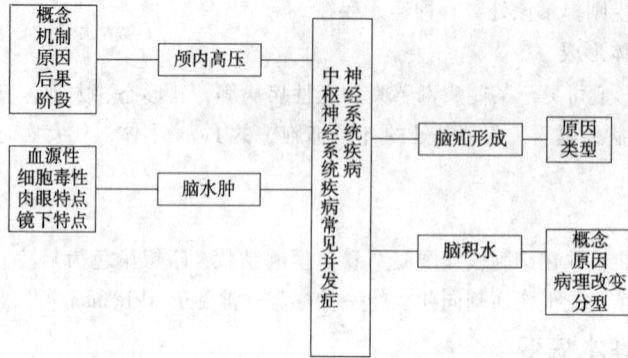

# 一、颅内压升高

**1. 概念**

颅内正常的脑脊液压力（颅内压）一般保持在 0.6～1.8kPa，如侧卧位时脑脊液持续地超过 2kPa 时，即为颅内压增高，这是由于颅内内容物的容积增加，超过了颅腔所能代偿的极限所致。

**2. 主要机制**

颅内占位性病变和脑脊液循环障碍所致的脑积水。

**3. 原因**

脑出血和颅内血肿形成、脑梗死、脑肿瘤、脑脓肿及脑膜脑炎等。

**4. 后果**

严重程度及其增大的速度有关，有时将其分为弥漫性颅内压增高和局限性颅内压增高。脑水肿可加重病变的占位性。

**5. 颅内压增高可分为三个阶段**

（1）代偿期　通过反应性血管收缩致脑脊液吸收增加或形成减少，使颅内血容量和脑脊液容量相应减少，颅内空间相对增加，以代偿占位性病变引起的脑容积增加。

（2）失代偿期　占位性病变和脑水肿使颅内容物继续增大，超过颅腔所能容纳的程度，可引起头痛、呕吐、眼底视盘水肿、意识障碍、血压升高及反应性脉搏变慢和脑疝形成。

（3）血管运动麻痹期　颅内压严重持续升高使脑组织灌流量减少，引起脑缺氧导致脑组织损害和血管扩张，继而引起血管运动麻痹，加重脑水肿，引起昏迷及并发症，后果严重，可导致死亡。

# 二、脑疝形成

**1. 原因**

升高的颅内压可引起脑移位、脑室变形、使部分脑组织嵌入颅脑内的分隔（大脑镰、小脑天幕）和颅骨孔道（如枕骨大孔等）导致脑疝形成。

**2. 常见的脑疝有以下类型**

（1）扣带回疝　又称大脑镰下疝，是因一侧大脑半球特别是额、顶、颞叶的血肿或肿瘤等占位性病变，引起中线向对侧移位，同侧扣带回从大脑镰的游离边缘向对侧膨出，形成扣带回疝；受压处的脑组织发生出血或坏死。

（2）小脑天幕疝　又称海马钩回疝，位于小脑天幕以上的额叶或颞叶内侧的肿瘤、出血或梗死等病变引起脑组织体积肿大，导致颞叶的海马钩回经小脑天幕孔向下膨出。

（3）小脑扁桃体疝　又称枕骨大孔疝，主要由于颅内高压或后颅凹占位性病变将小脑和延髓推向枕骨大孔并向下移位而形成小脑扁桃体疝；由于延髓受压，生命中枢及网状结构受损，严重时可引起呼吸变慢甚至骤停，接着心脏停搏而猝死。

## 三、脑水肿

**1. 分为血管源性脑水肿和细胞毒性脑水肿**

**2. 脑水肿的肉眼形态**

脑组织体积和重量增加；脑回宽而扁平，脑沟浅而窄；脑室缩小，白质水肿明显；严重的脑水肿常同时有脑疝形成。

**3. 镜下特点**

血管源性脑水肿时，脑组织疏松，血管和细胞周围间隙增大，有大量液体积聚。细胞毒性脑水肿时，由于神经元、神经胶质细胞及血管内皮细胞内均有过多水分积聚，故见细胞体积增大，胞质淡染，而细胞外间隙和血管间隙扩大不明显。

## 四、脑积水

**1. 概念**

脑室系统内脑脊液含量异常增多伴脑室持续性扩张状态称为脑积水。

**2. 脑积水发生的主要原因有**

（1）脑脊液循环通路阻塞　如脑囊虫、脑肿瘤，先天性畸形、炎症，外伤、蛛网膜下隙出血等。脑室内通路阻塞引起的脑积水称非交通性脑积水。

（2）脑脊液产生过多或吸收障碍　常见于脉络丛乳头状瘤、慢性蛛网膜炎等，此类脑积水称为交通性脑积水。

**3. 病理变化**

（1）根据病变部位和程度不同，病变也不完全相同。

（2）轻度脑积水时，脑室呈轻度扩张，脑组织呈轻度萎缩。

（3）严重脑积水时，脑室高度扩张，脑组织受压，变薄，脑实质严重萎缩、消失。

**4. 分型**

颅骨未闭合前的婴幼儿头颅可以渐进性增大，脑室扩张，颅骨缝分开，前囟扩张。成人脑积水因颅腔不能增大，可导致颅内压进行性升高，脑积水严重者可致脑疝形成。

# 第三节　中枢神经系统感染性疾病

| 重点 | 化脓性脑膜炎、病毒性脑炎的病理学特点 |
| --- | --- |
| 难点 | 流行性脑脊髓膜炎和病毒性脑炎的发病机制 |

**速览导引图**

```
病因及发病机制
病理变化          流行性脑         中枢
临床病理联系  ──→  脊髓膜炎  ──┐  神经
结局和并发症                  │  系统
                             ├─ 感染    流行性        概况
                             │  性疾  ─ 乙型脑炎 ──→  病因和传播途径
                             │  病                   病理变化
致病菌                        │                      临床病理联系
病理变化   ──→   脑脓肿   ─────┘                      结局
                                       狂犬病  ──→   概况
                                                     临床表现
                                                     病理变化
```

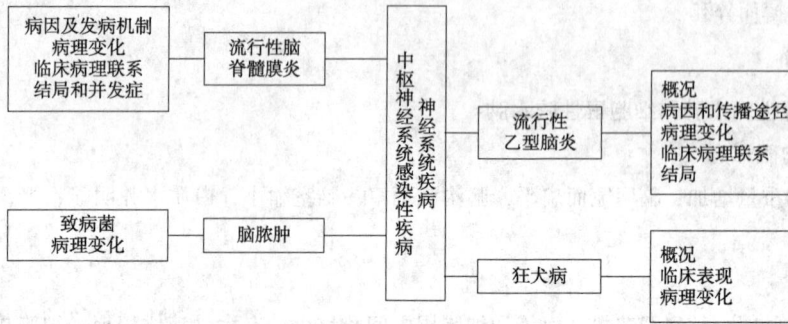

**1. 中枢神经系统常见病原体**

（1）病毒　如乙型脑炎病毒、EBV、HIV、JC病毒等。

（2）细菌　脑膜炎双球菌、结核杆菌等。

（3）真菌　多为机会性感染。

（4）寄生虫。

（5）朊病毒等。

**2. 病原体入侵中枢神经系统途径**

（1）血源性感染　如乙型脑炎病毒、化脓菌等。

（2）经神经末梢感染　某些病毒如狂犬病毒可沿周围神经末梢入侵中枢神经而引起感染。

（3）局部扩散　如颅骨外伤、中耳炎和鼻窦炎扩散累及颅内而引起感染等。

（4）医源性感染　如腰椎穿刺。

## 一、细菌性感染疾病

常见的颅内细菌性感染为脑膜炎和脑脓肿。脑膜炎主要累及蛛网膜和软膜（两者合称软脑膜）的炎症性病变，脑实质一般受累轻微，多由细菌感染引起，一般为急性化脓性脑膜炎，预后良好，但当病情严重及病程较长者可引起血管炎导致血栓形成而引起脑实质梗死则预后较差。

感染细菌类型因年龄而异：新生儿及婴幼儿脑膜炎常见的致病菌是大肠埃希杆菌和流感杆菌，儿童和青少年多为脑膜炎双球菌感染，肺炎球菌性脑膜炎见于老年人，金黄色葡萄球菌见于败血症的并发症。少数病毒，如疱疹病毒可以引起淋巴细胞性脑膜炎（又称为非细菌性脑膜炎）。还有部分特殊细菌引起的脑膜炎包括结核杆菌、梅毒螺旋体、布鲁斯杆菌及真菌等引起。

### （一）流行性脑脊髓膜炎

流行性脑脊髓膜炎是由脑膜炎双球菌感染引起的脑脊髓膜的急性化脓性炎症。多为散发性，在冬春季可引起流行，称为流行性脑膜炎。患者多为儿童和青少年，临床上可出现发热、头痛、呕吐、皮肤瘀点或瘀斑、脑膜刺激症状，少数严重的患者可出现中毒性、休克、DIC等症状。

**1. 病因与发病机制**

脑膜炎双球菌由飞沫经呼吸道侵入人体，细菌在局部大量繁殖，同时产生内毒素，引起短期菌血症或败血症，细菌在蛛网膜下隙的脑脊液循环中迅速繁殖、播散，从而引起急性化脓性脑膜炎。

**2. 病理变化**

病灶主要在软脑膜内渗出大量中性粒细胞及纤维蛋白，随着病程进展形成脓细胞，渗出液变成脓液，覆盖于脑沟或脑回表面。大体上累及最明显的部位是大脑凸面矢状窦两旁和大脑底部视交叉周围。

### 3. 临床病理联系

除了发热等全身感染症状外，还有脑脊液性状改变，如含大量脓细胞，蛋白增多以及神经系统症状。

颅内压升高症状：脑膜血管充血，软脑膜脓性渗出物积聚，蛛网膜颗粒因脓性渗出物的阻塞而致脑脊液吸收障碍。临床表现为剧烈的头痛、喷射性呕吐、小儿前囟饱满、视盘水肿等症状、体征。

脑膜刺激症状：颈项强直是炎症导致神经根在椎间孔处受压，当颈部或背部肌肉运动时可引起疼痛，而引起的一种保护性痉挛状态，在婴幼儿，由于腰背肌肉发生保护性痉挛可引起角弓反张；Kernig征（屈髋伸膝征）阳性是腰骶阶段神经根受到炎症波及而受压所致，当屈髋伸膝时，坐骨神经受到牵引而发生疼痛。

脑神经麻痹：由于炎症累及脑神经，如Ⅲ、Ⅴ脑神经，而引起相应的神经麻痹。

### 4. 结局和并发症

由于本病主要累及软脑膜而甚少累及脑实质，所以大部分患者预后良好，只有很少数患者出现后遗症，如脑积水、脑神经受损麻痹、脑梗死。

少数病例（主要是儿童）起病急，病情危重，称为Waterhouse－Friderichsen综合征，主要表现为短期内即出现皮肤、黏膜下的广泛性出血点、瘀斑、败血症、休克等严重临床症状，而脑膜的炎症临床表现较轻。其发生机制是由于脑膜炎双球菌败血症时释放大量内毒素，而引起中毒性休克及弥散性血管内凝血，引起病情进一步恶化。

### （二）脑脓肿

#### 1. 脑脓肿的致病菌

多为葡萄球菌、链球菌等需氧菌为常见致病菌。

#### 2. 病理变化

大体特征：其发病部位和数目与感染途径有关，局部感染灶直接蔓延所致的脑脓肿常为单个，败血症血源性播散常为多发性。

镜下特征：脓肿壁分为三层，最内层为脓性坏死组织，中间层为炎性肉芽组织，最外层为纤维组织，通常在脓肿灶周围形成胶质瘢痕。

## 二、病毒性感染疾病

病毒感染而引起中枢神经系统疾病多为脑炎，即脑实质的炎症而脑膜炎少见，常见的病毒有疱疹病毒（DNA病毒）、虫媒病毒（RNA病毒，如乙型脑炎病毒，森林脑炎病毒）、肠源性病毒（小型RNA病毒，如脊髓灰质炎病毒等）、狂犬病毒以及人类免疫缺陷病毒（HIV）等。不同的病毒可定位于不同的细胞，或定位于不同的核团，如疱疹病毒主要寄生于颞叶及顶叶眶部的神经元；乙型脑炎主要累及大脑皮质、基底节和视丘的神经元；引起进行性灶性白质软化（PML）的乳多空病毒则以少突胶质细胞为靶细胞。

### （一）流行性乙型脑炎

#### 1. 概况

流行性乙型脑炎是乙型脑炎病毒感染所致的一种急性传染病；多在夏秋之交流行，以10岁以下的儿童为多。本病起病急，病情重，死亡率高，临床表现为高热、嗜睡、抽搐、昏迷等。

#### 2. 病因及传染途径

乙型脑炎病毒，传播媒介为蚊，带病毒的蚊吸血时病毒侵入人体，先在血管内皮细胞及单核巨噬细胞系统中繁殖，然后入血引起短暂病毒血症，穿越血－脑屏障侵及中枢神经系统而致病。

#### 3. 病理变化

大体观察：本病的病变主要广泛累及脑实质，但以大脑皮质、基底核，视丘最为严重；一般情况下，肉眼改变不明显或仅有软脑膜充血、脑水肿或粟粒，可见针尖大小的半透明软化灶。

镜下观察：

血管变化和炎症反应：血管高度扩张充血，血管周围间隙增宽，脑组织水肿，灶性炎症细胞围绕血管周围间隙形成血管套。浸润的炎性细胞以淋巴细胞、单核细胞和浆细胞为主，仅在早期有少数中性粒细胞。

神经细胞变性、坏死：病毒在神经细胞内增殖，导致细胞水肿、尼氏小体消失、核偏位等；严重者发生核固缩、溶解、消失，细胞死亡，并可见卫星现象和噬神经现象。

软化灶形成：灶性神经组织的坏死、液化，形成镂空筛网状软化灶。

胶质细胞增生：小胶质细胞增生明显，形成小胶质细胞结节，后者多位于小血管旁或坏死的神经细胞附近。少突胶质细胞的增生并围绕变性的神经元周围形成卫星现象（>5个）。坏死灶周围可见星形细胞增生，胶质瘢痕形成。

**4. 临床病理联系**

嗜睡和昏迷常是最早出现和主要的症状，此乃神经元广泛受累所致。脑神经核受损导致脑神经麻痹症状。脑水肿和颅内压升高，患者常出现头痛、呕吐。

**5. 结局**

（1）本病患者经过治疗，多数可在急性期痊愈，脑部病变逐渐消失。

（2）病变较重者，可出现痴呆、语言障碍、肢体瘫痪及脑神经麻痹引起的吞咽困难、中枢神经性麻痹、眼球运动障碍等，这些表现经数月之后多能恢复正常。

## （二）狂犬病

**1. 概况**

狂犬病（rabies）是狂犬病毒（单链 RNA 病毒）所致的急性传染病，人兽共患，多见于犬、狼、猫等肉食动物，人多因被病兽咬伤而感染。

**2. 临床表现**

为特有的恐水、怕风、咽肌痉挛、进行性瘫痪等。因恐水症状比较突出，故本病又名恐水症。对于狂犬病尚缺乏有效的治疗手段，人患狂犬病后的病死率近 100%，患者一般于 3~6 日内死于呼吸或循环衰竭，故应加强预防措施。

**3. 病理变化**

病毒在脑内感染海马区、小脑、脑干乃至整个中枢神经系统，并在灰质大量复制，延神经下行到达唾液腺、角膜、鼻黏膜、肺、皮肤等部位。镜下特征性的病变是神经元胞质内嗜酸性包涵体，即 Negri 小体；伴灶性小胶质细胞增生。病变后期，大量神经元死亡伴胶质细胞增生。

# 第四节　神经系统变性疾病

| 重点 | Alzheimer 病、帕金森病的基本病理学特征 |
| --- | --- |
| 难点 | Alzheimer 病、帕金森病的发病机制 |
| 考点 | Alzheimer 病、帕金森病的基本病理学特征 |

**速览导引图**

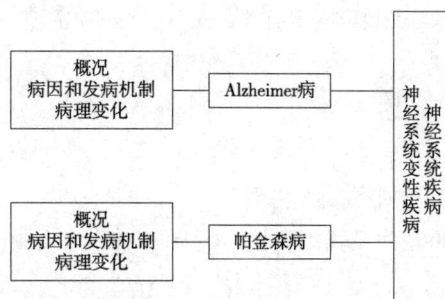

**1. 概念**

神经系统变性疾病是指一组原因不明的以神经元原发性变性为主的中枢神经系统疾病。

**2. 根据累及的部位可表现为特定的临床表现**

累及大脑皮质神经细胞的病变主要表现为痴呆；累及基底核椎体外系则引起运动障碍，临床上常表现为震颤性麻痹；累及小脑可导致共济失调。

**3. 神经系统变性疾病的几种主要类型（表 15 – 1）**

表 15 – 1   神经系统变性疾病的几种主要类型

| 病变部位 | 疾病 |
| --- | --- |
| 大脑皮质 | 老年性痴呆（Alzheimer 病） |
|  | Pick 病 |
| 基底节及脑干 | Huntington 病 |
|  | 震颤性麻痹（Parkinson 病） |
|  | 进行性核上性麻痹 |
|  | 多系统萎缩，包括 |
|  | 纹状体黑质变性 |
|  | Shy – Drager 综合征 |
|  | 橄榄核桥脑小脑萎缩（OPCA） |
| 脊髓与小脑 | Friedriech 共济失调 |
|  | 共济失调性毛细血管扩张症 |
| 运动神经元 | 肌萎缩性侧索硬化 |
|  | 脊髓性肌萎缩 |

# 一、Alzheimer 病

## （一）概况

Alzheimer 病，又称老年性痴呆，是以进行性痴呆为主要临床表现的大脑变性疾病。起病多在 50 岁以后，随着年龄增长和世界人口的老龄化，本病的发病率呈增高趋势。

临床表现：进行性精神状态衰变，包括记忆、智力、定向、判断能力、情感障碍和行为失常甚至发生意识模糊等。患者通常在发病后 5 ~ 10 年内死于继发感染和全身衰竭。

## （二）病因与发病机制

本病的发病可能与以下因素有关。

（1）年龄。

（2）遗传因素。

（3）受教育程度　AD的发病率与受教育程度有关，受教育程度越高，发病率越低。

（4）脑血管疾病。

### （三）病理变化

**1. 肉眼观察**

（1）脑明显萎缩，脑重量减轻，脑回窄，脑沟宽。

（2）病变尤以颞叶、额叶、顶叶最为显著，特别是海马部位尤为明显。

（3）切面可见脑室呈代偿性扩张。

**2. 光镜下**

本病的主要组织学改变为老年斑、神经原纤维缠结、脑血管淀粉样变、颗粒空泡变性、Hirano小体等。

（1）老年斑　①为细胞外结构，直径为20~150μm，最多见于内嗅区皮质、海马CA-1区，其次为额叶和顶叶皮质；②银染色显示，斑块中心为一均匀的嗜银团，刚果红染色呈阳性反应，提示其中含淀粉样蛋白，含该蛋白的前体β/A-4蛋白及免疫球蛋白成分；③中心周围有空晕环绕，外围有不规则嗜银颗粒或丝状物质；④电镜下可见该斑块主要由多个异常扩张变性之轴索突触终末构成。

（2）神经原纤维缠结　①神经原纤维增粗扭曲形成缠结，在HE染色中往往较模糊，呈淡蓝色，而银染色最清楚。②电镜下证实为由双螺旋缠绕的细丝构成，多见于较大的神经元，尤以海马、杏仁核、颞叶内侧及额叶皮质的锥体细胞最为多见，此外，Mey-nert基底核及蓝斑中也可见到。③神经原纤维构成神经元胞体及突起中物质的慢相运输系统，其缠结导致该运输系统功能丧失，因此，这一变化是神经元趋向死亡的标志。

（3）脑血管淀粉样变。

（4）神经元死亡、丢失伴胶质细胞增生。

（5）其他改变　颗粒空泡变性：表现为神经细胞胞质中出现小空泡，内含嗜银颗粒，多见于海马的锥体细胞。Hirano小体：为神经细胞树突近端棒形嗜酸性包涵体，生化分析证实大多为肌动蛋白，多见于海马椎体细胞。

## 二、帕金森病（PD）

### （一）概况

帕金森病又称原发性震颤性麻痹，是一种缓慢进行性疾病，多发生在50~80岁。主要的临床表现为震颤、肌强直，运动减少、姿势及步态不稳、起步及止步困难、假面具样面容等。

### （二）病因与发病机制

黑质多巴胺神经元受损，致使其投射到纹状体的多巴胺减少，使纹状体抑制性神经元（GABA）活动增强，后者抑制了丘脑核团投射到皮质的兴奋性递质-谷氨酸减少，降低了皮质运动区的兴奋性，产生运动减少和强直等临床症状。

### （三）病理变化

大体观察：大脑无明显萎缩等改变，可见特征性中脑黑质，脑桥的蓝斑等处的神经色素脱失。

光镜观察：中脑黑质，脑桥的蓝斑的黑色素性神经细胞丧失伴胶质细胞增生。残留的神经细胞中Lewy小体形成，该小体位于神经细胞胞质内，呈圆形，中心嗜酸性着色，折光性强，边缘着色浅。电镜下，Lewy小体由细丝构成，中心细丝致密，周围则较松散。

# 第五节　缺氧与脑血管病

| 重点 | 脑缺血的基本病理学特征，脑出血的常见原因 |
| --- | --- |
| 难点 | 脑缺血的发病机制 |
| 考点 | 脑缺血的形态学改变 |

**速览导引图**

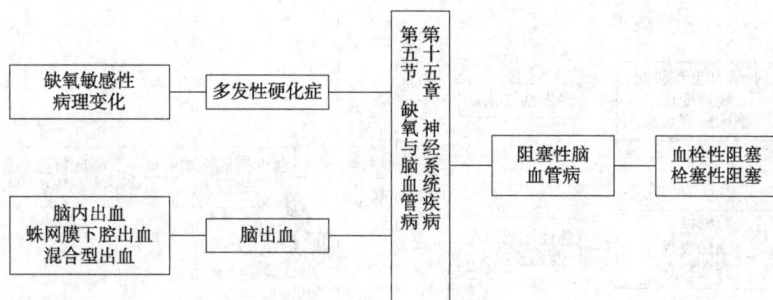

## 一、缺血性脑病

由于低血压、心脏停搏、失血、低血糖及窒息等原因引起的全脑损伤。

**1. 病变的影响因素**

各类细胞对缺氧敏感性由高至低依次为：神经元、星形胶质细胞、少突胶质细胞、内皮细胞。

**2. 病理变化**

轻度缺氧无明显病变。

第 1~2 天出现脑水肿，第 4 天星形胶质细胞明显增生，出现修复反应。大约 30 天，形成蜂窝状胶质瘢痕。

常见的缺血性脑病有层状坏死、海马硬化和边缘带梗死。

## 二、阻塞性脑血管病

**1. 血栓性阻塞**

常发生在动脉粥样硬化的基础上。所致脑梗死发展较慢。表现为偏瘫、神志不清和失语等。

**2. 栓塞性阻塞**

心源性栓子居多，常累及大脑中动脉供应区。

## 三、脑出血

**1. 脑内出血**

最常见的原因为高血压，也可见于血液病、血管瘤破裂等。

**2. 蛛网膜下隙出血**

突发性剧烈头痛、脑膜刺激症状和血性脑脊液。常见原因为先天性球性动脉瘤破裂。

**3. 混合性出血**

常由动静脉畸形引起。

# 第六节　脱髓鞘疾病

| 重点 | 多发性硬化症的基本病理学特征 |
| 难点 | 多发性硬化症的发病机制 |
| 考点 | 多发性硬化症的基本病理学特征 |

**速览导引图**

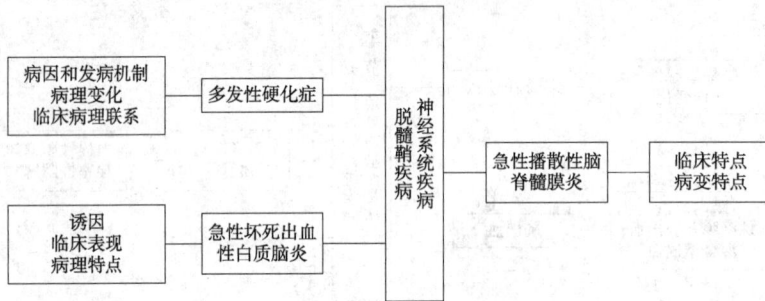

## 一、多发性硬化症

**1. 病因与发病机制**

可因病毒感染或超敏反应引起的炎症性病变，主要特征是选择性的损伤神经系统髓鞘结构而保留轴索结构。

**2. 病理变化**　主要累及白质，形成多灶性斑块。

镜下：围血管巨噬细胞浸润，选择性脱髓鞘改变伴相对轴索结构的保留是本病的特征性改变。通常多发性硬化症斑块分为急性、慢性活动性和慢性静默性（非活动性）。

**3. 临床病理联系**

临床表现多样，有大脑、脑干、小脑、脊髓和视神经损害等症状。

## 二、急性播散性脑脊髓膜炎

可见于病毒感染后或疫苗接种后，临床表现为发热、呕吐、嗜睡及昏迷。静脉周围脱髓鞘伴炎症反应是本病的特点。

## 三、急性坏死出血性白质脑炎

罕见，发展迅速，凶险，主要见于年轻人和儿童。病变多见于大脑半球和脑干，呈灶性分布。病变的特点：脑肿胀伴白质点状出血。

# 第七节　神经系统肿瘤

| 重点 | 常见神经系统肿瘤的基本病理学特征和分子特征 |
| 难点 | 常见神经系统肿瘤的鉴别诊断和分子特征 |
| 考点 | 常见神经系统肿瘤的基本病理学特征和分子特征 |

**速览导引图**

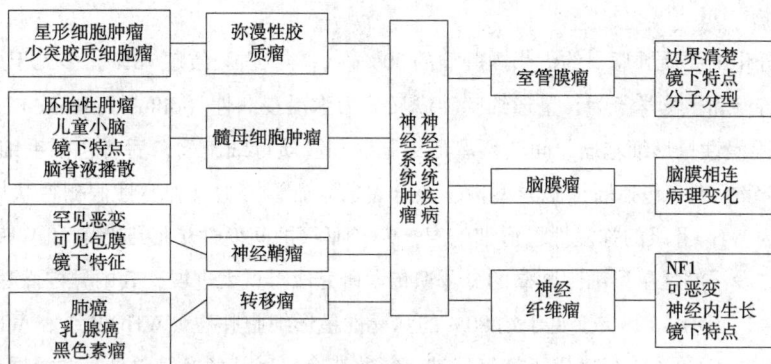

## 一、中枢神经系统肿瘤

（1）中枢神经系统肿瘤包括起源于脑、脊髓或脑膜的原发性肿瘤和转移性肿瘤两大类。在原发性肿瘤中，40% 为胶质瘤，15% 为脑膜瘤，约 8% 为听神经瘤。转移性肿瘤则以转移性肺癌为多见。儿童颅内恶性肿瘤仅次于白血病，儿童常见的颅内肿瘤是胶质瘤和髓母细胞瘤。

（2）神经系统常见肿瘤如表 15 – 2 所示。

**表 15 – 2　神经系统常见肿瘤**

| 中枢神经系统肿瘤 | 周围神经肿瘤 |
| --- | --- |
| 胶质瘤 | 神经鞘膜肿瘤 |
| 星形细胞瘤 | 神经鞘瘤 |
| 少突胶质细胞瘤 | 神经纤维瘤 |
| 室管膜瘤 | 神经细胞源性肿瘤 |
| 脉络丛乳头状瘤 | 神经母细胞瘤 |
| 胚胎性肿瘤 | 节细胞神经瘤 |
| 髓母细胞瘤 | |
| 脑膜瘤 | |
| 松果体肿瘤 | |
| 垂体肿瘤 | |

（3）颅内原发性中枢神经系统肿瘤有一些共同的生物学特性

①良恶性肿瘤的相对性　分化良好的肿瘤也可因压迫重要部位而致死；无论良恶性肿瘤均呈浸润性生长，且大体上由于高级别肿瘤出现坏死出血等表现而形成假边界现象。

②相似的临床表现　颅内压升高的症状，表现为头痛呕吐和视盘水肿等；局部神经症状，如癫痫、瘫痪、视野缺损等。

③具有独特的侵袭途径　沿着软脑膜、神经束、血管周间隙播散。

④通过颅内脑脊液播散转移　最常见的为髓母细胞瘤，而颅内肿瘤转移至颅外罕见。

### （一）弥漫性胶质瘤

胶质瘤泛指起源于神经胶质细胞或伴有胶质分化特征的原发性神经系统肿瘤，是常见的神经上皮肿瘤，占中枢神经系统肿瘤的 40% ~60%。根据组织发生学分类，包括星形细胞瘤、少突胶质细胞瘤和室管膜瘤等类型。近年来由于分子遗传学的发展和应用，胶质瘤新分子标志物不断被发现，如 *IDH* 基因突变、1p/19q 共缺失、*RELA* 融合基因，对肿瘤重新定义并增加了分子亚型，使得病理诊断具有更好的可重复性和一致性，从而更有利于临床制订个体化治疗方案和预后判断。

**1. 星形细胞肿瘤**

伴有星形细胞分化的胶质肿瘤，约占颅内肿瘤的30%左右，约占胶质瘤78%，多见于成人，好发于颞叶和额叶。根据生长特点和生物学行为，星形细胞肿瘤又分为弥漫浸润性（diffusely infiltrating）和局限性（localized），前者包括弥漫性星形细胞瘤、间变型星形细胞瘤和胶质母细胞瘤，后者包括毛细胞星形细胞瘤等。参考WHO形态学分级标准，包括瘤细胞异型性、核分裂象、血管增生及肿瘤性假栅栏状坏死，将弥漫浸润性星形细胞肿瘤分为WHO II级的弥漫性星形细胞瘤，WHO III级的间变性星形细胞瘤和WHO IV级的胶质母细胞瘤。近年来对于弥漫浸润性星形细胞肿瘤的分子遗传学研究取得重大进展，其中异柠檬酸脱氢酶-1（isocitrate dehydrogenase-1，IDH-1）突变见于约80%的弥漫性星形细胞肿瘤（WHO II级和WHO III级），而其中又以IDH1突变中R132H（在132号密码子精氨酸被组氨酸替换）碱基替换最常见，并根据 *IDH* 是否突变分为 *IDH* 突变型和 *IDH* 野生型。这种根据基因突变做出的分子分型具有显著的预后意义，*IDH* 突变型弥漫性星形细胞肿瘤具有更好的临床预后。

**2. 少突胶质细胞瘤**

伴有少突胶质细胞特征的浸润性胶质肿瘤，约占颅内肿瘤的2.5%左右，约占胶质瘤5%，常见于40~50岁成人，好发于大脑半球白质近灰质处，额叶最多见。最新（2016年WHO）观点认为本型肿瘤中大部分（大于90%）兼具 *IDH* 基因变异和1p/19q双缺失的基因特征。根据组织学表现分为WHO II级和WHO III级（间变性），与同级别 *IDH* 突变型的星形细胞肿瘤比较，预后稍好一些。

**（二）室管膜瘤**

伴有室管膜分化的胶质肿瘤，一般边界较清，好发于脑室系统和脊髓，见于儿童幕下第四脑室，而成人常见于脊髓和幕上位置。根据形态学可分为黏液乳头型室管膜瘤（WHO I级），室管膜瘤（WHO II级），间变性室管膜瘤（WHO III级）等类型。根据分子基因特征，分为9个分子亚型，其中发生于后颅窝A组基因型、幕上RELA基因融合型两者预后较差。

**1. 临床特征**

见于儿童或成人，预后与发生部位和基因特征相关。

部位：常位于脑室、脊髓（最常见的胶质瘤）或幕上（大脑实质）；多数边界清楚，少数囊性变和钙化；多数肿瘤生长缓慢，存活期长。

**2. 镜下特点**

一般与周围脑组织边界清楚，瘤细胞弥漫增生，细胞核均一圆形；菊形团（rosettes）形成：瘤细胞围绕血管、空腔或神经纤维排列，细胞核与中心之间为无核区；分为真菊形团（空心）、假菊形团（围血管）。

**（三）髓母细胞肿瘤**

髓母细胞瘤是中枢神经系统中最常见的胚胎性肿瘤，起源于小脑蚓部的原始神经上皮细胞或小脑皮质的胚胎性外颗粒层细胞。多见于小儿，其次为儿童和青年，发病高峰年龄在10岁左右，偶见于成人。易发生脑脊液播散，恶性程度高，预后差。

（1）肉眼观察　肿瘤常位于小脑蚓部，占据第四脑室顶部，并破坏周围脑组织，肿瘤组织呈鱼肉状，灰红色。

（2）镜下观察　由原始、未分化的肿瘤细胞构成，显示不同程度向神经元、胶质细胞，甚至向间质细胞方向分化。

①瘤细胞呈圆形、卵圆形，胞质少，胞核深染，为原始幼稚的母细胞肿瘤。

②可见数量不等的病理性核分裂象。

③瘤细胞排列较密集，间质中有纤细的纤维，血管不多。

④瘤细胞环绕一个嗜银性纤细的神经纤维中心做放射状排列，形成典型的 Homer – Wrighter 菊形团，具有诊断意义。

（3）2016 年 WHO 共分为 4 个分子亚型，其中 WNT 基因活化型预后最好。

### （四）脑膜瘤

（1）约占颅内原发肿瘤的 15%，常见于中年人，生长缓慢，多为良性，易于手术切除；来源于脑膜的蛛网膜粒细胞和成纤维细胞；大脑凸面和矢状窦旁最多见。

（2）大体形态

①常与硬膜紧密相连，可有包膜，呈球形或分叶状。

②一般仅压迫脑组织，呈膨胀性生长。

③肿块质实，灰白色，呈颗粒状，条索状，可见白色钙化砂粒，偶见出血。

（3）镜下观察　梭形，上皮样，旋涡状排列，常有砂粒体。

## 二、周围神经肿瘤

### （一）分类

（1）来源于神经鞘膜，包括神经鞘瘤和神经纤维瘤。

（2）神经源性肿瘤　主要发生在交感神经节和肾上腺髓质。

①原始而低分化的恶性肿瘤为神经母细胞瘤。

②高分化的良性肿瘤为节细胞神经瘤。

### （二）神经鞘瘤

又称施万细胞瘤，起源于胚胎期神经嵴来源的施万细胞的良性肿瘤，发生在听神经又称听神经瘤。神经鞘瘤极少恶变，常单发，结节状，有包膜，表面可见神经。

肉眼观察：多呈圆形界限清楚，包膜完整；切面灰白色可见漩涡状结构，有时可见出血及囊性变。

镜下一般可见两种组织结构：Antoni A 区，细胞呈梭形，细胞间界限不清，核呈梭形或卵圆形，相互紧密平行排列呈栅栏状或不完全的漩涡状，称 Verocay 小体；Antoni B 区，细胞稀少，排列呈稀疏的网状结构，细胞间有较多的液体，常有小囊腔形成。

临床表现视肿瘤大小和部位而异：①较大者因受累神经受压而引起麻痹或疼痛，并沿神经放射；②颅内听神经瘤可引起听觉障碍或耳鸣等症状。

大多数肿瘤能手术根治，极少数与脑干或脊髓等紧密粘连未能完全切除者可复发，复发肿瘤仍属良性。

### （三）神经纤维瘤

多发生在皮下，可单发或多发，多发性神经纤维瘤又称 1 型神经纤维瘤病。神经纤维瘤和神经纤维瘤病可恶变为恶性外周神经鞘膜瘤（malignant peripheral nerve sheath tumor）。

**1. 肉眼观察**

（1）单发性神经纤维瘤境界清楚，但无包膜，切面灰白略透明，常不能找到其发源的神经。

（2）如发生肿瘤的神经粗大，则可见神经纤维消失于肿瘤中，质实，可见漩涡状纤维。

**2. 光镜下**

由肿瘤性施万细胞、成纤维细胞、束膜细胞等多种细胞成分构成；稀疏分布的短梭形细胞，核小，呈逗点状、波浪状；间质见"碎胡萝卜丝（shredded carrot）"样胶原纤维；肿瘤内部可见轴索。

### 三、脑内转移性肿瘤

脑内的转移性肿瘤约占全部临床脑肿瘤的20%左右。最容易发生脑转移的恶性肿瘤是肺癌，其次是乳腺癌，恶性黑色素瘤，以及胃癌、结肠癌、肾癌和绒毛膜上皮癌等。白血病时脑膜或脑实质也常可发生白血病细胞灶性浸润。

颅内转移性肿瘤可有三种形式。①转移结节：多见于皮质与白质交界处及脑的深部。②软脑膜癌病：肿瘤细胞沿蛛网膜下隙弥漫性浸润，局部可呈现大小不等的结节或斑块，由于脑脊液循环受阻，可产生颅内高压和脑积水。③脑炎性转移：弥漫性血管周围瘤细胞浸润可形成局限性瘤结节或广泛浸润。

（刘大伟）

# 第十六章 传染病

| | |
|---|---|
| **重点** | 1. 结核病的基本病变和转化规律，原发性肺结核和继发性肺结核的病理特点，粟粒性肺结核病因、临床表现及转归，肺外结核病（骨结核、肠结核）<br>2. 伤寒的病理形态特点，临床分期与病理联系<br>3. 细菌性痢疾的病理形态特点 |
| **难点** | 1. 溃疡型肠结核与其他肠道溃疡性病变（如肠伤寒、细菌性痢疾）的鉴别<br>2. 伤寒小结和结核结节的区别<br>3. 梅毒树胶肿和结核性肉芽肿的区别 |
| **考点** | 1. 原发综合征，原发性肺结核和继发性肺结核的区别，继发性肺结核各种类型的病理特点，骨结核的"冷脓肿"，肠结核的特点<br>2. 伤寒小结、肠伤寒的临床分期及其病理特点<br>3. 肠伤寒、肠结核以及细菌性痢疾的溃疡病变之间的区别 |

**1. 传染病的概念**

由病原微生物通过一定的传播途径进入易感人群的个体所引起的一组疾病，并能在人群中引起局部或广泛的流行。

**2. 基本环节**

传染源、传播途径和易感人群。

**3. 主要传播途径**

①消化道传播；②呼吸道传播；③虫媒传播；④接触传播，包括泌尿生殖道传播；⑤母婴传播。

# 第一节 结核病

速览导引图

结核分枝杆菌 ── 抗酸染色阳性

慢性肉芽肿性炎

基本病变
- 渗出 ── 浆液性或浆液性纤维素性炎
- 增生 ── 结核结节
- 变质 ── 干酪样坏死

转归
- 愈合
  - 吸收消散
  - 纤维化、纤维包裹和钙化
- 恶化
  - 浸润进展
  - 溶解播散

传染病 ── 结核病

肺结核病
- 原发性肺结核病 ── 原发综合征
- 继发性肺结核病
  - 局灶性肺结核
  - 浸润性肺结核
  - 慢性纤维空洞性肺结核
  - 干酪性肺炎
  - 结核球
  - 结核性胸膜炎

肺外结核病
- 肠结核病 ── 溃疡的长轴与肠的长轴垂直
- 结核性腹膜炎
- 结核性脑膜炎
- 泌尿生殖系统结核病
- 骨和关节结核病 ── 冷脓肿
- 淋巴结结核病

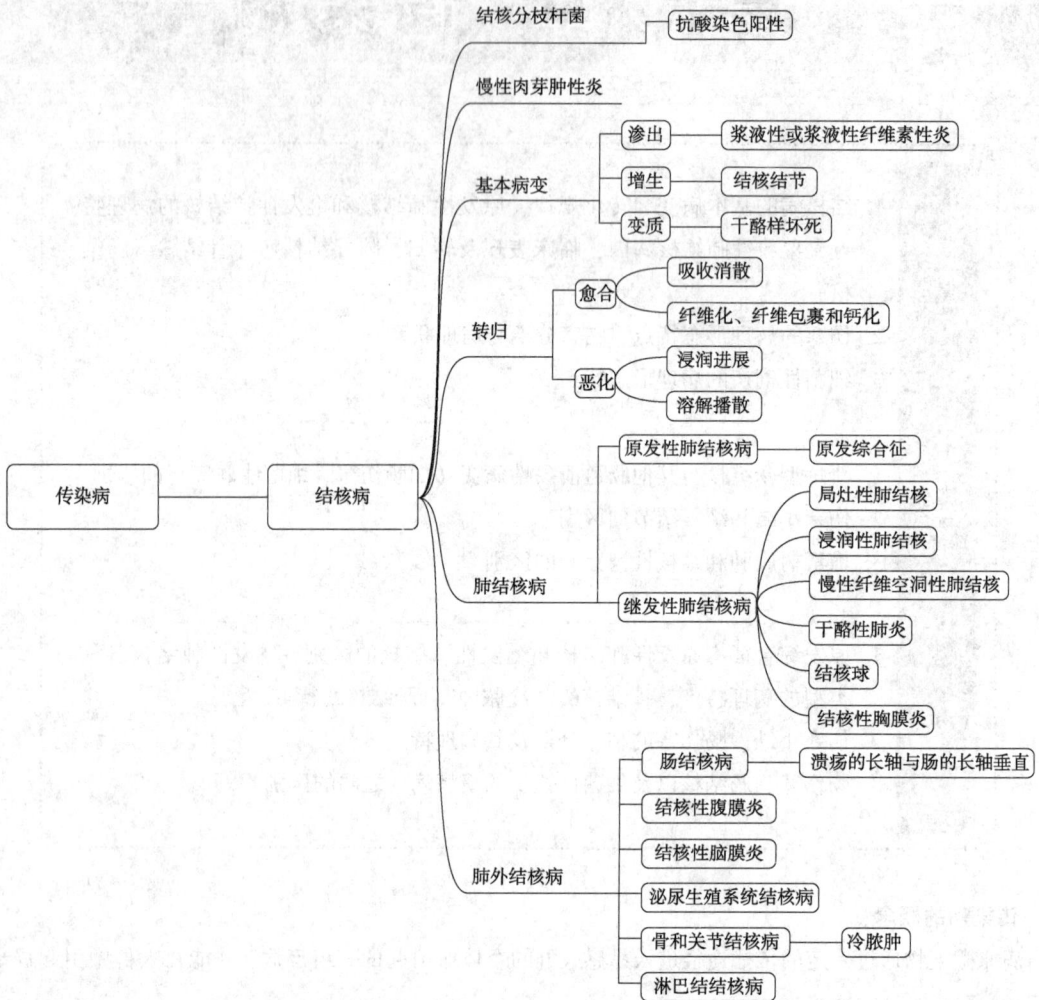

## 一、结核病的概况和基本病理变化

### 1. 结核病

结核病是由结核杆菌引起的一种慢性肉芽肿病。以肺结核最常见，亦可见于全身各器官。典型病变为结核结节形成伴有不同程度的干酪样坏死。

### 2. 病原体

结核分枝杆菌（人型、牛型）。

### 3. 传播途径

以呼吸道传播为主，可经消化道感染，偶尔亦可经皮肤伤口感染。

### 4. 发病机制

机体对结核杆菌感染所呈现的病理变化取决于机体免疫状态中两种不同的反应（变态反应和免疫反应）。免疫反应的出现提示机体已获得免疫力，对病原菌有杀伤作用。变态反应除包含免疫力外，常同时伴随干酪样坏死，引起组织结构的破坏。

**5. 基本病变**

由于机体的反应性、菌量和毒力以及病变组织的不同，可呈现三种不同的病变类型（表16–1）。

（1）渗出为主的病变　浆液性或浆液性纤维素性炎。

（2）增生为主的病变　结核结节，又称结核性肉芽肿，是结核病的特征性病变。

①肉眼观：境界分明，约粟粒大小，灰白或略呈黄色，可微隆起于器官表面和切面。

②镜下：结节中央为干酪样坏死，周围绕以上皮样细胞、Langhans 巨细胞、淋巴细胞、少量成纤维细胞。

（3）坏死为主的病变　干酪样坏死（其中可含有活的结核杆菌）。

①肉眼观：由于含脂质较多，呈淡黄色、均匀细腻，质地较实，状似奶酪，故称干酪样坏死。

②镜下：红染无结构的颗粒状物。

渗出、增生和坏死三种变化往往同时存在而以某一种改变为主，而且可以互相转化（表16–1）。

**表16–1　结核病基本病变与机体的免疫状态**

| 病变 | 机体状态 | | 结核杆菌 | | 病理特征 |
|---|---|---|---|---|---|
| | 免疫力 | 变态反应 | 菌量 | 毒力 | |
| 渗出为主 | 低 | 较强 | 多 | 强 | 浆液性或浆液性纤维素性炎 |
| 增生为主 | 较强 | 较弱 | 少 | 较低 | 结核结节 |
| 坏死为主 | 低 | 强 | 多 | 强 | 干酪样坏死 |

**6. 转化规律**

（1）转向愈合

①吸收消散：渗出物通过淋巴道吸收。

②纤维化、纤维包裹和钙化。

（2）转向恶化

①浸润进展。

②溶解播散。

## 二、肺结核病

### （一）原发性肺结核病

第一次感染结核杆菌引起的肺结核病（表16–2）。

易感人群：儿童、未感染过结核杆菌的青少年或成人、免疫功能严重受抑制的成人。

**1. 病变特点**

原发综合征：由肺原发灶、淋巴管炎和肺门淋巴结结核组成。

X线：哑铃状阴影。

肺原发灶（Ghon 病灶）：呈灰白色的炎性实变灶，直径1～1.5cm，多位于通气较好的肺上叶下部或下叶上部靠近肺膜处。

**2. 发展和结局**

绝大多数（95%左右）患者病变不再发展而自然痊愈，少数恶化，表现为病灶扩大、空洞形成或播散：①淋巴道播散；②支气管播散；③血道播散：菌量少时可播散至全身各部位形成微小病灶，但通常很快愈合；菌量大时可导致全身性或肺的粟粒性结核病。

### （二）继发性肺结核病

再次感染结核杆菌所引起的肺结核病（表16–2），多见于成人。可发生于以下两种情况。

（1）初次感染结核杆菌后，机体已产生致敏作用，经长时间后再次感染结核杆菌。

（2）体内已愈合的原发灶在机体抵抗力降低的情况下出现再活化。

表 16－2　原发性肺结核病和继发性肺结核病在发病机制和病理变化上的差异

| | 原发性肺结核病 | 继发性肺结核病 |
|---|---|---|
| 感染结核杆菌 | 初次 | 再次 |
| 发病人群 | 儿童多见 | 成人多见 |
| 细胞免疫 | 无，3周后出现 | 有 |
| 始发部位 | 右肺，上叶下部和下叶上部靠近胸膜处 | 肺尖部 |
| 病理特征 | 原发综合征 | 病变多样，新旧病灶并存，常局限 |
| 病变特点 | 以渗出、坏死为主 | 以增生、坏死为主 |
| 播散途径 | 淋巴道、血道 | 支气管 |
| 病程和预后 | 病程短，大多自愈 | 病程长，慢性迁延，需治疗 |

**1. 病变特点**

（1）病变多从肺尖开始。

（2）变态反应、免疫反应均强。

（3）主要通过受累的支气管播散蔓延。

（4）病程长，新旧病变交杂。

**2. 主要类型**

（1）局灶型肺结核

①继发性肺结核病的早期病变，属非活动性肺结核病。

②病变多位于肺尖下 2～4cm 处，右肺较多，单个或多个结节状病灶，境界清楚，一般约为 0.5～1cm 大小。

③病变多以增生为主，中央为干酪样坏死，周围有纤维组织包裹。

④临床上患者常无明显自觉症状，多在体检时发现。

⑤X 线显示肺尖部单个或多个境界清楚的阴影。

（2）浸润型肺结核

①临床上最常见的活动性、继发性肺结核。

②多由局灶型肺结核发展而来。X 线示锁骨下可见边缘模糊的云絮状阴影。

③病变以渗出为主，中央有干酪样坏死，病灶周围有炎症细胞包绕。

④患者常有低热、疲乏、盗汗、咳嗽等症状。

⑤急性空洞一般易愈合。

（3）慢性纤维空洞型性结核

①肺内有一个或多个厚壁空洞，多位于肺上叶。

②空洞大小不一，形状不规则；洞壁厚，分三层：内层为干酪样坏死物，中层为结核性肉芽肿，外层为增生的纤维组织。

③伴新旧不一、大小不等、病变类型不同的病灶，由支气管播散而成，越往下越新鲜。

④属开放性肺结核，是重要的传染源。较大空洞治疗后可形成开放性愈合。

（4）干酪性肺炎

①可由浸润型肺结核恶化进展而来，也可由急、慢性空洞内的细菌经支气管播散所致。

②肉眼：肺叶肿大实变，切面黄色干酪样，坏死物液化排出后可有急性空洞形成。

③镜下：肺内广泛的干酪样坏死，周围肺泡腔内有大量浆液纤维素性渗出物，内含以巨噬细胞为主的炎细胞。抗酸染色可检见大量结核杆菌。

④又称"奔马痨"或"百日痨"，病情危重，预后极差。

（5）结核球

①位于肺上叶，直径 2 ~ 5cm，有纤维包裹的孤立的境界分明的干酪样坏死灶。

②可来自：浸润型肺结核的干酪样坏死灶纤维包裹；结核空洞引流支气管阻塞，空洞由干酪样坏死物填充；多个结核病灶融合而成。

③相对静止的病变，可保持多年无进展，临床上多无症状。

④因纤维包裹，抗结核药物不易发挥作用，并且 X 线检查需与肺癌鉴别，因此临床上多采取手术切除。

（6）结核性胸膜炎

①湿性（渗出性）结核性胸膜炎：较常见，表现为浆液纤维素性炎。

②干性（增生性）结核性胸膜炎：常发生于肺尖，以增生性病变为主，很少有胸腔积液。

### （三）血源播散性结核病

**1. 全身粟粒性结核病**

全身各器官如肺、肝、脾和脑膜等表面及切面密布粟粒状结节。

急性：结核杆菌大量入血，粟粒结节大小一致，以增生性病变为主，病情危重。

慢性：结核杆菌少量多次入血，粟粒结节大小不一，病变多样化，病程长。

**2. 肺粟粒性结核病（血行播散型肺结核病）**

急性和慢性粟粒性肺结核病。病变特点与急、慢性全身粟粒性结核病类似。

**3. 肺外器官结核病**

多由原发性肺结核病经血道播散所致。在原发综合征期间如有少量细菌侵入血流，在肺外一些器官内可形成潜伏病灶，当机体抵抗力下降时潜伏的结核杆菌再活化乃恶化进展为肺外结核病。

## 三、肺外器官结核病

肺外器官结核病：多为原发性肺结核播散的潜伏病灶引起，通常只限于一个器官。

**1. 肠结核病**

（1）原发性肠结核　少见，多为儿童饮用含结核杆菌的牛奶而感染。

肠原发综合征：肠原发性结核性溃疡、结核性淋巴管炎、肠系膜淋巴结炎。

（2）继发性肠结核　继发于活动性肺结核病，患者咽下含结核杆菌的痰液。好发于回盲部。

①溃疡型：溃疡呈带状，长径与肠管长轴垂直，可并发肠腔狭窄。

②增生型：大量结核性肉芽肿形成和纤维组织增生，肠腔狭窄，易误诊为肠肿瘤。

**2. 结核性腹膜炎**

由腹腔内脏器结核直接蔓延。

（1）湿型　腹膜上有结核结节，腹腔内大量草黄色腹腔积液。

（2）干型　腹膜大量结核结节及纤维素性渗出物，并发腹腔器官粘连。

**3. 结核性脑膜炎**

由血行播散引起。

（1）儿童多见，病变以脑底部最明显。

（2）镜下　蛛网膜下隙渗出性炎症，可有干酪样坏死，偶见结核结节。

**4. 泌尿生殖系统结核病**

（1）肾结核病　多为单侧，始发于皮、髓质交界处。干酪样坏死物可随尿液下行感染输尿管及膀胱，可致肾盂积水或积脓、膀胱挛缩，病变亦可波及对侧肾脏。

（2）生殖系统结核病

①男性多由泌尿系统结核病播散而感染精囊和前列腺，血源感染引起的较少见。附睾结核可导致不育。

②女性多由血道或淋巴道播散而引起。以输卵管结核最多见，常导致不孕。

**5. 骨与关节结核**

（1）骨结核　椎骨结核多位于 $T_{10}$ 至 $L_2$ 椎骨，可造成椎骨畸形和截瘫。干酪样坏死物液化后可在骨旁形成结核性"脓肿"，局部无红、热、痛，称"冷脓肿"。

（2）关节结核

①继发于骨结核，好发于骨骺或干骺端，侵犯关节软骨和滑膜。

②游离的纤维素凝块长期互相撞击可形成白色圆形或卵圆形小体，称为关节鼠。

③痊愈时纤维组织增生导致关节强直，失去运动能力。

**6. 淋巴结结核病**

好发于颈部、支气管和肠系膜淋巴结。病变淋巴结常成群受累，彼此粘连成较大的包块，有结核结节形成和干酪样坏死，坏死物液化后可穿破皮肤，在颈部形成多处经久不愈的窦道。

# 第二节　伤　寒

**速览导引图**

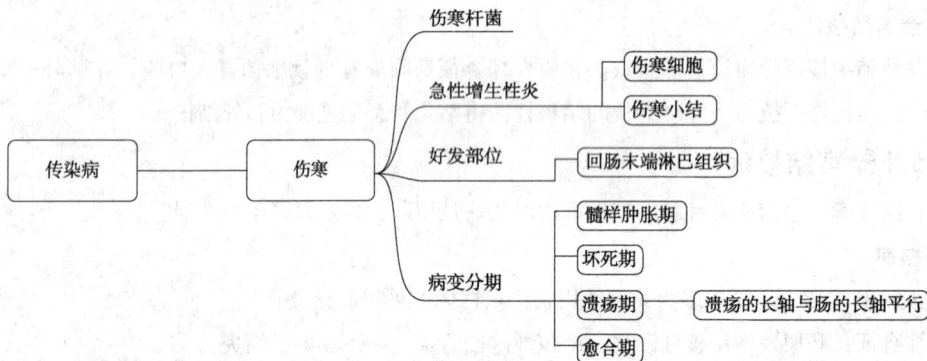

**1. 伤寒**

由伤寒杆菌经消化道传染引起的、以全身单核巨噬细胞系统的巨噬细胞增生为主要病变特点的急性增生性炎。好发于回肠下端淋巴组织，故又称为肠伤寒。

**2. 病原体**

伤寒杆菌。

**3. 传染源**

伤寒患者与带菌者。

**4. 传播途径**

由含菌的排泄物（粪、尿等）污染食物和饮用水等，经口入消化道传播。苍蝇可作为传播本病的媒介。

**5. 临床表现**

持续高热、相对缓脉、脾大、皮肤玫瑰疹及中性粒细胞和嗜酸粒细胞减少等。

**6. 病理变化**

全身单核－吞噬细胞增生为特征的急性增生性炎。增生的吞噬细胞吞噬能力十分活跃，胞浆中常吞噬有病菌、红细胞、淋巴细胞及坏死细胞屑，而吞噬红细胞的作用尤为显著，称为伤寒细胞。伤寒细胞聚集成团，形成小结节，称为伤寒肉芽肿或伤寒小结，是伤寒的特征性病变，具有病理诊断价值。

（1）肠道病变　好发于回肠下段淋巴组织。

①髓样肿胀期：第1周，肠壁淋巴组织肿胀，表面肠黏膜呈脑回状隆起。

②坏死期：第2周，肿胀淋巴组织的中心部坏死，并逐渐融合扩大，累及黏膜表层。

③溃疡期：第3周，坏死组织崩解脱落，形成溃疡，溃疡的长轴与肠管长轴平行，溃疡可深达黏膜下层、肌层及浆膜层，甚至穿孔。

④愈合期：第4周，溃疡底部长出肉芽组织并将溃疡填平，然后由溃疡边缘的上皮再生覆盖而愈合。

（2）其他病变　肠系膜淋巴结、肝、脾大；玫瑰疹；中毒性心肌炎（相对缓脉），骨骼肌凝固性坏死（蜡样变性）；伤寒杆菌在胆汁中大量繁殖（带菌者）。

# 第三节　细菌性痢疾

**速览导引图**

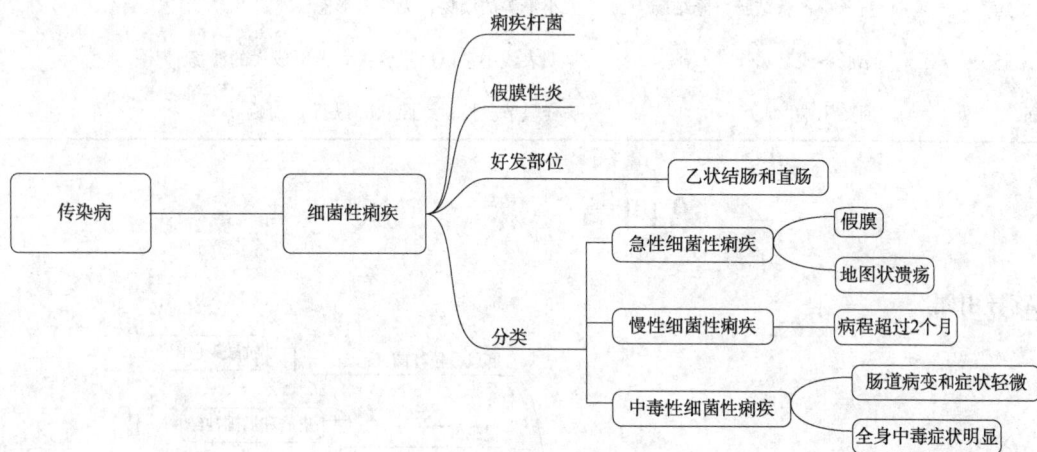

细菌性痢疾简称菌痢，是由痢疾杆菌所引起一种假膜性肠炎。病变多局限于结肠，以大量纤维素渗出形成假膜为特征，假膜脱落伴有不规则浅表溃疡形成。临床主要表现为腹痛、腹泻、里急后重、黏液脓血便。

**1. 病原菌**

痢疾杆菌。

**2. 传染源**

患者与带菌者。

**3. 传播途径**

痢疾杆菌从粪便中排出后可直接或间接（苍蝇为媒介）经口传染给健康人。

**4. 发病机制**

痢疾杆菌侵入肠黏膜并在固有层内增殖，释放内、外毒素引起全身中毒症状及肠黏膜炎症反应。

## 5. 病理变化

病变主要位于大肠，尤以乙状结肠和直肠为重。

（1）急性细菌性痢疾 假膜性炎，假膜脱落后形成大小不等、形状不规则的地图状溃疡。

（2）慢性细菌性痢疾 病程2个月以上。组织的损伤修复反复进行，导致慢性溃疡形成，边缘不规则，边缘黏膜常过度增生而形成息肉，溃疡多深达肌层，底部高低不平，有肉芽组织和瘢痕形成。肠壁可不规则增厚、变硬，严重者可致肠腔狭窄。

（3）中毒性细菌性痢疾 儿童多见。起病急，肠道病变轻，临床上常无明显的腹痛、腹泻和黏液脓血便，但全身中毒症状严重，迅速出现中毒性休克或呼吸衰竭。

## 6. 几种可引起肠道溃疡的疾病及各种溃疡的特征（表16-3）

表16-3 几种可引起肠道溃疡的疾病及各种溃疡的特征

| | 好发部位 | 典型溃疡的特征 |
|---|---|---|
| 肠结核 | 回盲部 | 多呈环形，其长轴与肠管长轴垂直 |
| 肠伤寒 | 回肠下段 | 集合淋巴小结发生的溃疡，其长轴与肠管长轴平行。孤立淋巴小结的溃疡则小而圆 |
| 细菌性痢疾 | 乙状结肠、直肠 | 不规则的"地图状"溃疡 |
| 肠阿米巴病 | 盲肠、升结肠 | 口小底大的"烧瓶状"溃疡 |
| 肠血吸虫病 | 直肠、乙状结肠、降结肠 | 大小不等的溃疡，无特殊形态 |
| 溃疡性结肠炎 | 结肠各段 | 早期表浅小，以后融合扩大，形成大的溃疡 |
| Crohn病 | 回肠末端 | 病变呈节段性，裂隙状（纵行）溃疡 |

# 第四节 麻 风

**速览导引图**

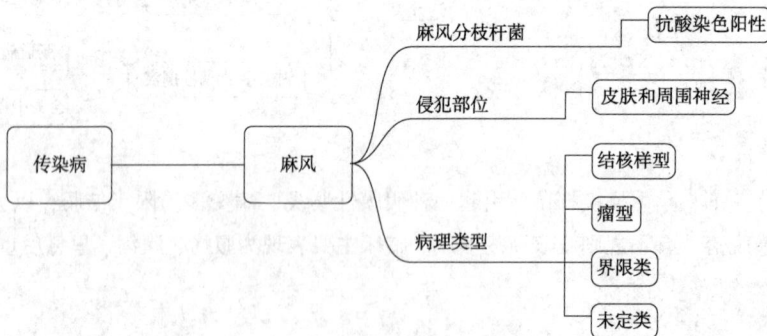

## 1. 病原体

麻风分枝杆菌，抗酸染色阳性。

## 2. 传染源

瘤型和界限类麻风患者。

**3. 传播途径**

长期的直接接触或间接接触。

**4. 麻风分枝杆菌侵入人体引起细胞免疫反应**

病变类型取决于机体对麻风分枝杆菌的免疫力。分为 4 型：结核样型、瘤型、界限类、未定类。其中结核样型麻风最常见，形成结核样结节，传染性低；而瘤型麻风病灶内有大量的麻风杆菌。病变发展较快，传染性强。

**5. 侵犯部位**

主要是皮肤和周围神经，临床上表现为麻木性皮肤损害、神经粗大，严重者可致肢端残疾。

**6. 病理类型**

两型和两类

（1）结核样型麻风

①真皮病变：结核样结节，但极少有干酪样坏死。

②神经干病变：常有干酪样坏死，形成所谓"神经脓肿"。

（2）瘤型麻风　由多量泡沫细胞（吞噬了麻风分枝杆菌的巨噬细胞）组成的肉芽肿，表皮与真皮浸润灶之间有一层无细胞浸润带。

（3）界限类麻风　同时具有结核样型和瘤型麻风的病变特点，根据免疫反应强弱，可偏向于结核样型或瘤型。

（4）未定类麻风　麻风的早期非特异性病变，易误诊。

# 第五节　钩端螺旋体病

钩端螺旋体病是一种自然疫源性传染病。

**1. 病原体**

钩端螺旋体。

**2. 传染源**

鼠和猪。

**3. 传播途径**

人与污染水源（如雨水、稻田）接触，钩端螺旋体经皮肤（尤其是破损皮肤）或黏膜侵入人体。

**4. 临床表现**

高热、头痛、全身酸痛和明显的腓肠肌痛、眼结膜充血、淋巴结肿大、皮疹等全身急性感染症状；脏器损害（弥漫性肺出血、黄疸、肝衰竭、肾衰竭）。

**5. 病理变化**

急性全身性中毒性损害，主要累及全身毛细血管，引起不同程度的循环障碍、出血以及实质细胞出现广泛变性、坏死而导致严重功能障碍。

主要受累及的器官及其病变的轻重和临床表现：

（1）肺　以肺出血型病变最为显著，全肺弥漫性出血为无黄疸钩端螺旋体病患者常见的死亡原因。

（2）肝　肝细胞水肿、脂肪变和小叶中央灶性坏死，汇管区胆小管胆汁淤滞和炎细胞浸润。

（3）肾　间质性肾炎和肾小管上皮细胞不同程度的变性和坏死，严重者可引起急性肾功能不全。

（4）心脏　广泛心肌细胞水肿。

（5）横纹肌　腓肠肌病变最为明显，肌纤维肿胀、变性、横纹消失，并可出现肌浆空泡或溶解性坏死。

（6）神经系统　以脑膜炎型者最为明显。

# 第六节　肾综合征出血热

**速览导引图**

```
                                          汉坦病毒
                                    ┌─────────────────────┐
                                    │ 自然疫源性急性传染病  │
                                    │              ┌────────┐
                                    │              │ 发热期 │
┌────────┐      ┌──────────────┐   │              ├────────┤
│        │      │              │   │              │低血压休克期│
│ 传染病 │──────│ 肾综合征出血热 │───┤              ├────────┤
│        │      │              │   │     病程     │ 少尿期 │
└────────┘      └──────────────┘   │              ├────────┤
                                    │              │ 多尿期 │
                                    │              ├────────┤
                                    │              │ 恢复期 │
                                    │              └────────┘
                                    └ 毛细血管内皮肿胀、脱落和纤维素样坏死
```

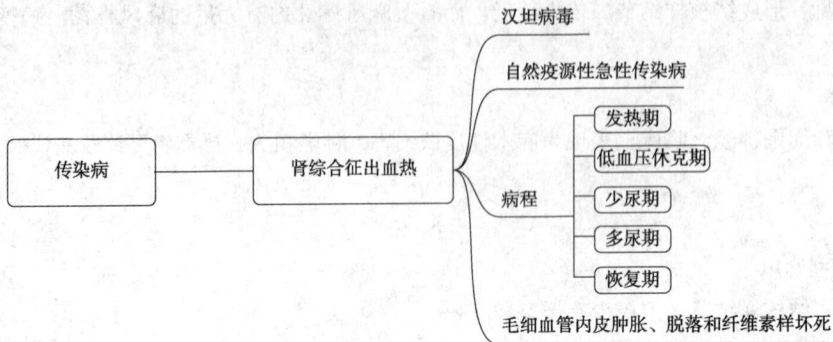

**1. 肾综合征出血热**

又称流行性出血热，是一种自然疫源性急性传染病。

**2. 病原体**

汉坦病毒。

**3. 传染源**

小型啮齿动物，包括野鼠及家鼠。

**4. 传播途径**

通过宿主动物的血及唾液、尿、粪便排出，经呼吸道、消化道或受损皮肤进入人体。鼠向人的直接传播是人类感染的重要途径。

**5. 临床表现**

发热、休克、充血、出血和急性肾衰竭。

**6. 病程**

发热期、低血压休克期、少尿期、多尿期和恢复期。

**7. 基本病变**

毛细血管内皮肿胀、脱落和纤维素样坏死。

# 第七节　狂　犬　病

狂犬病是一种侵犯中枢神经系统的人畜共患病。

**1. 病原体**

狂犬病毒。

**2. 传染源**

病犬，其次为病猫及病狼等。

**3. 传播途径**

人被患病动物咬伤后，动物唾液中的病毒通过伤口进入人体而引发疾病。

**4. 临床表现**

狂躁、恐惧不安、怕风、流涎和咽肌痉挛。其特征性症状是恐水现象，故又名"恐水症"。可分为前驱

期、兴奋期和麻痹期。

**5. 病理变化**

神经细胞胞质见到嗜酸性的病毒包涵体，即 Negri 小体。

# 第八节　性传播疾病

**速览导引图**

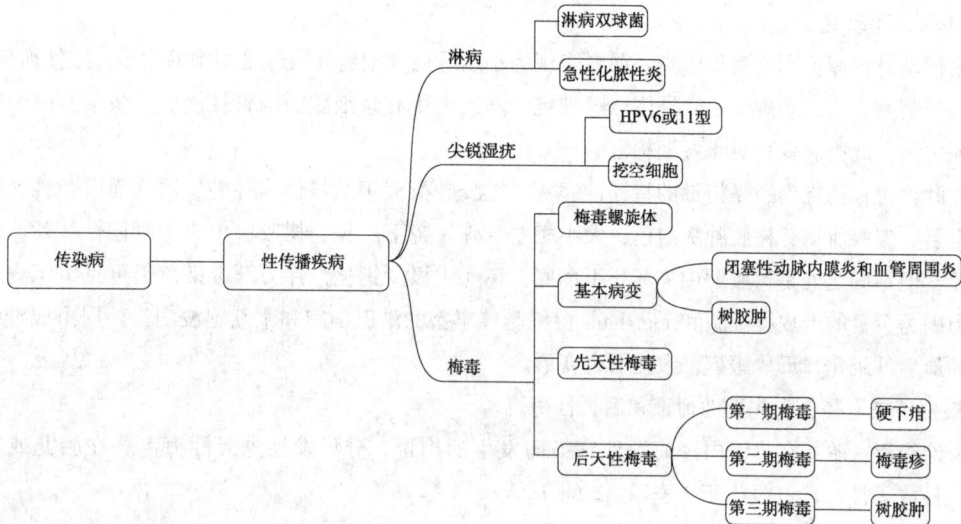

**1. 性传播疾病（STD）**

主要通过性接触传播的一组疾病，简称性病。传统性病包括有梅毒、淋病、软下疳、性病性淋巴肉芽肿以及腹股沟肉芽肿等。

**2. 淋病**

由淋病双球菌引起的泌尿生殖系统的急性化脓性炎症，主要表现为淋菌性尿道炎和宫颈炎。

（1）淋球菌属奈瑟菌属，革兰阴性双球菌，主要侵犯泌尿生殖系统，对柱状上皮和移行上皮有特别的亲合力。

（2）病原体　淋病双球菌。

（3）传染源　患者及无症状的带菌者。

（4）传播途径　成人几乎全部通过性交而传染，儿童可通过接触患者用过的衣物等传染。

（5）病理变化　①化脓性炎症伴肉芽组织形成；②纤维化。

**3. 尖锐湿疣**

又称性病疣，由人类乳头瘤病毒（HPV）引起的生殖器及肛门周围部位的呈疣状增生性的皮肤病。

（1）病原体　HPV6 及 11 型。

（2）传染源　患者及无症状的带菌者，患病期 3 个月内传染性最强。

（3）传播途径　主要通过性接触传播直接传染，也可通过带有病毒的污染物或非性行为接触发生间接感染。

（4）好发部位　潮湿温暖的黏膜和皮肤交界处。

（5）病理改变

①肉眼：小而尖的突起，逐渐扩大成淡红或暗红的疣状颗粒，或呈菜花状。

②镜下：鳞状上皮呈尖细的乳头状增生，在棘层中上部和颗粒层内可见数量不等的"挖空细胞"。"挖空细胞"的出现有助于诊断。

③免疫组化或原位杂交检测显示细胞核 HPV 阳性，有确诊意义。

**4. 梅毒**

由梅毒苍白螺旋体引起的一种慢性传染病。

（1）病原体　梅毒螺旋体。

（2）传染源　梅毒患者是唯一的传染源。

（3）传播途径

①先天性梅毒：母婴垂直传播。

②后天性梅毒：性接触、输血、接吻、医源性感染。

（4）基本病理改变

①闭塞性动脉内膜炎和血管周围炎：前者表现为小动脉内皮细胞和成纤维细胞的增生，致使血管壁增厚，管腔狭窄甚至闭塞。后者表现为血管周围巨噬细胞、淋巴细胞和浆细胞的围管性浸润。浆细胞的恒定出现是本病的特征之一。此类病变可见于各期梅毒。

②树胶肿：也称梅毒瘤，是梅毒的特征性病变。树胶肿类似于结核性肉芽肿，因韧而有弹性，质地如树胶，故而得名。肉眼所见，树胶肿灰白色，大小相差悬殊。镜下所见，树胶肿中央为凝固性坏死，形态类似干酪样坏死，但不同之处是树胶肿中央坏死不彻底，坏死中极少钙化，弹力纤维染色仍可见组织内原有的血管轮廓，周围为少量的上皮样细胞和 Langhans 巨细胞伴丰富的淋巴细胞和浆细胞浸润，外周由成纤维细胞包绕。树胶肿最后纤维化，形成瘢痕，致使器官变形。

（5）根据传染途径分为先天性梅毒和后天性梅毒

①先天性梅毒：胎儿在母体内经血源性感染而发生的梅毒。分早发性先天性梅毒（在胎儿或婴儿期发病）和晚发性先天性梅毒（发生于 2 岁以后幼儿）。

②后天性梅毒

一期梅毒：在侵入部位形成"硬下疳"，常发生于阴茎头、阴唇和子宫颈等处，传染性强。

二期梅毒：全身皮肤黏膜广泛梅毒疹，有传染性，此后病变潜伏，几年后发展为三期梅毒。

三期梅毒：典型的肉芽肿性炎——树胶肿形成，累及内脏（梅毒性主动脉炎，神经系统梅毒，肝、骨关节等处），导致组织器官的广泛破坏和变形，一般无传染性。

# 第九节　深部真菌病变

**1. 根据病变部位不同分为**

（1）浅部真菌病　主要侵犯含有角质的组织，如皮肤、毛发和指甲等，引起各种癣病。

（2）深部真菌病　主要侵犯皮肤深层和内脏，如肺、脑、消化道等器官。

**2. 真菌致病作用**

与真菌在体内繁殖引起的机械性损伤及所产生的酶类、酸性代谢产物有关。

**3. 常见的病理变化**

轻度非特异性炎、化脓性炎、坏死性炎、肉芽肿性炎。

**4. 常见的深部真菌**

（1）念珠菌　芽生孢子形成念珠样的假菌丝。

（2）曲菌　菌丝粗细均匀，有隔，呈 45°锐角分支。

（3）毛霉菌　菌丝粗大，不分隔，分支少，呈钝角或直角。

（4）隐球菌　厚壁荚膜。

（陈雁扬）

# 第十七章　寄生虫病

<table>
<tr><td>重点</td><td>肠阿米巴病的病理变化特点；阿米巴肝脓肿的病理变化特点；血吸虫病感染途径及基本病理变化</td></tr>
<tr><td>难点</td><td>肠阿米巴病的发病机制及阿米巴肝脓肿病理变化机制；血吸虫病发病机制及器官病变后果</td></tr>
<tr><td>考点</td><td>肠阿米巴病的病理变化特点；血吸虫急性虫卵结节和慢性虫卵结节的特点；干线型肝硬化的概念</td></tr>
</table>

**速览导引图**

```
                              寄生虫病
   ┌──────────┬──────────┬──────────┬──────────┬──────────┐
 阿米巴病    血吸虫病   华支睾吸虫病  肺型并殖吸虫病  棘球蚴病
   │          │          │          │          │
 肠阿米巴病  中间宿主：   突出病变：  肺：充血出血、  细粒棘球蚴病
            钉螺       肝内胆管扩张  炎症细胞浸润
 病变部位：  虫卵危害              脑：出血软化、  泡状棘球蚴病
 盲肠、升结肠                      胶质细胞增生
 病变性质：  干线型肝硬化
 变质性炎
 特点：烧瓶状
 溃疡
 肠外阿米巴病
 阿米巴肝脓肿
 阿米巴肺脓肿
 阿米巴脑脓肿
```

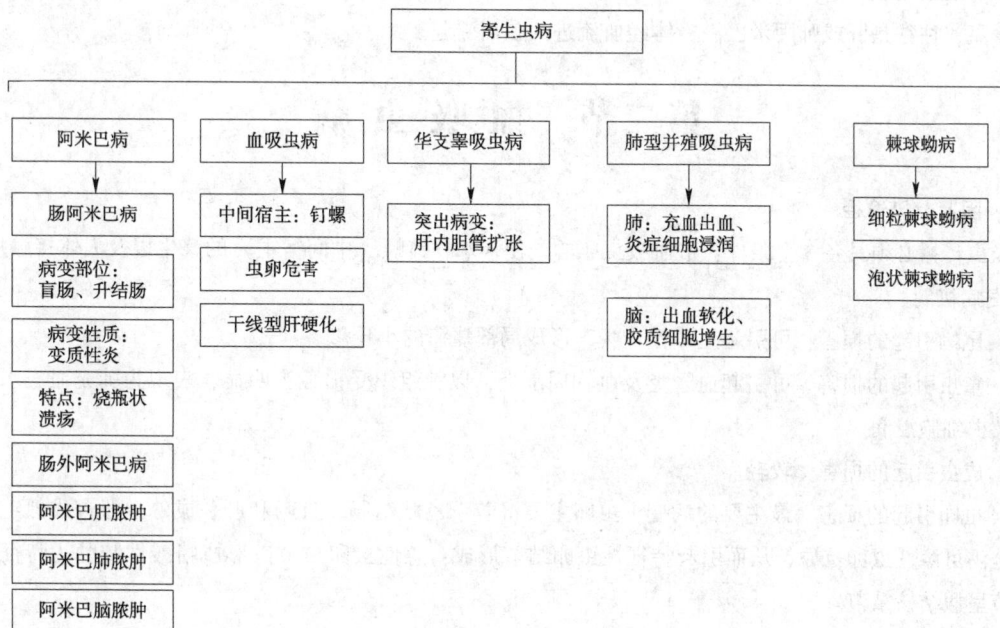

# 第一节　阿米巴病

**概述**：阿米巴病是由溶组织内阿米巴原虫感染所引起的一种人类寄生虫病。

## 一、肠阿米巴病

**1. 定义**

由侵袭型溶组织内阿米巴引起肠壁损害的炎症性疾病，急性期临床症状主要为腹泻、腹痛和里急后重等

痢疾症状，故常称为阿米巴痢疾。

**2. 病因与发病机制**

成熟的四核包囊是阿米巴的传染阶段，而滋养体是致病阶段。

感染途径：食入被包囊污染的食物及水而引起。

发病机制：机械性损伤与吞噬作用、接触溶解作用、细胞毒素作用、细菌作用、免疫抑制与逃避。

**3. 病理变化**

病变部位主要在盲肠、升结肠，其次为乙状结肠和直肠。

基本病理变化为组织溶解液化为主的变质性炎（灶性坏死性结肠炎），以形成口小底大的烧瓶状溃疡为特点，可分为急性期和慢性期。

## 二、肠外阿米巴病

**1. 阿米巴肝脓肿**

是阿米巴病最重要和最常见的并发症。肉眼观，脓肿内容物呈棕褐色果酱样，由液化性坏死物质和陈旧性血液混合而成，脓肿壁呈破棉絮状外观。临床上，阿米巴肝脓肿主要表现为长期发热、右上腹痛、肝大、压痛及全身消瘦。

**2. 阿米巴肺脓肿**

少见，大多数是由阿米巴肝脓肿穿过横膈直接蔓延而来。

**3. 阿米巴脑脓肿**

极少见，往往是肝或肺阿米巴滋养体经血流进入脑而引起。

# 第二节　血吸虫病

**1. 病因及感染途径**

血吸虫传播必须具备3个条件：带血吸虫卵的粪便入水，钉螺（中间宿主）的孳生以及人体接触疫水。

**2. 发病机制**

（1）尾蚴引起的损害　可引起尾蚴性皮炎，形成局部瘙痒的小丘疹。

（2）童虫引起的损害　可引起血管炎及血管周围炎，以肺组织受损最为明显，表现为肺充血、水肿、点状出血及白细胞浸润。

（3）成虫引起的损害　较轻。

（4）虫卵引起的损害　最主要的病变。虫卵主要沉着于乙状结肠、直肠和肝。成熟虫卵含成熟毛蚴，卵内毛蚴分泌可溶性虫卵抗原，从而引起特征性虫卵结节形成：急性虫卵结节以形成嗜酸性脓肿为特征，慢性虫卵结节呈假结核结节。

**3. 病理变化及临床表现**

（1）结肠　以直肠、乙状结肠和降结肠为显著。肠黏膜反复溃疡和肠壁纤维化。临床出现腹痛、腹泻等痢疾样症状。

（2）肝脏　病变主要在汇管区，以左叶更为明显，慢性期或晚期可形成干线性肝硬化。临床上常出现腹水、巨脾、食管静脉曲张及胃肠淤血等。

（3）脾脏　光镜下，脾窦扩张充血，窦内皮细胞及网状细胞增生，窦壁纤维组织增生而变宽。临床可出现贫血、白细胞减少和血小板减少等脾功能亢进症症状。

（4）异位寄生　主要见于肺，脑和脊髓次之。

# 第三节　华支睾吸虫病

**1. 概述**

由华支睾吸虫成虫寄生在肝内胆管引起，俗称肝吸虫病。

**2. 病因及感染途径**

人或动物食入未经煮熟的含活囊蚴的鱼或虾后，囊蚴经胃肠消化液的作用，在十二指肠内破囊而出。

**3. 病理变化和并发症**

肝内胆管扩张是最突出的病变。重度感染可致胆管炎、胆囊炎、胆管结石、肝硬化、胆管上皮不典型增生等。

# 第四节　肺型并殖吸虫病

**1. 病因及感染途径**

并殖吸虫成虫寄生在人及其他哺乳动物的肺内，虫卵主要随痰咳出或随痰吞咽后随粪便排出。

**2. 发病机制**

浆膜炎、组织破坏、窦道形成、囊肿、脓肿及纤维瘢痕形成。

**3. 病理变化及临床表现**

（1）肺　充血出血及炎症细胞浸润；胸痛、咳嗽、痰中带血。

（2）脑　可有出血、软化及胶质细胞增生；儿童及青少年多见，病变多见于颞叶及枕叶。

# 第五节　棘　球　蚴　病

又称包虫病，是棘球绦虫的幼虫寄生于人体所引起的疾病。

**1. 细粒棘球蚴病**

可寄生于人体的任何部位，肝最为常见，其次为肺，肌肉、心、脾、肾、脑、骨、眼眶等少见。

**2. 泡状棘球蚴病**

中间宿主为鼠类。主要寄生在肝脏，偶见于肺、脑。

（甄甜甜）

# 第十八章 病理学常用技术的原理与应用

**速览导引图**

```
                                        ┌─ 大体、组织和细胞病理学技术
                                        │  电子显微镜技术
                    ┌─ 组织形态学技术 ──┤  激光扫描共聚焦显微技术
                    │                   │  显微切割技术
                    │                   └─ 图像采集和分析技术
                    │
                    │                   ┌─ 组织化学技术
                    │                   │  免疫组织(细胞)化学技术
 病理学             │                   │  核酸原位杂交技术
 常用技术 ──────────┼─ 分子生物学技术 ──┤  原位聚合酶链反应技术
                    │                   │  流式细胞术
                    │                   └─ 比较基因组杂交技术
                    │
                    │                   ┌─ 基因芯片技术
                    ├─ 高通量技术 ──────┤  蛋白质芯片技术
                    │                   └─ 组织芯片技术
                    │
                    └─ 生物信息学技术
```

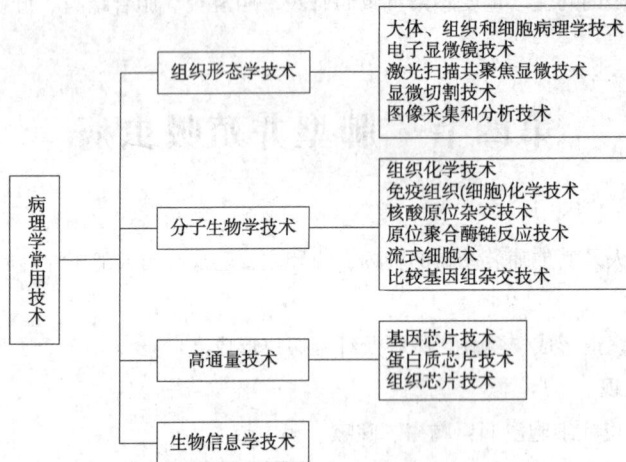

## 一、大体、组织和细胞病理学技术

| 重点 | 大体、组织和细胞病理学技术的概念、特点与应用 |
| --- | --- |
| 难点 | 各种常见疾病的大体特征与组织病理学特征 |
| 考点 | 大体、组织和细胞病理学技术的特点与应用领域 |

**1. 大体观察**

主要运用肉眼或辅以放大镜、量尺和磅秤等工具，对大体标本的病变性状（形状、大小、重量、色泽、质地、界限、表面及切面形态、与周围组织和器官的关系等）进行细致的剖检、观察、测量、取材和记录，必要时可摄影留作资料。

**2. 组织病理学观察**

将肉眼确定为病变的组织取材后，以 10% 中性缓冲福尔马林溶液固定和石蜡包埋制成切片，经不同的方法染色后用光学显微镜观察。组织切片最常用的染色方法是苏木素 – 伊红（HE）染色。迄今，HE 染色仍然是病理诊断和研究疾病最基本和最常用的方法。

**3. 细胞病理学观察**

采集病变处的细胞，涂片染色后进行观察和诊断。细胞学检查除了用于临床诊断外，还用于肿瘤的筛查。该方法设备简单，操作简便，患者痛苦少，易于接受，但最后确定是否为恶性病变尚需进一步经活检证实。

## 二、组织化学与免疫组织（细胞）化学技术

| 重点 | 组织化学与免疫组织（细胞）化学技术的概念、原理与应用 |
|---|---|
| 难点 | 应不同诊断需求选用相应的技术方法和特异的分子标记 |
| 考点 | 免疫组织化学染色的方法、检测系统、反应结果、质量控制与应用 |

**1. 定义**

（1）组织化学 一般称为特殊染色，通过应用某些能与组织或细胞的化学成分进行特异性结合的显色试剂，定位地显示病变组织、细胞的特殊化学成分（如蛋白质、酶类、核酸、糖类、脂类等），同时又能保存组织原有的形态改变，以达到形态与代谢的结合。

（2）免疫组织化学与免疫细胞化学 免疫组织化学（IHC）和免疫细胞化学（ICC），是利用抗原－抗体的特异性结合反应来检测和定位组织或细胞中的某种化学物质的一种技术，由免疫学和传统的组织化学相结合而形成。

**2. IHC 染色方法和检测系统**

（1）IHC 染色方法 按标记物的性质可分为荧光法、酶法、免疫金银及铁标记技术等；按染色步骤可分为直接法（又称一步法）和间接法（又称二步、三步或多步法）；按结合方式可分为抗原－抗体结合，如标记的葡聚糖聚合物（LDP）法以及亲合连接，如标记的链亲和素－生物素（LSAB）法等，其中 LSAB 法和 LDP 法是最常使用的方法。

Envision 法，即两步 LDP 法，具有省时、操作简便、受内源性生物素干扰少等优点，但成本较高。

（2）IHC 检测系统 最常用的检测显示系统是辣根过氧化物酶（HRP）－二甲基联苯胺（DAB）系统，阳性信号呈棕色颗粒状。

**3. IHC 染色的反应结果和质量控制**

（1）IHC 中常见的抗原表达模式 细胞膜线性阳性反应，大多数淋巴细胞分化抗原定位于细胞膜（如 CD20、CD3 等）；细胞质阳性反应，包括近细胞膜处的胞质内阳性反应（如 CK、Vimentin 等），细胞质内局限性点状阳性反应（如 CD30、CD15 等定位于高尔基体的抗原），以及细胞质内弥漫性阳性反应（如 BCL－2 蛋白等定位于线粒体的抗原）；细胞核阳性反应如 Ki－67、雌激素受体（ER）蛋白、孕激素受体（PR）蛋白等。

有些抗体可同时出现细胞质和细胞膜的阳性表达，如 EMA 可呈细胞膜阳性和细胞质内弥漫性阳性反应，CD15 和 CD30 抗体可同时呈细胞膜阳性和胞质内点状阳性反应。

（2）IHC 质量控制 假阴性反应可发生于以下情况，组织内待测抗原已被分解破坏或抗原含量过低；固定剂使用不当，而使抗原被遮盖；抗体质量不佳或稀释度不当；操作失误等。假阳性反应可发生于以下情况，抗体特异性差，与非待检抗原发生交叉反应；组织对抗体的非特异性吸附；内源性过氧化物酶的作用，若内源性过氧化物酶未被阻断，则可出现假阳性结果。

**4. IHC 染色技术的应用**

IHC 可用于各种蛋白质或肽类物质表达水平的检测，细胞属性的判定，淋巴细胞的免疫表型分析，细胞增殖和凋亡的研究，细胞周期和信号转导的研究，激素受体和耐药基因蛋白表达的检测等。此外，有些组织特异性抗原的检测有助于肿瘤组织来源的判断，内分泌系统肿瘤的功能分类以及指导临床对某些靶向治疗药物适用病例的筛选等。

## 三、电子显微镜技术

| 重点 | 超微结构病理学的概念，电镜技术的原理与应用 |
| --- | --- |
| 难点 | 电镜样本的制备要求 |
| 考点 | 电镜技术的分辨率与应用领域 |

**1. 定义**

电镜技术使病理学对疾病的认识从组织、细胞水平深入到细胞内超微结构水平，观察到了细胞膜、细胞器和细胞核的细微结构及其病理变化。并由此产生了亚细胞结构病理学，又称超微结构病理学。

**2. 电镜技术原理**

电子显微镜和光学显微镜的基本原理相同，不同的是光镜的照明源是可见光，而电镜是以电子束为光源。电镜的透镜不是玻璃而是轴对称的电场或磁场。通过由电子束和电子透镜组成的电子光学系统的多级放大后，可以将微小物体放大成像，极大地提高了分辨率，普通光学显微镜的分辨极限是 $0.2\mu m$，而目前最好的电子显微镜的分辨率可达 $0.14nm$，有效放大倍数为 100 万倍。

**3. 电镜样本的制备要求**

（1）电镜样本的制备与常规光镜制片基本过程相似，包括：取材、固定、脱水、浸透、包埋、切片和染色等。

（2）电镜样本的制备与常规光镜制片不同之处：要求组织新鲜，选择有代表性的区域进行小块多点取材；双重组织固定，常用的化学固定剂有锇酸、醛类固定剂和高锰酸钾等；环氧树脂包埋；半薄切片经甲苯胺蓝或 HE 染色进行组织定位；切制超薄切片；重金属盐如醋酸铀或枸橼酸铅等染色。

**4. 电镜技术的应用领域**

（1）在胚胎及组织发生学方面的观察和研究。

（2）临床上多种疾病亚细胞结构病变的观察和诊断，尤其是神经－肌肉疾病和肾小球疾病的诊断。

（3）有些肿瘤的组织来源和细胞属性的判断。

（4）细胞凋亡的形态学观察。

（5）扫描电镜对样本三维形态的细微显示和定量等。

## 四、显微切割技术

| 重点 | 显微切割技术的概念与应用 |
| --- | --- |
| 难点 | 激光捕获显微切割技术的基本原理 |
| 考点 | 显微切割技术的特点与方法 |

**1. 定义**

显微切割技术可从组织切片或细胞涂片上的任一区域内切割下某一特定的同类细胞群或单个细胞，再进行有关分子生物学研究。

**2. 显微切割技术方法**

（1）用于显微切割的组织切片可以是冷冻切片、石蜡包埋的组织切片或细胞涂片。

（2）用于显微切割的组织切片必须染色，以便于进行目标细胞群或单一细胞的定位，染色可以用普通方法，也可用 IHC 染色。

（3）显微切割的方法有手工操作法和激光捕获显微切割法（LCM）。

**3. 显微切割技术的特点与不足**

显微切割技术的特点是可从构成复杂的组织中获得某一特定的同类细胞群或单个细胞，尤其适用于肿瘤的分子生物学研究，如肿瘤的克隆性分析、肿瘤发生和演进过程中各阶段细胞基因改变的比较研究以及肿瘤细胞内某些酶活性的定量检测等。

该技术的不足之处是手工操作法的技术难度大；用 LCM 法虽然操作简便，耗时少，取材准确，但需特殊的设备，激光器造价高。

## 五、激光扫描共聚焦显微技术

| 重点 | LSCM 的特点 |
| --- | --- |
| 难点 | LSCM 的功能及应用 |
| 考点 | LSCM 的特点、功能及对样本的要求 |

**1. 定义**

激光扫描共聚焦显微镜（LSCM）是将光学显微镜、激光扫描技术和计算机图像处理技术相结合而形成的高技术设备。其主要部件有激光器、扫描头、显微镜和计算机等。LSCM 可获得普通光学显微镜无法达到的分辨率，同时具有深度识别能力及纵向分辨率，因而能看到较厚生物样本中的细节。

**2. LSCM 的主要功能**

（1）细胞、组织光学切片　对组织、细胞及亚细胞结构进行断层扫描，该功能被称为"细胞 CT"或"显微 CT"。

（2）三维立体空间结构重建。

（3）对活细胞的长时间观察。

（4）细胞内酸碱度及细胞离子的定量测定。

（5）采用荧光漂白恢复技术（FRAP）进行细胞间通信、细胞骨架的构成、生物膜结构和大分子组装等的研究。

（6）细胞膜流动性测定和光活化技术等。

**3. LSCM 对样本的要求**

用于 LSCM 的样本最好是培养细胞样本，如培养细胞涂片或细胞爬片，也可以是冷冻组织切片，但石蜡包埋组织切片不适用于该技术。

## 六、核酸原位杂交技术

| 重点 | 核酸原位杂交技术的概念及特点 |
| --- | --- |
| 难点 | 核酸原位杂交技术的原理与应用 |
| 考点 | 核酸原位杂交技术的特点及与免疫组织化学的不同之处 |

**1. 定义**

原位杂交（ISH）是核酸分子杂交的一部分，是将组织化学与分子生物学技术相结合以检测和定位核酸的技术。

**2. ISH 特点**

用标记的已知序列的核苷酸片段作为探针，通过杂交直接在组织切片、细胞涂片或培养细胞爬片上检测和定位某一特定靶 DNA 或 RNA 的存在。

ISH 的生物化学基础是 DNA 变性、复性和碱基互补配对结合。根据所选用的探针和待检测靶序列的不同，分为 DNA – DNA 杂交、DNA – RNA 杂交和 RNA – RNA 杂交。

**3. 荧光原位杂交（FISH）**

FISH 分为直接法和间接法。直接法 FISH 是以荧光素直接标记已知 DNA 探针，所检测的靶序列为 DNA。间接法 FISH 是以非荧光标记物标记已知 DNA 探针，再桥连一个荧光标记的抗体。

FISH 的实验材料可以是间期细胞、分裂中期的染色体，也可以是冷冻或石蜡切片组织。

**4. ISH 技术的应用**

（1）细胞特异性 mRNA 转录的定位。

（2）受感染组织中病毒 DNA/RNA 的检测和定位。

（3）癌基因、抑癌基因及各种功能基因在转录水平的表达及其变化的检测。

（4）基因在染色体上的定位。

（5）染色体变化的检测，如染色体数量异常和染色体易位等。

（6）分裂间期细胞遗传学的研究，如遗传病的产前诊断和某些遗传病基因携带者的确定，某些肿瘤的诊断等。

**5. ISH 与 IHC 的比较**

ISH 使用的是探针，遵循碱基互补配对的原则，与待检测的靶序列结合，是 DNA 或转录（mRNA）水平的检测。

IHC 使用的是抗体，其检测对象是抗原，机制是抗原 – 抗体的特异性结合，是蛋白质表达水平的检测。

## 七、原位聚合酶链反应技术

| | |
|---|---|
| **重点** | 原位聚合酶链反应技术的概念及特点 |
| **难点** | 原位聚合酶链反应技术的原理及应用 |
| **考点** | 原位聚合酶链反应技术的特点及方法 |

**1. 定义**

原位聚合酶链反应技术是聚合酶链反应（PCR）技术的一部分，PCR 可将单一拷贝或低拷贝的待测核酸以指数的形式扩增而达到常规方法可检测的水平，但不能进行组织学定位。原位 PCR（in situ PCR）技术是将 PCR 的高效扩增与原位杂交的细胞及组织学定位相结合，在冷冻切片或石蜡包埋组织切片、细胞涂片或培养细胞爬片上检测和定位核酸的技术。

**2. 原位 PCR 技术方法**

原位 PCR 技术方法有直接法原位 PCR、间接法原位 PCR、原位反转录 PCR 和原位再生式序列复制反应等方法，其中应用相对较为广泛的是间接法原位 PCR。

**3. 原位 PCR 技术存在的问题**

（1）特异性不高，尤其是假阳性问题。

（2）技术操作复杂，影响因素太多。

（3）需要特殊的设备，难以推广使用，但有一定的潜在应用前景。

## 八、流式细胞术

| 重点 | 流式细胞术的基本原理及应用 |
| --- | --- |
| 难点 | 流式细胞仪的工作原理 |
| 考点 | 流式细胞术样品制备的基本原则及应用 |

**1. 定义**

流式细胞术（FCM）是利用流式细胞仪进行的一种单细胞定量分析和分选的技术。

**2. 流式细胞仪的工作原理**

使悬浮在液体中分散的经荧光标记的细胞或微粒在稳定的液流推动装置作用下，依次通过样品池，流速可达 9m/s，同时由荧光探测器捕获荧光信号并转换为分别代表前向散射角、侧向散射角和不同荧光强度的电脉冲信号，经计算机处理形成相应的点图、直方图和假三维结构图像进行分析。

**3. 样品制备的基本原则**

用于 FCM 的样本是单细胞悬液，可以是血液、悬浮细胞培养液和各种体液以及新鲜实体瘤或石蜡包埋组织的单细胞悬液等。

样本制备的基本原则是：

（1）保持各种体液和悬浮细胞样本新鲜，尽快完成样本的制备和检测。

（2）针对不同的细胞样本进行适当的洗涤、酶消化或 EDTA 处理，以清除杂质，使黏附的细胞彼此分离而成单细胞状态。

（3）对新鲜实体瘤组织可选用或联合使用酶消化法、机械打散法和化学分散法来获得有足够细胞数量的单细胞悬液。

（4）对石蜡包埋组织应先切成若干 $40 \sim 50 \mu m$ 厚的石蜡切片，经二甲苯脱蜡至水化，再选用前述方法制备单细胞悬液。

（5）单细胞悬液的细胞数应不少于 $10^6$。

**4. 流式细胞术的应用**

（1）分析细胞周期、细胞的增殖与凋亡。

（2）分析细胞分化、辅助鉴别良恶性肿瘤。

（3）快速进行细胞分选和细胞收集。

（4）细胞多药耐药基因的检测。

## 九、图像采集和分析技术

| 重点 | 数字切片及病理图像分析的应用 |
| --- | --- |
| 难点 | 病理图像的定量分析 |
| 考点 | 病理图像分析在肿瘤病理学方面的应用 |

**1. 定义**

数字切片，又称虚拟切片，是指系统通过计算机控制自动显微镜移动，并对观察到的病理切片（或图像）进行全自动聚焦扫描，逐幅自动采集数字化的显微图像，高精度多视野无缝隙自动拼图，拼接成一幅完整切片的数字图像。

**2. 数字切片的应用**

（1）在病理科信息管理中的应用。

（2）在教学中的应用。

（3）在远程会诊中的应用。

（4）在病理学科学研究中的应用。

**3. 病理图像分析**

病理图像分析包括定性和定量两个方面。在肿瘤病理学方面，图像分析技术主要用于细胞核形态参数的测定、肿瘤的组织病理学分级和预后判断，也可用于 DNA 倍体的测定和显色反应的半定量等。

## 十、比较基因组杂交技术

| | |
|---|---|
| **重点** | 比较基因组杂交技术的概念及基本原理 |
| **难点** | 比较基因组杂交技术的基本原理 |
| **考点** | 比较基因组杂交技术的优点与局限性 |

**1. 定义**

比较基因组杂交（CGH）通过单一的一次杂交可对某一肿瘤全基因组的染色体拷贝数量的变化进行检查。

**2. 基本原理**

利用不同的荧光染料分别标记肿瘤组织 DNA 和正常细胞或组织的 DNA，制成探针，并与正常人的分裂中期染色体进行共杂交，通过检测染色体上显示的肿瘤组织与正常对照组织不同的荧光强度，来反映整个肿瘤基因组 DNA 表达状况的变化，再借助于图像分析技术可对染色体拷贝数量的变化进行定量研究。

**3. CGH 技术的优点及局限性**

CGH 技术的优点：

（1）实验所需 DNA 样本量较少，做单一的一次杂交即可检查肿瘤全基因组的染色体拷贝数量的变化。

（2）该方法不仅适用于外周血、培养细胞和新鲜组织样本的研究，还可用于石蜡包埋组织样本的研究，也可用于因 DNA 量过少而经 PCR 扩增的样本的研究。

CGH 技术的局限性：

（1）CGH 技术所能检测到的最小的 DNA 扩增或缺失是 3～5Mb，故对于低水平的 DNA 扩增和小片段的缺失就会漏检。

（2）在染色体的拷贝数量无变化时，CGH 技术不能检测出平行染色体的易位。

## 十一、生物芯片技术

| | |
|---|---|
| **重点** | 生物芯片技术的三大分类 |
| **难点** | 各类生物芯片检测的基本原理 |
| **考点** | 各类生物芯片技术的特点及应用 |

生物芯片技术是近年来发展起来的生物医学高新技术，包括基因芯片、蛋白质芯片和组织芯片等。

**1. 基因芯片（gen chip）**

基因芯片又称 DNA 芯片，是指固着在固相载体上的高密度的 DNA 微阵列。按基因芯片的功能用途可将其分为三类：表达谱基因芯片、诊断芯片和检测芯片。表达谱基因芯片主要用于基因功能的研究；后两者可用于遗传病、代谢性疾病和某些肿瘤的诊断、病原微生物的检测等。

**2. 蛋白质芯片（protein chip）**

蛋白质芯片又称蛋白质微阵列（protein microarray），是继基因芯片之后发展起来的对基因功能产物表达水平进行检测的技术。

**3. 组织芯片（tissue chip）**

组织芯片又称组织微阵列（tissue microarray），是将数十个至数百个小的组织片整齐地排列在某一载体上而成的微缩组织切片。组织芯片的特点是体积小、信息含量大，并可根据不同的需求进行组合制成各种组织芯片，能高效、快速和低消耗地进行各种组织学的原位研究和观察，如形态学、免疫组织化学、原位杂交和原位 PCR 等，并有较好的内对照及实验条件的可比性。

## 十二、生物信息学技术

| | |
|---|---|
| **重点** | 生物信息学的概念与主要内容 |
| **考点** | 生物信息学的主要内容 |

**1. 定义**

生物信息学（bioinformatics）是一门研究生物系统中信息现象的新兴的交叉学科，涉及生物学、数学、物理学、计算机科学和信息科学等多个领域。

**2. 生物信息学的主要内容**

生物信息学的主要任务是研究生物分子数据的获取、存储和查询，发展数据分析方法，主要包括三个方面。

（1）生物信息的收集、存储、管理与提供。

（2）生物学数据的处理和分析。

（3）生物学数据的有效利用。

（杨　飚）